DE

L'INTERVENTION CHIRURGICALE

DANS

L'OBSTRUCTION INTESTINALE

PAR

J.-J. PEYROT

Professeur agrégé à la Faculté de médecine de Paris,
Chirurgien des Hôpitaux.

PARIS

G. MASSON, ÉDITEUR

LIBRAIRE DE L'ACADÉMIE DE MÉDECINE

120, Boulevard Saint-Germain, en face de l'École-de-Médecine

JUILLET MDCCCLXXX

DE

L'INTERVENTION CHIRURGICALE

DANS

L'OBSTRUCTION INTESTINALE

DE

L'INTERVENTION CHIRURGICALE

DANS

L'OBSTRUCTION INTESTINALE

PAR

J.-J. PEYROT

Professeur agrégé à la Faculté de médecine de Paris,
Chirurgien des Hôpitaux.

PARIS

G. MASSON, ÉDITEUR

LIBRAIRE DE L'ACADÉMIE DE MÉDECINE

120, Boulevard Saint-Germain, en face de l'École-de-Médecine

JUILLET MDCCCLXXX

INTRODUCTION

DIVISION DU SUJET

———

Toute interruption du cours des matières entre le pylore et l'anus constitue une obstruction de l'intestin.

Avec l'arrêt de la circulation fécale, apparaissent de nombreux symptômes plus ou moins graves, dont les uns sont immédiatement sous la dépendance de la rétention des matières, et dont les autres coïncident seulement avec elle.

Dans le langage courant, il arrive souvent que l'on ne sépare point ces phénomènes les uns des autres ; le terme d'obstruction comprend tout. C'est pour ainsi dire une maladie dont l'étiologie se compose de tous les processus qui conduisent à l'arrêt des matières. Une idée générale préside au traitement de toutes les obstructions : rendre aux matières leur cours normal, ou bien, si ce but idéal ne peut pas être atteint, ouvrir du moins aux matières une voie d'échappement artificielle.

A côté de ce point de ressemblance, des différences considérables existent entre les diverses variétés de l'obstruction. Certaines formes sont dans tous les livres classiques étudiées à part : ainsi celles qui dépendent d'un vice congénital, ainsi encore, celles qui se produisent au niveau d'une hernie externe. L'utilité de cette pratique est trop évidente pour que nous ayons à la justifier ; nous nous y conformerons dans ce travail, et nous retiendrons seulement comme constituant l'obstruction intestinale, celles qui sont acquises et qui se forment dans l'intérieur de la cavité abdominale.

Ici encore deux grands groupes doivent être tout d'abord établis :

1° Les obstructions qui ont leur siège à portée de la main et de l'œil de l'opérateur dans la région ano-rectale.

2° Celles qui se passent en dehors de la sphère directement accessible au chirurgien, dans les profondeurs de la cavité abdominale, et que l'on peut appeler les obstructions intestinales proprement dites.

Si nous avions écouté notre première inspiration et suivi les errements classiques, nous nous en serions tenus à ce dernier groupe. Il nous a semblé, à la réflexion, que le titre si général de notre travail ne nous permettait pas de prendre cette détermination.

Nous ferons donc, à la fin de cette étude, une place aux obstructions dont le siège est à la région ano-rectale, mais ce ne sera qu'une petite place. Les règles de l'intervention chirurgicale, pour ce cas spécial, sont bien établies. Un point reste peut-être à éclairer cependant, c'est la valeur des opérations palliatives qui se pratiquent à propos de ces obstructions. Nous étudierons particulièrement ce point, en laissant de côté toutes les questions de manuel opératoire qui auront été suffisamment traitées dans la première partie de cette thèse.

L'obstruction intestinale commune nous retiendra particulièrement. C'est elle qui depuis quelques années est, on peut le dire, à l'ordre du jour de la chirurgie.

Au cours de cette étude, nous ne nous servirons jamais du terme de gastrotomie. Quoi que l'on puisse faire et dire, ce terme prêtera toujours à confusion.

Dans le langage anatomique et médical, c'est toujours l'estomac que le mot *gaster* représente (*gastrique, hypogastrique, gastrorrahagie, gastrostomie*). Il vaut donc mieux oublier que ce terme a été chez les Grecs étendu d'une façon fâcheuse à des choses aussi dissemblables que l'estomac d'une part et de l'autre la cavité abdominale tout entière.

Si on y avait bien regardé on aurait vu, du reste, que l'extension allait plus loin encore. Hippocrate appelle la cavité pleurale le « gaster supérieur » et la cavité abdominale le « gaster inférieur », comparaison fort ingénieuse entre les deux grands compartiments de la cavité générale du corps, mais comparaison qui troublerait encore nos notions étymologiques, si nous tenions absolument à conserver le mot *gaster* comme synonyme de cavité abdominale.

L'expression de *Laparotomie*, originaire de l'Allemagne, a été critiquée comme désignant dans son sens étymologique pur la seule section du flanc (Λαπαρα, flanc).

Si le terme de *Laparotomie* ne répond pas étymologiquement d'une façon exacte à la chose qu'il désigne, il a du moins l'avantage de ne prêter à aucune confusion. Nous nous en servirons donc d'une façon exclusive.

Qu'il me soit permis de faire remarquer pour ne plus avoir à revenir sur ces définitions, que la laparotomie est loin de constituer toute l'opération par laquelle on va détruire les causes de l'obstruction intestinale. Elle n'en forme qu'une partie ; c'est une sorte d'opération préliminaire, le premier temps de beaucoup d'opérations différentes. Nous commettons donc une incorrection de langage quand nous disons que nous avons guéri un malade par la laparotomie. Nous le guérissons par la laparotomie combinée à une autre opération qui sera la section d'une bride, le déroulement d'un volvulus, etc. Mais comme il arrive souvent, l'acte le plus important a fait oublier l'autre. L'acte final, seul curatif, en définitive, a disparu, bien à tort, nous le répétons, devant le premier qui n'avait d'autre but que de lui préparer la voie.

PREMIÈRE PARTIE

DE L'INTERVENTION CHIRURGICALE DANS L'OBSTRUCTION
INTESTINALE PROPREMENT DITE.

Deux méthodes se partagent depuis la fin du siècle dernier, le suffrage des chirurgiens dans le traitement de l'obstruction intestinale.

L'une, la plus ancienne, naïve dans son audace, se propose d'aller détruire directement l'obstacle à travers une large ouverture pratiquée à la paroi abdominale : c'est la laparotomie; l'autre, l'entérotomie, purement palliative dans la plupart des cas, est moins radicale; elle exigeait pourtant, pour être conçue, des connaissances chirurgicales plus délicates que la première; elle a pour but d'ouvrir au-dessus de l'obstacle une ouverture artificielle à l'intestin. La stagnation des matières fécales cesse de ce fait et avec elle, dans bien des cas, tous les autres accidents.

Il ne s'agit plus aujourd'hui d'opposer, comme on le faisait encore il y a quelques années, l'une de ces opérations à l'autre, d'en comparer les difficultés, les dangers, les résultats et de conclure à l'emploi exclusif de l'une ou de l'autre.

Si souvent condamnée, l'ouverture de la cavité abdominale, dans le traitement de l'obstruction intestinale, semble sur le point de trouver, aujourd'hui, sa réhabilitation définitive.

Il ne pouvait en être autrement en présence des succès sans nombre que donne actuellement, grâce surtout à la méthode antiseptique, la pratique dans des grandes opérations, dans lesquelles l'ouverture de la cavité abdominale est nécessaire.

Quoi! on guérit presque tous les malades qui subissent l'ovariotomie (1), et l'on ne guérirait point avec plus de facilité encore des opérés chez lesquels cet acte grave, l'ablation d'un kyste doit se trouver remplacé par la simple section d'une bride; où le dégagement d'une invagination?

La valeur opératoire de la laparotomie est bien reconnue. Elle serait mise en pratique plus souvent si ses indications étaient toujours parfaitement définies. Telle qu'elle est et si favorablement qu'on veuille la juger, on ne pensera jamais à dire qu'elle peut suffire à tout. Dans bien des cas, l'ouverture d'un anus contre nature restera la seule ressource possible. Nous aurons à préciser, autant qu'il sera en notre pouvoir de le faire, les règles qui président au choix de l'une ou de l'autre

---

(1) Dans une discussion récente sur le pansement antiseptique, à laquelle ont pris part les chirurgiens les plus distingués de Londres, nous relevons les chiffres suivants : Sur 83 ovariotomies opérées et soignées suivant la méthode antiseptique Spencer Wells, n'a eu que 6 morts. 38 opérés ont guéri en série ininterrompue.

Keyth d'Edimbourg est arrivé à des résultats encore plus merveilleux : il opère 306 kystes de l'ovaire. Voici la mortalité par cinquantaine :

1re cinquantaine			11 morts.
2e	—		8 —
3e	—		8 —
4e	—		6 —
5e	—		4 —
6e	—		0 —

Les 78 derniers opérés ont été traités par la méthode antiseptique. 2 seulement sont morts. Il y a eu une série ininterrompue de 68 succès. (*Brit. med. Journ.*, 1880.)

de ces grandes méthodes. Les raisons que nous pourrons invoquer à l'appui de telle ou telle opinion seront tirées à plusieurs sources. On nous pardonnera de les déduire un peu longuement; mais, dans une question comme celle-ci, où l'incertitude du diagnostic retient si malheureusement la main du chirurgien, il faut apprendre à se servir de tout.

Après un exposé historique de la question, nous rappellerons en insistant uniquement sur les points qui peuvent nous être utiles, l'anatomie pathologique des obstructions intestinales. Nous montrerons ensuite comment le diagnostic général doit en être fait, et nous énumérerons sommairement les moyens médicaux qui peuvent être tentés contre elles. C'est en effet l'impuissance de ces moyens, toujours recommandables dans une certaine mesure, qui constitue en définitive la dernière indication générale de l'intervention chirurgicale.

Dans un autre chapitre, nous étudierons les faits connus de laparotomie et d'entérotomie : l'analyse des résultats obtenus pourra nous fournir quelques conclusions importantes.

Passant enfin à l'application des données fournies par les études précédentes, nous nous efforcerons de dire quelle doit être la conduite du chirurgien en présence de chaque cas particulier.

Un chapitre de manuel opératoire terminera notre étude. Nous essaierons de lui donner l'importance qu'il comporte.

HISTORIQUE

Le traitement chirurgical de l'obstruction intestinale a longtemps paru au-dessus des ressources de l'art. Les difficultés que présentait le diagnostic de cette affection, difficultés qui ne sont pas toutes vaincues encore aujourd'hui, ont longtemps retenu la main des opérateurs.

Malgré l'ignorance dans laquelle ils se trouvaient au sujet de la nature intime du mal, quelques hardis chirurgiens de l'antiquité passent pour avoir tenté contre l'obstruction de l'intestin cette opération qui à vingt siècles de distance, devait tant effrayer leurs successeurs. Praxagoras de Cos, et trois cents ans après, Léonidés d'Alexandrie, ouvraient la cavité abdominale, cherchaient le nœud qu'ils supposaient exister sur l'intestin et au besoin (c'est Cœlius Aurélianus qui l'affirme pour Praxagoras), ouvraient sa cavité pour en évacuer le contenu. L'intestin recousu était ensuite replacé dans le ventre.

Ces entreprises téméraires réussirent-elles souvent ? On peut en douter, quand on songe que les anciens confondaient sous les mêmes noms : d'εἰλέου, χορδαψος, d'ileus passio iliaca, une foule d'affections différentes. De violentes coliques, et les péritonites, par exemple, faisaient partie du groupe pathologique désigné sous le nom d'Ileus.

Au moyen âge, la confusion loin de cesser, augmenta peut-être avec les arabes et les arabistes qui méconnaissaient même la nature de l'étranglement herniaire, dont les anciens du moins avaient une bonne notion. C'est alors que passio iliaca, passio colica, miserere, dolor iliacus, etc., désignèrent confusément les maladies les plus diverses.

Cependant, au XVIe siècle, la pratique des autopsies apporte quelque lumière dans ces obscures questions. C'est à cette époque, que l'invagination reçoit sa description.

Nous trouvons la mention de brides ligamenteuses dans les auteurs du XVIIe siècle; enfin le volvulus et la torsion de l'intestin sont bien décrits dans le XVIIIe. Par les travaux de Rokitansky en Allemagne, de Besnier et de Duchaussoy, chez nous, s'est complétée la connaissance de l'anatomie pathologique, sans laquelle toutes les tentatives thérapeuthiques étaient condamnées à rester vaines.

Depuis les faits un peu contestés, mais à tort probablement, que l'antiquité nous a fournis, aucune tentative chirurgicale n'avait été dirigée contre l'obstruction, lorsque Paul Barbette, chirurgien d'Amsterdam au XVIIe siècle, proposa d'une manière positive d'ouvrir le ventre dans le cas d'ileus rebelle. Il se demandait :

« *An non etiam prœstaret factâ dissectione musculorum*
« *et peritonei, digitis susceptum intestinum extrahere,*
« *quam certœ morti œgrotantem commitere.* »

Nous retrouvons ici la même audace, et il faut le dire, la même ignorance des causes de l'obstruction que dans l'antiquité. On suppose que l'intestin est invaginé, noué, peut-être, quoique le volvulus soit encore mal connu à cette époque et on n'hésite pas à hasarder une opération qui permettra peut-être de lever complètement l'obstacle. D'ailleurs, quel moyen d'agir autrement, et que craint-on puisque le malade périra infailliblement si l'on ne vient à son secours? Ainsi raisonna sans doute le chirurgien inconnu dont parle Bonet, qui opéra la baronne de Lanti, et cet autre que Nück, au rapport de Velse, fit appeler près d'un autre malade qui guérit également.

Ni les opérateurs que nous citons, ni leurs précurseurs dans l'antiquité, ne suivaient en définitive une ligne de conduite scientifique : tout était livré au hasard dans leur intervention. Qui peut dire le nombre de revers qu'eût fourni l'opération si elle avait été tentée souvent?

Hévin dans un mémoire célèbre (*Mémoires de l'Académie royale de chirurgie,* tome IV, page 201), s'est attaché à montrer tout ce qu'une opération pareille présente d'incertitudes et de dangers.

Voyez les difficultés qui se présentent : On ne sait quand opérer. Le faire de bonne heure, qui l'osera? Comment recourir aux moyens extrêmes, quand on en a d'autres plus certains et plus doux pour combattre cette maladie? Attendre, alors? Mais les forces du malade seront épuisées de telle sorte qu'il sera hors d'état de soutenir l'opération, ou bien l'intestin aura contracté quelque altération gangréneuse. L'incertitude de la cause des accidents, l'inconstance des signes, l'absence d'indices sur le lieu précis où siège le mal, tout enfin se réunit pour faire rejeter une opération cruelle, dangereuse et difficile à exécuter.

Il paraît qu'Hévin n'était pas tout à fait aussi opposé à l'opération qu'il voulait bien le dire, car un mémoire posthume découvert par Dezeimeris et publié en 1836 dans le *Journal des connaissances médico-chirurgicales* montre les choses sous un jour un peu différent.

Dans le mémoire publié par l'Académie de chirurgie, le plaidoyer contre la gastrotomie est des plus complets. Quinze observations sont analysées, dont six ont trait à des intussusceptions ou à des volvulus, car c'est tout un pour Hévin, et les autres à des obstructions par matières fécales endurcies, à des rétrecissements cancéreux et à des étranglements par brides (Duvignau, de la Faye, Maille), enfin à une ouverture accidentelle dans le mésentère (Sancerotte). Peut-être une connaissance déjà si avancée de l'anatomie pathologique eût-elle dû conduire Hévin et les savants chirurgiens auxquels il s'adressait, à des conclusions un peu différentes de celles que nous lui voyons admettre ?

A partir d'Hévin, commence une période nouvelle, période de recherches et de tâtonnements dans laquelle les chirurgiens se rendent mieux compte des conditions du problème et cherchent de divers côtés des solutions un peu différentes de celles que leurs prédécesseurs avaient imaginées.

L'ouverture du ventre pour aller à la recherche de l'obstacle semblait à peu près impraticable ; elle pouvait rester inutile et elle exposait trop d'ailleurs à la péritonite. Il paraissait plus facile et plus sûr d'ouvrir une voie artificielle aux matières intestinales. Toutes les recherches à la fin du siècle dernier et pendant la première moitié de celui-ci furent dirigées de ce côté.

L'idée première appartenait à Littre qui, en 1710, avait vaguement indiqué la possibilité de créer un anus artificiel chez un enfant affecté d'imperforation du rectum. Hévin parle assez dédaigneusement de la *légère idée* de Littre à laquelle Fontenelle, secrétaire de l'Académie des Sciences, imagine que d'habiles chirurgiens pourront ajouter les détails nécessaires pour constituer une opération faisable. Pour Hévin, cette tentative serait à peu près du même ordre que la suture des deux bouts de l'intestin selon la méthode de Ramdohr. On peut dire que ce sont de ces moyens douteux que l'on préfère peut-être à tort à une complète inaction.

Cependant Louis, en 1757, avait indiqué de son côté comment à l'occasion d'une obstruction persistant après l'opération d'une hernie étranglée, il pourrait être nécessaire d'aller chercher l'anse intestinale pour établir un anus contre nature.

Toutes ces données étaient encore à l'état de théorie pure, lorsque Renault, maître en chirurgie, à Joinville, en Champagne, pratique l'opération de Louis. C'était en 1772, quatre ans après l'impression du mémoire d'Hévin. L'opération de Renauld fit grand bruit, et l'Académie décerna au chirurgien une grande médaille d'or. Peut-être y eût-il un peu d'exagération dans cet enthousiasme ? Le malade de Renauld avait eu une hernie inguinale terminée par gangrène et anus contre nature. Cet anus guérit au bout d'un certain temps, et il advint qu'à son niveau se fit un engorgement qui arrêta le cours des matières fécales, d'où les symptômes ordinaires de l'obstruction. Renauld fit disparaître le danger en incisant directement l'intestin au niveau de la partie saillante. Cette intervention n'exigeait pas un grand effort d'imagination.

L'anus artificiel a été pratiqué pour la première fois, d'après les données absolument scientifiques, et à distance du siège de l'obstacle, par Pillore de Rouen, en 1776. Pillore avait reconnu chez son malade l'existence d'un squirrhe du rectum. Dans l'impossibilité d'agir sur ce dernier, il résolut d'ouvrir un anus artificiel sur l'intestin, et pour se ménager un réservoir intestinal dans lequel les matières fécales pourraient s'accumuler, il choisit comme lieu de l'ouverture l'extrémité inférieure du cæcum. Il comptait, après l'opération, faire porter à son malade une ceinture élastique munie d'une plaque portant une éponge en guise de pelotte, laquelle maintiendrait fermée l'orifice de l'anus artificiel et permettrait au malade de se procurer des garde-robes à volonté toutes les fois qu'il en sentirait le besoin. Parfaitement conçue, son opération fut fort bien exécutée. Le malade mourut cependant au bout de vingt jours, peut-être, comme Pillore le pense, d'une gangrène intestinale causée par une masse de mercure pesant deux livres qu'on lui avait fait avaler quelques semaines auparavant et qui était restée logée dans une anse intestinale tombée sous l'influence de son poids derrière la vessie, dans le petit bassin. Cette remarquable opération semble ne pas avoir été connue des contemporains de Pillore. Elle se trouve signalée 22 ans après par Martin le jeune, dans un rapport qu'il fit à la Société de Médecine de Lyon, et elle a été publiée pour la première fois par Amussat (à qui nous empruntons ces détails historiques) dans son premier mémoire de 1839, sur la possibilité d'ouvrir un anus artificiel dans la région lombaire.

Il faut croire que l'idée d'ouvrir un anus artificiel, dans tous les cas où il serait utile de le faire, avait mûri peu à peu, car, dans les vingt dernières années du XVIIIe siècle, l'opération de Littre se trouve pratiquée un bon nombre de fois.

Antoine Dubois, 1783, Duret (de Brest), 1793, Desault, 1794, Dumas, 1797, opérèrent sur des nouveaux-nés atteints d'imperforation,

Dumas, qui ignorait absolument le fait de Pillore, fit suivre le récit de son observation publiée dans le *Recueil périodique de la Société de médecine de Paris*, t. III, p. 46, d'observations très judicieuses sur l'application de l'anus contre nature aux rétrécissements du rectum : « Les « cas où un anus artificiel offrirait une ressource heu- « reuse sont plus communs qu'on ne pense. Une telle « opération ne serait-elle pas un bienfait dans cette « maladie, presque toujours incurable, qui consiste

« dans un rétrécissement du rectum à quelques pouces au-dessus du sphincter de l'anus ? etc. »

Fine (de Genève), dans cette même année où Dumas publiait son rapport, pratiquait l'entérotomie chez une femme de 63 ans, atteinte d'obstruction intestinale chronique. Le lieu où siégeait la cause du mal n'était plus ici parfaitement connu comme dans le cas de Pillore. La nature des selles et l'exploration faite au moyen du toucher donnaient bien à penser que l'obstacle devait être vers la fin du côlon, mais la chose n'était pas certaine et, en tout état de cause, Fine préféra ouvrir l'intestin grêle. Il fit sur la ligne blanche une incision de deux pouces et demi de long, saisit « la partie de l'intes-« tin qui s'offrit à sa vue, elle était phlogosée », passa quelques brins de fil ciré dans le mésentère, puis fit une incision d'environ six lignes à l'intestin. La malade guérit de l'opération et succomba aux progrès de la cachexie cancéreuse, après une survie de quatre mois.

Dans un second mémoire publié dans le même recueil que le premier (t. VI des *Annales de la Société de médecine de Montpellier*), Fine établit que, dans le cas où l'on aura affaire à un squirrhe du rectum, il vaudra mieux suivre une marche différente de la sienne et aller ouvrir le gros intestin dans la région lombaire gauche, au moyen d'une incision étendue de la seconde côte, en comptant de bas en haut, jusqu'à la crête de l'os des iles. On peut saisir là l'extrémité inférieure du côlon, toujours assez flottante et la fixer dans la plaie.

L'observation de Fine est très intéressante, car, pour la première fois, nous voyons établir un anus contre nature sur l'intestin grêle dans un cas où la cause de l'obstruction est un peu obscure. C'était là une véritable tentative dirigée contre l'étranglement interne.

A partir de ce moment, nous trouvons de nombreuses

opérations dirigées contre les obstructions congénitales ou acquises de la région rectale.

Le procédé de Littre, puis celui de Callisen, qu'Amussat, en 1839, devait faire sien, en l'étudiant à fond et en le pratiquant à plusieurs reprises, mettaient les chirurgiens à même de remédier d'une façon très convenable aux accidents de ce genre.

Pour les cas où il s'agit, au contraire, d'occlusion interne, nous trouvons une confusion complète, une incertitude absolue. On n'ose pas ouvrir largement l'abdomen pour chercher à défaire l'obstacle. Cette opération paraît trop dangereuse et le diagnostic, d'ailleurs, n'est jamais assez précis pour que l'on sache bien ce que l'on trouvera. Dupuytren, sous l'impulsion de Récamier, essaye de la pratiquer en 1817 ; mais son opération était des plus mal conduites. Il introduit à peine le doigt dans l'abdomen, voit sortir en assez grande abondance un liquide louche, et presque aussitôt abandonne son opération. Fuchsius, en 1825, répète pourtant cette opération dans une invagination et obtient un succès. Dans l'opération si remarquable de Reybard (1843), il ne s'agissait pas d'une véritable obstruction interne. Le diagnostic de tumeur était porté. C'est à la tumeur que l'opérateur s'attaquait.

La gastrotomie, dont les indications étaient toujours plus ou moins discutées, que les uns considéraient comme praticable, à la rigueur, dans certains cas à peu près impossibles à déterminer, et que d'autres repoussaient absolument, la gastrotomie se trouvait absolument délaissée ; mais il faut bien le dire aussi, l'entérotomie ne comptait pas beaucoup plus de partisans. Malgré le travail publié par Seckendorf, de Leipzig, en 1825, les tentatives faites pour établir un anus contre nature sur l'intestin grêle étaient absolument rares.

Dans une assez longue période d'années, on n'en compte qu'une seule, celle de Monod, en 1838. Après le mémoire lu par Maisonneuve, à l'Académie des sciences, le 29 avril 1844, sur l'entérotomie de l'intestin grêle, les chirurgiens s'enhardissent, et nous voyons un bon nombre d'observations se succéder rapidement : Nélaton (1845); Evans, Nélaton (1846); Golding, Bird (1847); Didot, Haton, Hilton et Bird (1848); Maisonneuve, Reali (d'Orvieto), Nélaton (1849). On s'attaquait donc hardiment à l'obstruction interne, non plus à la façon des anciens, en allant à la recherche de l'obstacle inconnu qui retenait le cours des matières fécales, mais en donnant à celles-ci une libre issue par une voie artificielle. Lorsque Nélaton eut perfectionné l'entérotomie sur l'intestin grêle et donné des règles qui permettaient de la faire avec une véritable sécurité, l'engouement pour cette opération devînt extrême. Les thèses dè Vassor (1852), de Savopoulo (1864), témoignent de l'état des esprits. Il n'y avait qu'un traitement unique dans l'occlusion intestinale . L'entérotomie, cette opération facile, inoffensive, toujours sûre, pouvait seule soutenir l'examen. La gastrotomie, avec ses immenses dangers et ses incertitudes, devait être absolument rejetée.

La gastrotomie n'acceptait pas cet arrêt. Crisp, en 1847, la défendait par d'excellents arguments; Benjamin Phillips, en 1848, la recommandait aussi, et si en France elle était abandonnée à ce point qu'en 1852 l'Académie de médecine refusait en quelque sorte de la discuter à propos d'une observation de Bouvier, elle commençait à reparaître à l'étranger : Hilton (1847) ; Golding Bird (1847); Manlove (1848); Wilson (1848); Reali (1848); Luke (1851), Hilton (1853); Borelli (1854).

Le professeur Depaul, en 1859, et Lorquet (de Vassigny), en 1860, osèrent enfin la tenter chez nous.

Mais à ce moment commençait une période nouvelle véritablement scientifique du traitement de l'occlusion intestinale. Les beaux travaux de Parise, de Besnier et de Duchaussoy, avaient ramené les esprits vers l'anatomie pathologique des obstructions ; les obstacles étaient bien connus, et il était clair que beaucoup d'entre eux appelaient l'ouverture de l'abdomen, la laparotomie, comme on dit déjà quelquefois. Mais l'incertitude du diagnostic? mais le danger de l'ouverture de la cavité abdominale? Cette dernière objection s'est trouvée écartée la première. Les opérations pratiquées dans les vingt dernières années contre les kystes de l'ovaire avaient montré aux chirurgiens que les dangers tant redoutés n'étaient pas aussi grands qu'on le croyait ; la méthode antiseptique est venue faire disparaître les dernières hésitations.

Les succès obtenus, grâce à elle, sont si grands, que même l'objection tirée de la difficulté du diagnostic disparaît presque. Si on se trompe, l'erreur, pour beaucoup de chirurgiens, est de peu de conséquence ; on a fait une incision exploratrice dont on n'a pour ainsi dire jamais à se repentir. Les travaux de Charpentier (1870), de Doliger et de Delaporte (1872), de Le Dentu (*Journal de thérapeutique,* 1876), de Bulteau, 1878, de Duplay, in *Archives de Médecine, passim,* les belles observations que Périer, Terrier, Julliard, Verneuil et Bœckel ont publié chez nous dans ces derniers temps, ont fortifié à tel point les convictions déjà formées sur la laparotomie, qu'il ne s'est pas élevé une seule voix contre elle au sein de la Société de chirurgie dans la récente discussion de 1879 ; à l'étranger, elle ne jouit pas d'une moindre faveur.

D'abord admise pour les cas d'obstruction interne dépendant d'une cause autre que l'invagination par les membres de la Société médico-chirurgicale d'Edimbourg (1871) et pratiquée assez souvent en Angleterre et en Amérique, la laparotomie fut recommandée dans l'intus-susception elle-même par Ashurst (*American Journal of Med. Sciences,* juin 1874); Hutchinson finit par l'adopter; Sands enfin, la recommande vivement, de même que chez nous, Rafinesque.

A l'heure présente, on peut dire que l'ouverture de l'abdomen a reconquis la place que l'entérotomie lui avait un moment enlevée. Elle ne semble devoir laisser à celle-ci que les cas dans lesquels on a constaté la présence d'un obstacle absolument impossible à détruire. Encore aurons-nous à signaler les tentatives hardies d'opérateurs qui, à la suite de Reybard, sont venus, dans ces derniers temps, pratiquer des résections plus ou moins étendues de l'intestin, suivies de la suture des deux bouts (Kocher, Gussenbauer, Henry Howse, Guyon). Par ces tentatives, dont l'avenir seul pourra dire la valeur, se trouve reculée au-delà des limites prévues jusqu'ici, la sphère d'action de la laparotomie.

La faveur dont jouit la laparotomie et dont elle semble devoir jouir toujours davantage ne doit pas faire oublier les divers procédés d'entérotomie qui, tous, ont leurs mérites et qu'il s'agit d'appliquer méthodiquement. L'ouverture de l'intestin grêle est indispensable quelquefois; celle du gros intestin l'est encore plus souvent. Toutes les préoccupations des cliniciens sont actuellement tournées vers ce point : déterminer, pour chaque cas donné, la conduite à tenir.

Nous aurons à citer, au cours de ce travail, un nombre considérable d'entérotomies du gros intestin, et spéciament des colotomies lombaires; cette opération, si peu pratiquée chez nous, et qui, d'ailleurs, ne semble pas devoir être préférée à la colotomie sur l'S iliaque, conseillée chez nous, par le professeur Richet, compte des centaines de faits en Angleterre et en Amérique.

D'importantes statistiques, dressées par Hawkins (*Medic. chir. transact.*, vol. XXXV, 1873), par Mason (*American Journal of Med. Sciences*, octobre 1872, p. 334), par Tungel, Curling, Allingham, Adelmann, ont été utilisées par Erkelens dans un grand article sur la colotomie publié dans les *Archives de Langenbeck*, 22e vol., p. 41, Berlin, 1878. Nous utiliserons largement, nous-mêmes, les indications fournies par ce travail; nous nous servirons aussi d'un *Mémoire* inédit que L.-H. Petit a bien voulu mettre à notre disposition, de l'article de Uhde, dans le *Compendium* de Pitha et Billroth et de celui qu'Eduard Albert, dans son excellent *Traité de chirurgie et d'opérations* (Wien, 1879) consacre à l'obstruction intestinale.

NOTIONS PRÉLIMINAIRES

Nous avons à jeter ici un coup d'œil sur l'anatomie pathologique des obstructions intestinales, à montrer comment le diagnostic de la maladie « obstruction » peut être fait, et à indiquer brièvement les moyens médicaux dont la réussite seule peut nous dispenser d'une intervention chirurgicale.

§ 1ᵉʳ. — *Anatomie pathologique de l'obstruction intestinale.*

L'anatomie pathologique a reçu à notre époque, grâce aux travaux de Rokitansky dont le premier travail porta sur ce point de la science, à ceux de Parise, de Duchaussoy, de Besnier, etc., des éclaircissements considérables. Il est à regretter que le diagnostic, cet intermédiaire obligé entre l'anatomie pathologique et le traitement, ne soit pas encore arrivé à la même hauteur. Nous rappellerons très brièvement les obstacles de diverse nature qui peuvent entraver le cours des matières intestinales :

Ces obstacles ont été classés d'une manière très naturelle par Maisonneuve en trois classes correspondant aux catégories que l'on peut intituler :

COMPRESSION ;
OBTURATION ;
RÉTRÉCISSEMENT.

Mais la classe des compressions où des obstacles siégeant en dehors de la paroi, comprend à la fois, d'une part, les véritables compressions par tumeurs extérieures telles que les compressions par les corps fibreux de l'utérus, et d'autre part les torsions de l'intestin et les brides ou les diverticules. De même, les obturations, c'est-à-dire les obstacles indépendants des parois de l'intestin et siégeant dans sa cavité, comprendraient aussi bien les calculs biliaires que les invaginations. Une pareille classification n'est susceptible d'aucune application thérapeutique.

Nous préférons de beaucoup celle de M. Jaccoud, reproduite par Duplay dans son article des *Archives de Médecine*, 1879, t. II, p. 713.

Elle comprend six classes :

LES INVAGINATIONS ;

LES CORPS ÉTRANGERS ;

LES COMPRESSIONS EXTÉRIEURES ;

LES FLEXIONS ET TORSIONS ;

LES BRIDES, DIVERTICULES ET ORIFICES ANORMAUX ;

LES RÉTRÉCISSEMENTS DE DIVERSE NATURE.

Si l'on voulait cependant se placer à un point de vue, un peu moins descriptif peut-être, mais plus en rapport avec les nécessités de la thérapeutique chirurgicale dont nous devons faire ici notre préoccupation exclusive, on pourrait admettre une nouvelle façon de diviser les causes de l'obstruction, et dire par exemple :

Les causes mécaniques de l'obstruction se divisent en quatre classes, suivant que l'intestin présente :

1° VICES DE POSITION........
- invagination.
- volvulus.
- torsion.
- coudures,

2° COMPRESSIONS : étroites.. { brides. / diverticules. / anneaux accidentels. / hernies internes, etc. } larges... { tumeurs diverses et adhérences étendues. }

3° OBTURATION. — Corps étrangers divers, polypes, masses fécales, etc.

4° RÉTRÉCISSEMENTS DIVERS.

Cette classification présente cet avantage de cadrer parfaitement avec certaines indications thérapeutiques.

Si l'on suppose la laparotomie faite et le chirurgien en présence de l'obstacle qu'il est décidé à faire disparaître, sa conduite sera toute différente selon que celui-ci appartiendra à telle ou telle autre des classes indiquées.

Pour les obstructions de la première classe, une simple manœuvre de redressement doit suffire : on détord une anse repliée sur elle-même, on défait une invagination, etc.

Dans la seconde classe, le cas est un peu plus complexe. Ici il faut couper une bride ou un diverticule, élargir un anneau, déplacer une tumeur extérieure à l'intestin ou l'enlever, etc.

Dans la troisième classe, celle des obturations, il devient nécessaire d'inciser l'intestin pour extraire le corps étranger, à moins qu'il ne soit assez près de l'anus pour pouvoir être refoulé de son côté avec la main.

Enfin, les rétrécissements divers ne comportent en fait de thérapeutique radicale qu'un seul traitement : l'excision de l'intestin avec suture des deux bouts.

Nous sommes très éloignés, on le pense bien, de vouloir conseiller dans tous les cas, les opérations radicales dont nous parlons,

a. — *Vices de position de l'intestin*. — *L'invagination* consiste, comme on le sait, dans la pénétration d'une portion de l'intestin replié en doigt de gant dans une autre portion voisine située soit au-dessus soit au-dessous. L'état anatomique qui en résulte a été justement comparé à la *hernie ordinaire* (Lobstein) le bout invaginant jouant le rôle d'un anneau. Quoique les phénomènes qui dépendent de cette disposition puissent être fort légers, ils sont pourtant plus marqués dans tous les cas que dans la *hernie ordinaire*. Dans celle-ci, le cours des matières intestinales ne subit parfois aucune gêne; il n'en est point de même dans l'intussusception. La lumière du canal est nécessairement diminuée.

De même que la hernie, l'invagination est susceptible de présenter les phénomènes de l'étranglement. La portion invaginée se trouve comprimée par la partie qui l'engaîne ; compromise dans sa nutrition, elle se gonfle, s'enflamme et finit par se gangrener.

Cette notion, reprise par tous les auteurs modernes, par Besnier surtout, chez nous, et en Angleteterre, par tous ceux qui ont écrit sur l'intussusception a trouvé son complément dans l'étude sur l'invagination chronique que nous devons à Rafinesque. Dans cette thèse si remarquable, se trouve bien décrite, pour la première fois, l'invagination sans étranglement ou simple, sous le nom d'*invagination chronique*.

Il faut considérer, en somme, dans toute invagination deux choses : le fait de l'invagination et l'étranglement qui en est la conséquence.

L'étranglement peut arriver brusquement, au moment même où l'invagination s'est produite et peut affecter les allures les plus vives de l'étranglement herniaire.

Ici comme dans ce dernier, les phénomènes observés tiennent à plusieurs causes : à l'arrêt des matières dont le cours est gêné ou complètement arrêté au niveau du tube invaginé, à la striction et l'inflammation de la partie invaginée, enfin, aux phénomènes nerveux de l'étranglement.

Dans d'autres cas, l'étranglement fait complètement défaut. La gêne, dans le cours des matières intestinales, peut exister mécaniquement à un certain degré parfois très léger, souvent assez marqué pour déterminer une obstruction incomplète, susceptible du reste, de se transformer à un moment donné sous l'influence d'une nouvelle invagination ou de l'inflammation de l'intestin en une occlusion absolue.

Nous indiquerons brièvement, un peu plus tard, les lésions anatomiques qui succèdent à une invagination plus ou moins rapidement étranglée. Ces lésions sont souvent de nature à rendre impossible le dégagement de l'intestin invaginé. Notons, pour le moment, qu'il s'agit là essentiellement d'un vice de position auquel il est facile de porter remède en rendant à l'intestin sa position naturelle, aussi longtemps que des lésions accidentelles ne sont pas venues compliquer la situation.

Les flexions, torsions, nœuds de l'intestin sont de divers ordres. Quelquefois c'est une simple rotation de l'intestin sur son axe, comme Münchmayer, en a indiqué sur le cæcum dilaté outre mesure par la rétention des matières fécales ; le plus souvent c'est une torsion du mésentère sur lui-même qui change complètement la direction relative des parties.

L'S iliaque est le siège habituel de ces torsions dont la cause est rapportée généralement à un allongement exagéré du mésocolon. Un repli péritonéal trop long, rattaché à la paroi abdominale postérieure par une étroite insertion est exposé à se tordre et quand une première torsion s'est produite, la distension par les gaz et les matières fécales empêche l'intestin de reprendre sa place. La pression du mésentère tordu sur lui-même et épaissi vient souvent ajouter ici ses effets à ceux de la simple flexion de l'intestin.

Je ne ferai que rappeler la nouure de l'intestin qui s'établit soit entre une partie du gros intestin et l'intestin grêle, soit entre deux portions de ce dernier. Les torsions ne sont pas toujours faciles à défaire (Billroth, W. Spencer), les nœuds de l'intestin résistent quelquefois (Reali).

b. *Compressions extérieures.* — *Les compressions étroites*, c'est-à-dire les étranglements par brides diverses, diverticules, etc., sont importantes à connaître. Leur section rend à l'intestin toute sa liberté. Elles sont purement accidentelles dans bien des cas; d'autres fois, ce sont des franges épiploïques qui ont subi un allongement démesuré. Elles peuvent être libres et déterminer l'étranglement de l'intestin en s'enroulant autour de lui, ou bien être fixées à leur extrémité terminale et par suite former une sorte de pont sous lequel l'intestin vient s'engager.

La même disposition se retrouve pour la trompe utérine et surtout pour les diverticules de l'intestin grêle ou le processus vermiforme.

Le diverticule de Meckel, généralement considéré comme un reste du conduit omphalo-mésentérique, se trouve au voisinage de la terminaison de l'intestin grêle, à une distance du cæcum qui varie de 30 cent. à 1 mètre. Sa forme est cylindrique; il peut se terminer par une sorte de bride fibreuse, ou en pointe ou par une ampoule, fait intéressant, car il pourrait suffire dans quelques cas de piquer l'ampoule terminale pour lever l'étranglement. Comme il peut atteindre 25 cent. de long, ce prolongement est très capable de former des nœuds solides autour d'une portion de l'intestin. M. Parise

(*Bulletin de l'Acad. de Méd.*, 1851, t. XVI, p. 373) en décrit plusieurs formes : nœud diverticulaire à anse simple et nœud à anse double. Le diverticulum ne détermine pas toujours l'étranglement par le procédé du nœud. Il peut être fixé vers son extrémité par des adhérences anormales sur le mésentère, l'intestin, la paroi abdominale et constituer avec ces parties un anneau d'étranglement.

Le processus vermiforme, par son adhérence anormale soit au cæcum lui-même, soit à des organes voisins donne naissance lui aussi, à des orifices de même nature.

Les orifices anormaux peuvent être de véritables orifices de hernies profondes placées dans toutes les régions de l'abdomen (hernie ventrale, duodéno-jéjunale, sous-cæcale, diverticulaire, etc.). Les hernies diaphragmatiques, certaines hernies obturatrices ne peuvent être séparées des précédents. La hernie par l'hiatus de Winslow mérite une mention spéciale.

On peut, à la rigueur, faire rentrer dans le cadre des orifices anormaux intra-abominaux les sacs des hernies réduites en masse à l'occasion desquels les accidents d'étranglement herniaire se continuent dans l'abdomen.

Nos tableaux de laparotomie en présentent un nombre considérable d'exemples.

Les compressions larges sont le fait d'organes déplacés ou hyperthrophiés : rate flottante (Bainbrigge, Barbesin); foie (Ulmer); utérus (Kœberlé) ; de tumeur de nature diverse, corps fibreux de l'utérus (Faucon); kystes de l'ovaire, vésicule biliaire devenue kystique (Pagenstecher); anévrysme de l'aorte abdominale (Castex); etc.

c. *Les obturations* sont d'origine très variable; quelques-unes sont constituées par des corps étrangers à l'économie et introduits dans le tube digestif par l'une ou l'autre de ses extrémités; d'autres ont leur point de départ dans l'économie elle-même.

Les corps indigestes, absorbés en grande quantité, peuvent s'accumuler dans le gros intestin, notamment dans le cæcum, et déterminer un arrêt complet dans le cours des matières. (Noyaux de cerises, fragments de carotte, écorce ligneuse des noix de coco, etc.).

Les corps introduits par l'anus sont rarement assez volumineux pour déterminer une obstruction complète. Ils l'ont fait pourtant quelquefois et nous verrons qu'entre les mains de Stuttgaards et du professeur Verneuil, ils ont fourni deux magnifiques observations de laparotomie suivies de succès.

Des corps formés dans l'économie, des *calculs biliaires*, par exemple, peuvent déboucher tout d'un coup dans l'intestin grêle et l'obstruer, s'ils sont très volumineux (Bryant) ou s'accumuler en nombre variable dans une partie quelconque du gros intestin. Des *calculs intestinaux* fort rares prennent naissance de préférence dans le cæcum ou les diverticules de l'intestin grêle. Des *matières fécales* durcies et accumulées dans diverses parties du gros intestin peuvent être considérées comme de véritables corps étrangers. Elles en jouent absolument le rôle, tantôt en bouchant directement la portion de l'intestin qu'elles occupent, tantôt, il faut le dire aussi, par la pression qu'elles exercent sur d'autres parties du tube intestinal. Ces accumulations se forment de préférence dans le cæcum où elles semblent déterminer assez souvent la typhlite, et dans le rectum. En ce point elles sont directement accessibles au médecin et susceptibles d'être supprimées par le curage. Cette cause spéciale, intervient dans un très grand nombre de cas. On peut lui rapporter toutes les obstructions incomplètes qui, chez des femmes ou des hommes habituellement constipés, cèdent sans trop de peine aux moyens médicaux. Cette obstruction se voit rarement chez les jeunes enfants.

Bauer (de Stettin) (*Jahrbuch für Kinderkr.* IX, p. 386) cite pourtant un cas de ce genre suivi de mort chez un enfant de 8 ans. La masse, arrondie et très dure, siégeait dans le rectum au-dessus de l'anus.

Galli parle d'une accumulation de matières stercorales qui occupait le jéjunum et qui entraîna aussi la mort. Il est évident que les cas de ce genre sont plus rares encore.

Nous ne faisons que signaler les polypes de l'intestin. Ils déterminent l'obstruction soit directement, par leur volume, soit par l'invagination qu'ils provoquent.

d. *Rétrécissement de l'intestin.* Ils sont de deux ordres. Les uns constitués par des néoplasmes envahissent l'intestin et constituent un anneau ou un cylindre rigide dont la lumière se remplit de plus en plus à mesure que la tumeur progresse; on les trouve presque uniquement sur le gros intestin. Leichtenstern donne les proportions suivantes pour les cancers intestinaux:

Sur le rectum. 80 0/0
Sur le côlon.......... ... 11.5 0/0
Sur le cæcum........ ...... 4.1 0/0
Et sur tout l'intestin grêle. 4.3 0/0

Les autres rétrécissements sont le résultat de cicatrices de l'intestin. La dysenterie en est la cause la plus habituelle. Leur siège est naturellement toujours dans le gros intestin. Les solutions de continuité dues au traumatisme, à certaines fièvres, diathèses, blessures et ulcérations de l'intestin ont été accusées plus d'une fois d'avoir causé des rétrécissements répandus un peu partout dans le tube digestif; il s'agit là de causes qui agissent assez rarement.

Ce coup d'œil rapide jeté sur l'anatomie pathologique ne suffit pas absolument. À côté de ces obstructions, dont on trouve l'origine dans un obstacle mécanique aisément saisissable par nos sens, il en est d'autres très réelles dont la cause reste à peu près inconnue.

Henrot (Thèse inaug., p. 36) publie une remarquable observation prise à Reims dans le service de Landouzy père, et qu'il résume ainsi :

En résumé: Le mardi 26 mars, cet homme était très bien portant; il est pris tout à coup de coliques très violentes avec crampes. Trois vomissements bilieux, une selle le mardi.

Depuis ce moment, jusqu'à sa mort, c'est-à-dire pendant cinq jours, ballonnement considérable du ventre, constipation absolue ayant résisté aux drastiques répétés et donnés à forte dose, ainsi qu'aux autres moyens les plus énergiques. Cessation de la douleur vers le troisième jour, puis, bientôt, réapparition de celle-ci avec vomissements fécaloïdes, renvois aigres et enfin refroidissement et la mort.

Autopsie le 1er avril...... Après avoir examiné la masse intestinale sans lui imprimer le moindre mouvement, j'essayai de découvrir l'obstacle en écartant avec la plus grande précaution les anses de l'intestin. L'examen attentif ne me permit pas de constater le plus léger déplacement des anses l'une par rapport à l'autre; par conséquent, pas d'entortillement ni d'invagination.

.... La distension même de l'intestin permettait de voir que nulle part, il n'y avait de rétrécissement apparent à l'extérieur.... Rien qui révélât une inflammation du péritoine.... Aucun obstacle dans le gros intestin et le rectum.

On ne trouvait chez ce malade aucune cause occasionnelle sérieuse; il avait mangé quelques poires cuites de mauvais aspect, dit l'observation, et travaillé dans un couloir nouvellement peint dont l'odeur de térébenthine l'avait incommodé.

P. Berger m'a raconté un fait dont il a été témoin dans le service du professeur Peter, à la Pitié, et qui doit être rapproché du précédent. Il s'agissait d'un malade atteint depuis plusieurs jours d'une obstruction intestinale évidente avec vomissements fécaloïdes, ballonnement du ventre, absence complète d'émissions gazeuses. Appelé pour faire la gastrotomie ou l'entérotomie, Berger refusa d'opérer. Le malade était sur le point de mourir, comme l'évènement le prouva. A l'autopsie, on ne put trouver aucun obstacle au cours des matières.

L'observation que le professeur Gosselin a récemment commentée à son cours dans une leçon reproduite par la *Gazette Médicale de Paris* (29 mai et 5 Juin 1880), est absolument pareille aux précédentes sauf que, dans ce dernier cas, une entérotomie fut pratiquée. Le malade mourut d'érysipèle.

Henrot, pour expliquer les faits de cette espèce, invoque une paralysie de l'intestin de cause inconnue. Cette idée de paralysie n'est pas récente. Avant Henrot, Nélaton s'était demandé, en voyant que certains malades opérés au cours de l'obstruction intestinale recouvraient au bout de quelques jours la défécation par l'anus normal, si chez eux, il n'y avait pas eu simplement paralysie intestinale (Th. de Savopoulo).

Comment ne nous poserions-nous pas la même question dans des cas analogues à celui de Péan qui ouvre l'abdomen, cherche un obstacle qu'il ne trouve pas, referme la plaie en pratiquant un anus contre nature qui guérit au bout de quelques jours ? Que dire encore du cas de Buchanan où, la laparotomie ne permettant pas de découvrir une cause à l'arrêt des matières fécales, on suture purement et simplement la plaie, et où l'on voit la malade guérir très rapidement de l'opération et de l'obstruction ? Ces pseudo-étranglements, comme dit Henrot, sont certainement à rapprocher de ceux qui se montrent après les réductions des hernies étranglées, alors qu'il ne persiste plus aucun obstacle au cours des matières. Ils ont probablement aussi quelque affinité avec les phénomènes d'obstruction qui succèdent à la lé-

sion de divers organes dépendant ou non du tube digestif (épiploon, diverticule intestinal, testicule, ganglions
inguinaux, etc). Il est probable que tous ces troubles
sont sous la dépendance d'une « excitation pathologique
« des nerfs sympathiques abdominaux réagissant sur
« l'intestin par réflexion sur les centres nerveux. (Le
Fort.) » Quel est au juste le résultat final de ces excitations
de l'intestin : paralysie véritable? spasme de quelque
partie et paralysie du reste? C'est ce qu'il est difficile
de dire. Duplay ne croit pas beaucoup à la paralysie, à
cause des vomissements qui indiquent la possibilité pour
l'intestin de vider son contenu dans l'estomac au moyen
de mouvements péristaltiques, à cause aussi des borborygmes et des contractions visibles à travers les parois
qui, dans tant de cas, signalent l'obstruction.

Il lui paraît rationnel de supposer avec l'état de distension des anses, la formation d'inflexions, de coudures,
telles qu'elles sont décrites dans l'ouvrage récent de
M. Damaschino sur les maladies du tube digestif. Nous
voyons le professeur Gosselin se demander, à propos de
l'observation dont nous parlions tout à l'heure, s'il n'y
avait pas chez sa malade un de ces coudes qui aurait
résisté à l'emploi des lavements d'eau de seltz, des dou-
ches ascendantes, mais qui aurait disparu dans les mouvements de transport du cadavre à l'amphithéâtre.
Folet, dans le *Bulletin médical du Nord* (mars 1876),
développe la même théorie que Duplay. Il l'appuie du
résultat des expériences et des observations du docteur
Cuignet (mémoire sur les ponctions capillaires, *Bulletin
médical du Nord*, 1875). Nous trouvons que les explica-
tions fournies par les auteurs précédents pour combattre
une hypothèse plausible, ne sont pas plus certaines que
cette dernière ; peut-être sont-elles moins bien établies.
Il est certain que l'intestin distendu dans l'obstruction

intestinale se divise en départements séparés que la ponction vide isolément ; mais n'est-ce pas là un fait tout à fait secondaire? La moindre contraction ferait certainement disparaître les prétendus obstacles placés au niveau de chaque anse intestinale. C'est donc bien ici l'inactivité de l'intestin qui semble être la cause principale du mal.

Nous n'osons pas pénétrer davantage dans cette étude physiologique où tant d'obscurité règne encore. Retenons seulement qu'il existe bien réellement des arrêts complets de matières intestinales, de véritables obstructions, il faut bien le dire, sans cause matérielle appréciable.

Il n'y a pas à tenir compte de ce que l'on pourrait appeler les obstructions symptomatiques de certaines affections de l'abdomen, telles que la péritonite simple ou tuberculeuse. Tous les soins du chirurgien sont précisément consacrés à écarter par un diagnostic précis des affections qui, par malheur, donnent souvent le change aux meilleurs observateurs.

§. 2. — *Formes cliniques de l'obstruction intestinale.*

Nous constaterons plus tard le caractère de chronicité si constant qui appartient aux obstructions dont les causes siègent à la région ano-rectale.

Celles qui dépendent d'obstacles placés moins bas dans le tube digestif sont plus variées dans leurs formes. La nature très différente des causes et la position variable du point lésé, unissent ici leurs influences et produisent des combinaisons nombreuses.

On décrit d'une façon générale deux formes symptomatiques de l'obstruction : l'une chronique, ressemble assez bien par certains côtés à celle que nous décrirons à propos de la partie inférieure du rectum ; l'autre aiguë, a une physionomie spéciale. Entre les deux, des transitions insensibles nous conduisent doucement des plus chroniques aux plus soudaines.

L'obstruction chronique débute souvent par une série de phénomènes qui semblent appartenir à ce que Humbert a décrit sous le nom de *septicémie intestinale*.

Dans cet état, dominent des troubles digestifs sans caractères tranchés, tels que de la dyspepsie, des flatulences jointes à une constipation plus ou moins rebelle qui alterne souvent avec des périodes de diarrhée. Du côté des selles, on peut observer certains changements de forme assez caractéristiques : les matières rendues sont effilées, aplaties quelquefois et comme passées au laminoir ; puis elles se réduisent à de petites masses isolées, arrondies, constituant ce qu'on appelle des matières ovillées. Les difficultés dans la défécation s'accroissent, les troubles digestifs augmentent. Des envies de vomir se montrent en même temps que la constipation tend à devenir invincible, et que le ventre se laisse ballonner par la distension gazeuse de l'intestin. Une véritable occlusion se produit un jour ; des vomissements se montrent, l'intestin est animé de mouvements pendant lesquels les anses se dessinent sous la peau ; tous les phénomènes s'aggravent rapidement, ils deviennent menaçants ; mais des purgatifs remettent pour un temps les choses en ordre. Bientôt les mêmes accidents se reproduisent, de nouvelles occlusions se révèlent ; à chaque fois le danger est conjuré par les drastiques ou par des lavements abondants. Enfin, au bout d'un temps variable, souvent fort long, après une période pendant laquelle le malade a rendu avec les matières devenues très fétides, un peu de sang, on voit survenir une dernière attaque dont rien n'arrête les effets. Ballonnement extrême, vomissements répétés qui finissent par devenir stercoraux, suppression complète de l'expulsion des gaz; puis troubles généraux, refroidissement des extrémités, collapsus, enfin tous les symptômes qui marquent l'occlusion complète se succèdent et se terminent par la mort dans un temps qui varie le plus souvent entre dix et vingt jours. Une péritonite par perforation vient quelquefois vers la fin accélérer la terminaison fatale.

Tout autre est le tableau que nous présente une attaque d'obstruction aiguë. Ici, c'est un homme en bonne santé qui, au milieu de son travail, à la fin d'un repas, sous l'influence d'un effort ou sans cause connue, est saisi tout à coup d'une douleur vive, intolérable, qui peut lui arracher des cris, d'une de ces douleurs qui témoignent de la souffrance d'un organe innervé par le grand sympathique, et qui font comprendre quand on les a une fois ressenties, comment on peut mourir de douleur dans l'étranglement herniaire ou dans la péritonite (Le Fort). Au bout de peu de temps, quelquefois dans les minutes qui suivent, surviennent des nausées bientôt remplacées par des vomissements d'abord alimentaires, puis bilieux, et qui, suivant les cas, prendront plus ou moins rapidement le caractère fécaloïde. Le ventre, dans les premiers moments, est souvent rétracté ; quelquefois il reste souple un certain temps ; mais le plus souvent, il se ballonne rapidement et acquiert un développement tel qu'il gêne sérieusement la respiration.

Les selles sont supprimées. Du moins, le malade n'expulse que quelques matières contenues dans le gros intestin; pas d'évacuation gazeuse. Les forces sont tombées dès le premier moment (Erichsen). Les accidents généraux caractéristiques de l'étranglement intestinal se montrent et durent, en s'aggravant, jusqu'à la mort qui survient au bout d'un temps variable, depuis quarante-huit et même vingt-quatre heures, jusqu'à cinq ou six jours le plus souvent.

Il est inutile d'insister davantage sur les phénomènes que je viens d'indiquer sommairement. Ce sont les accidents bien connus de l'étranglement herniaire, et pas autre chose. Quelques auteurs pensent qu'ils sont moins violents ici que dans l'étranglement des hernies extérieures, mais cette opinion est contestée et Larrey (1), en particulier, avait bien reconnu que certains étranglements internes sont tout aussi violents que les étranglements des hernies extérieures. Les phénomènes dépendent de la disposition de l'obstacle dans un cas comme dans l'autre.

Bien nombreuses sont les variétés symptomatiques interposées entre la forme essentiellement aiguë dont nous venons de parler et la forme chronique. Tel sujet n'éprouve, au début, qu'une douleur modérée, mais qui va rapidement en s'aggravant; tel autre souffre peu pendant toute la durée de la maladie. Les symptômes locaux et généraux ne sont d'abord rien pour celui-ci; pendant trois ou quatre jours, on peut croire à autre chose qu'à une obstruction intestinale, puis, en quelques heures, tout est changé; l'état le plus grave succède, presque sans transition, à ce qui paraissait une simple indisposition. Chez d'autres malades enfin, les phénomènes évoluent lentement depuis le premier moment jusqu'au dernier; la douleur est modérée, les vomissements sont rares, ils manquent assez longtemps, quelquefois jusqu'à la fin; ce qui n'empêche pas le patient de s'affaiblir et de tomber, à un moment plus ou moins éloigné, dans un collapsus complet.

Voici, en gros, l'aspect sous lequel les malades appa-

(1) Larrey. *Mém. de Chir. milit. et Campagnes*, Paris, 1812, in-8°, p. 196.

raîtront au chirurgien. C'est en face d'états pathologiques analogues à ceux-ci qu'il faut d'abord s'assurer que l'on n'est pas le jouet de quelques trompeuses apparences, grâce auxquelles on prendrait pour une obstruction in-testinale une affection toute différente.

Ce diagnostic bien établi, un point des plus délicats reste à éclairer. On a affaire à une obstruction, mais à laquelle? Cette donnée, si importante au point de vue du choix des méthodes d'intervention, nous occupera plus tard. Nous devons, pour le moment, nous contenter d'établir brièvement le diagnostic différentiel de l'obs-truction.

§ 3. — *Diagnostic général de l'obstruction.*

Nous sommes exposé à nous laisser induire en erreur par toute affection dans laquelle se rencontrent à un de-gré quelconque les trois phénomènes fondamentaux de l'obstruction intestinale, savoir : les vomissements, la suspension du cours des matières et le ballonnement du ventre.

Le premier soin du chirurgien, en présence d'un en-semble symptomatique pareil à celui que nous venons de rappeler, est de rechercher s'il n'existe pas une *hernie.* Cette question, sur laquelle on passe généralement un peu vite, est en réalité des plus délicates pour deux rai-sons : d'une part, il faut une attention minutieuse pour ne laisser échapper aucune hernie, soit interstitielle, soit de siège insolite, et, d'autre part, la présence d'une masse herniée mais non étranglée, expose le chirurgien à pra-tiquer une opération dont le résultat n'atteint pas le but proposé ; car le point qu'on attaque n'est pas l'origine des accidents. En voici quelques exemples :

Cas de Janson. — Diagnostic : occlusion intestinale

intra-abdominale; à l'autopsie : hernie crurale étranglée. (Masson, *Thèse de Paris,* 1857.)

Cas de Denonvilliers. — *Gazette hebdomadaire,* 1857, où l'autopsie montra une petite hernie crurale.

Enfin récemment, cas du professeur Gosselin, 1880 (*Gazette médicale de Paris,* n°⁸ 22 et 23), où l'opération de la hernie crurale étranglée et l'entérotomie furent pratiquées pour une obstruction sur la nature de laquelle nous reviendrons plus bas.

En 1873, M. le docteur Périer a présenté à la Société de chirurgie, un cas où un étranglement interne avait simulé une hernie ombilicale étranglée.

Les hernies obturatrices sont parfois l'origine d'erreurs, et il est, à ce propos, d'usage dans les Classiques, d'insister sur les phénomènes douloureux qu'elles amènent sur le trajet du nerf obturateur et des nerfs cruraux, mais nous verrons qu'à notre point de vue, l'erreur est ici peu importante. Il y a certaines hernies obturatrices fort petites, qu'il faudrait peut-être considérer comme donnant lieu à de véritables étranglements internes.

Il est généralement facile de distinguer de l'obstruction intestinale les affections abdominales, telles que les *coliques hépatique, néphrétique* ou *saturnine*; ces accidents pourraient, dans quelques cas, par la soudaineté de leur début, l'intensité des phénomènes généraux qui les accompagnent, faire hésiter le médecin; mais tant d'autres signes, tenant à leur origine, les séparent de l'obstruction intestinale, que la question est assez vite jugée.

Les *empoisonnements* ont pu simuler l'étranglement interne; mais sans trop s'attacher aux renseignements qui auront cependant leur importance, les signes de l'empoisonnement seront plutôt ceux d'une gastro-entérite aiguë. L'erreur inverse a été commise, et dans les

Archives générales de Médecine, de 1829, Rostan rapporte un fait médico-légal dans lequel c'est l'étranglement interne qui en a imposé pour un empoisonnement.

Si, par une recherche attentive, le chirurgien peut saisir, dans les cas ci-dessus, la cause réelle des accidents, il n'en est malheureusement pas ainsi dans les faits qui vont nous occuper, et dans lesquels le diagnostic est entouré de telles difficultés, qu'on ne saurait trop insister sur les causes d'erreur.

Nous voulons parler des *péritonites aiguës* d'une nature quelconque, et surtout des *péritonites par perforation*.

Les péritonites suraiguës, étudiées surtout par Henrot, dans sa remarquable thèse, puis par Duplay (*Archives génér. de médecine*, 1876), donnent lieu, par paralysie de la tunique musculaire et par production rapide et intensive de gaz, à une inertie intestinale complète, d'où de véritables *pseudo-étranglements*.

Un sujet, jouissant de la meilleure santé apparente, est pris sans accidents précurseurs, ni lésions viscérales connues, de tous les signes de l'étranglement interne. La gravité des symptômes arme la main du chirurgien qui tombe sur un péritoine enflammé, ou rempli de pus; le malade succombe, et l'autopsie révèle des lésions variables, consistant dans la majorité des cas, en perforation des organes abdominaux.

Pour montrer l'identité absolue des deux tableaux cliniques, nous résumons l'observation VII de la Thèse d'Henrot.

Service du professeur Grisolle :

Homme de 42 ans, à bonne santé habituelle; trois jours avant son entrée, il a été pris de coliques très vives, qui l'ont obligé à s'arrêter.

Quand il entre à l'hôpital, les douleurs sont très intenses, il n'y a pas eu de selles. Ventre tendu, ballonné, très sonore; la douleur est surtout marquée dans la fosse iliaque. Le ventre n'est pas déformé, pas plus saillant d'un côté que de l'autre.

Le malade ne rend pas de gaz; renvois gazeux d'odeur désagréable. Pas de hernie.

Le lendemain, pas de garde-robe; apparition de vomissements de matière jaunâtre bilieuse.

Puis successivement, délire, sueurs, fièvre vive, respiration accélérée. L'opération était décidée pour le lendemain, par Jobert de Lamballe. Le malade meurt dans la nuit.

A l'autopsie, péritonite généralisée, perforation de la vésicule biliaire, et issue de huit à dix calculs enkystés entre la vésicule et le côlon.

On a trouvé des perforations :

a). — Sur la *vésicule biliaire*. Cas d'Henrot, de Liouville, de Duplay, d'Herbelin (*Soc. anat.*, juillet 1878) ;

b). — Sur l'*Appendice cœcal*. Observation de Blache à la Société anatomique, 1865; — Millard. Quelques années auparavant; — Chevallereau. *France médicale*, 1874, p. 248; — Rivet *France médicale*, 1876; — Trois cas dans la thèse de Sauzède (Paris, 1871); — Follet. *Bulletin médical du Nord*, 1876; — Duplay, *Mémoire des Archives générales de médecine.*

c). — Sur l'*intestin lui-même* (Thèse de Masson, 1857).

L'identité des signes a été telle que, dans plusieurs des cas, l'opération a été pratiquée. (Cas d'Herbelin, de Follet, de Duplay.) — Du reste, dans ces circonstances, l'opération n'est pas un fait bien grave, car la mort est probable sans cela. Cependant, le chirurgien doit toujours avoir présente à l'esprit l'existence de ces faits, et n'omettre, dans son examen, aucun détail.

Les auteurs, qui rapportent ces erreurs, s'efforcent de retrouver dans leurs observations, les points sur lesquels on pourrait s'appuyer, dans des cas analogues, pour ne pas y retomber. Aussi trouvons-nous certains signes différentiels qui acquièrent par là une importance considérable.

En faveur de la péritonite par perforation, ils signalent :

1° L'*absence de phlegmasies antérieures du péritoine;*

2° Le *peu de durée de la localisation de la douleur.* Dans les deux affections, il existe bien un point maximum de douleur spontanée et de sensibilité de l'abdomen ; mais la généralisation de cette douleur serait beaucoup plus rapide dans le pseudo-étranglement. La douleur serait aussi bien plus marquée à la pression, et exaspérée par elle, dans la péritonite que dans l'étranglement vrai. L'exploration des flancs serait surtout importante à ce point de vue ;

3° *Le météorisme serait égal des deux côtés.* — On ne constaterait pas, comme dans les étranglements de nature mécanique, la distension limitée à une région, d'où une déformation irrégulière du ventre. De plus, ce ballonnement et la tympanite n'atteindraient pas le développement aussi considérable que dans l'obstruction vraie.

4° *La constipation n'est pas aussi absolue.* — L'issue des gaz a été observée, et, dans quelques cas, de la diarrhée, mais, il est vrai, à la période ultime.

5° *Vomissements plutôt bilieux que fécaloïdes.* — Vomissements dits intermédiaires : liquide brun verdâtre, foncé, trouble, laissant déposer des matières glaireuses et des flocons brunâtres, et intermédiaires, en effet, entre les vomissements verts porracés et les fécaloïdes. (Gosselin.)

Tous ces phénomènes distinctifs reposent, on le voit, sur des nuances ; ceux que nous signalons maintenant ont un caractère plus précis, et peuvent donner de sérieuses présomptions dans un sens ou dans l'autre.

Duplay signale, dans un cas, avoir observé une

matité manifeste dans la région sous-ombilicale, signe auquel il attribue une grande valeur, comme indiquant un certain degré d'épanchement. En y regardant de très près, on peut trouver aussi dans l'étranglement vrai de l'épanchement péritonéal, ou du moins une matité qui tient peut-être à l'accumulation du liquide dans les anses intestinales. La matité, quelle que soit sa cause, est certainement moins constante que dans une péritonite par perforation.

Henrot recommande d'accorder une grande attention à la présence *d'un frisson, au début;* pour lui, ce signe manquerait rarement dans la péritonite par perforation; et le fait de sa coexistence ou de sa coapparition avec la *douleur* du début peut éclairer le chirurgien. Mais il faudrait être sûr qu'il manque toujours dans l'étranglement et ce n'est pas le cas, car des frissons sont signalés dans une observation de Terrier notamment.

Enfin, les caractères du *pouls* et de la *température* diffèrent notablement dans les deux affections.

La température, en effet, s'élève toujours dans la péritonite; elle atteint souvent 39° et 40°. Dans l'étranglement, au contraire, la température s'abaisse, ou du moins ne dépasse pas la normale, et, s'il survient de l'hyperthermie, c'est qu'il y a eu complication de péritonite.

Ce fait s'observe très nettement toutes les fois que la température est notée; et, par exemple, dans les cas d'Henrot nous trouvons que le thermomètre resté toujours au-dessus de 38°.

Dans l'observation d'Herbelin, il oscille entre 38° et 39°. Dans celle de Rivet, il dépassait aussi 38°.

Le pouls, observé avec soin, se trouve serré, petit et fréquent dès le début de la péritonite; ces caractères lui font défaut dans l'étranglement et le cas de Rivet nous le montre, en effet, conservant sa fréquence jusqu'aux quarante-huit dernières heures.

Henrot signale aussi *l'insuccès* ou même *l'aggravation des signes* sous l'influence de la *méthode purgative*, comme devant faire songer au pseudo-étranglement.

On voit de quelles difficultés est entouré ce diagnostic, qui « le plus souvent, dit Duplay, repose sur des nuances difficiles à indiquer. »

Les péritonites chroniques, tuberculeuses et cancéreuses nous offrent au plus haut degré, ces arrêts de matières liés à la formation de brides extérieures dont Louis (1827), Cossy (1856), Besnier (1860) ont rapporté de nombreux exemples. Si l'on observe des cas où l'intestin, comme sculpté dans les masses néo-membraneuses, ne subit pas d'altérations assez marquées pour provoquer des troubles notables dans le cours des fèces; on voit d'autre part des péritonites généralisées englober de leur magma de fausses membranes la masse intestinale, et déterminer des inflexions, des plicatures qui divisent l'intestin en autant de segments, d'où les matières et le gaz ne peuvent passer dans l'anse voisine.

Le diagnostic est ici encore plus difficile que dans les affections aiguës : l'état général du malade donne aux accidents une allure torpide qui efface leurs caractères réels. Le début des accidents est mal caractérisé, insidieux; les signes sont rarement au complet. Les douleurs, les vomissements apparaissent lentement et progressivement ; le ventre se ballonne, mais il n'existe aucun symptôme nettement tranché. Les vomissements sont rarement fécaloïdes, la constipation n'est pas toujours opiniâtre ; l'issue des gaz persiste généralement. A la difficulté de distinguer ce qui appartient à la péritonite chronique et à l'étranglement, s'ajoute l'impossibilité d'un examen instructif du ventre : et cependant, si les accidents persistent, résistant aux purgatifs, on peut être tenté d'agir.

Les erreurs de diagnostic sont fréquentes : (Peacock, dans la *Revue des Sciences médicales*. — Bock, 1869. — Rafinesque, *Des Invagin. intest. chron.*, Paris 1878 et *France méd.* 1878, n° 1.) — et le chirurgien n'arrivera, par exclusion, qu'à un diagnostic de probabilité.

L'erreur inverse a pu être commise, à notre connaissance, au moins une fois par d'excellents observateurs. Périer et Berger, appelés auprès d'un malade du service de Duguet diagnostiquaient avec lui une obstruction intestinale. Pendant trois jours, ils furent à chaque instant sur le point de l'opérer. Ils attendirent cependant jusqu'au quatrième jour. A ce moment il fut décidé que l'on s'abstiendrait parce que, décidément, le diagnostic de péritonite tuberculeuse devenait évident. Or, le malade abandonné à lui-même guérit de son obstruction temporaire et montra qu'il n'était pas le moins du monde tuberculeux.

En temps *de choléra épidémique*, on a pu prendre pour un cas de cette maladie un étranglement interne. (Bricheteau, Fournier et Ollivier.) — Il est certain que si la diarrhée vient à manquer dans le choléra, il ne reste plus guère de signes distinctifs. Mais ce symptôme fait si rarement défaut que les erreurs de cette nature resteront forcément rares.

§ 4. — *Du traitement médical.*

On ne se résoudra probablement jamais à aborder le traitement chirurgical d'une obstruction intestinale avant d'avoir essayé les moyens médicaux qui, dans un assez grand nombre de cas, semblent avoir procuré la guérison.

Ces moyens sont fort nombreux; on voit se refléter en eux, comme le fait remarquer Leichtenstern, les idées pathogéniques admises à chaque époque de la médecine. Leur mode d'action est certainement fort différent; leur emploi rationnel exigerait encore plus peut-être que pour le traitement chirurgical, un diagnostic parfait. C'est le plus souvent à l'aveugle qu'on les choisit. Nous nous contenterons de les passer rapidement en revue. On peut les diviser en mécaniques et en physiologiques.

a. — Moyens mécaniques.

L'insufflation qu'Hippocrate pratiquait avec un soufflet de forgeron est encore en usage de nos jours. On comprend qu'elle puisse exercer une heureuse influence sur des invaginations ou des flexions anormales du gros intestin. On a récemment encore publié un certain nombre de succès dus à cette méthode : E. Gilée (homme de 27 ans), Trastour (enfant de 5 ans), Cousins (enfant de 13 mois), Bottger (deux cas), etc.

Dans le même ordre d'idées, *les injections forcées de liquide*, d'eau pure le plus souvent, quelquefois d'eau salée, d'eau savonneuse, etc., sont d'une pratique ancienne. Le professeur Cantani, de Naples, recommande l'emploi des grandes injections faites au moyen d'un appareil très simple consistant en un réservoir placé plus ou moins haut, relié par un tube en caoutchouc à une longue canule rectale munie d'un robinet. Hegar (de Fribourg), conseille une position spéciale sur les genoux, une sonde rectale très large, et comme réservoir, un entonnoir.

On s'est contenté quelquefois d'irrigateurs plus ou moins puissants.

On connaît les injections faites au moyen d'un siphon d'eau de seltz. Au lieu de prendre ainsi l'acide carbonique tout fait et dissous dans l'eau, on a eu l'ingénieuse idée, attribuée à un infirmier anglais, de transformer le rectum lui-même en appareil gazogène par l'injection successive de lavements contenant l'un de l'acide tartrique, l'autre du bicarbonate de soude (*The Lancet*, 1872, t. I, p. 907). Cet exemple a été imité plus d'une fois. Il ne faut pas croire que ces injections forcées d'eau ou d'air, ou d'eau chargée de gaz, soient absolument sans danger. Heslop (de Birmingham) a insisté sur les dangers de rupture que ces manœuvres font courir à l'intestin ; Batteson, a rapporté un cas de perforation accompli dans les mêmes circonstances, par le bout de la sonde. Lebec nous a communiqué un cas observé chez le professeur Guyon, dans lequel des injections pratiquées ainsi au moyen d'un siphon d'eau de seltz déterminèrent la rupture du rectum et le passage instantané dans le périnée d'une grande quantité de gaz acide carbonique. Ce sont là des raisons d'être prudent dans l'administration d'un moyen qui, du reste, a réussi souvent dans l'invagination ou l'obstruction stercorale.

Nous ne nous arrêterons pas à décrire *l'inversion* qui semble avoir quelquefois réussi ici comme dans les hernies, le *massage seul ou combiné* avec des lavements plus ou moins abondants (Morton), etc.

Nous nous contenterons de signaler l'ingestion du mercure ou du plomb de chasse, moyen dangereux at généralement abandonné.

b. — *Moyens physiologiques.*

Ces moyens sont nombreux. *Le café,* donné en abondance, aurait produit de bons résultats ; mais il faut citer au premier rang des médicaments dont l'effet semble tout opposé, les narcotiques ; parmi lesquels *l'opium*, que Moutard-Martin a surtout préconisé chez nous, et auquel

Bryant reproche de faire perdre un temps précieux; la *belladone* pour laquelle les anglais paraissent avoir en ce moment une véritable prédilection et dont on enregistre tous les jours de nouveaux succès, *le tabac* insufflé ou administré en infusion et par des lavements, etc.

Les purgatifs, dont les effets doivent être, sans nul doute, opposés à ceux des agents précédents peuvent déblayer l'intestin, en modifier la sécrétion catarrhale et lui rendre sa tonicité. Mais, combien il serait utile pour les administrer sans danger d'avoir fait le diagnostic de l'obstruction ! Que peuvent-ils faire contre une bride ou un rétrécissement très serré? Ne peuvent-ils pas, comme Leroy d'Etiolles l'a dit, provoquer à eux seuls une invagination ou du moins aggraver une invagination déjà existante? Il est certain que beaucoup d'obstructions cèdent cependant aux purgatifs ; ce sont surtout sans aucun doute, les obstructions par les matières fécales.

Le froid a, selon Grisolle, une grande valeur. Son élève Masson a publié sur ce sujet un travail dans les *Annales de thérapeutique* de 1876. Glace sur le ventre, lavements glacés ou petits morceaux de glace dans la bouche si le malade vomit beaucoup, voilà le fond du traitement. Le froid calmerait les douleurs, solliciterait les contractions intestinales, combattrait les phénomènes inflammatoires et aurait l'avantage de pouvoir s'appliquer à tous les cas donnés.

L'électricité, proposée par Leroy (d'Etiolles), dans un mémoire lu à l'Académie de Médecine en 1826, a été employée par Duchenne (de Boulogne), qui en a fixé les règles d'applications d'une manière véritablement scientifique. Au début, Duchenne employait les courants induits et c'est à cet ordre de courants que Bucquoy (*Journal de thérapeutique*, 1878) a dû son succès.

Il est aujourd'hui démontré que les courants continus

4

peuvent suppléer avec avantage les courants induits.
Nous devons à M. Boudet, de Paris, la communication
de deux faits préremptoires de guérisons, dont l'observation va paraître en même temps que cette thèse, dans
le *Progrès médical.*

Quelle que soit la forme sous laquelle les courants élec-
triques soient administrés, on sait que c'est la contraction des tuniques des intestins qui est l'objectif de leur
action. Excitation vive avec les courants induits, excitation plus lente avec les courants continus et production de mouvements plus analogues aux vermiculations
de l'intestin, les effets on le voit, ne sont pas identiques
et, au point de vue de la thérapeutique médicale, répondent sans doute à des indications différentes.

D'une manière générale, quand il y a un obstacle
organique au cours des matières et surtout lorsque l'obstruction a commencé à produire des troubles inflammatoires, le traitement électrique aussi bien que tout traitement médical est, disons-le, non-seulement inefficace,
mais encore dangereux. L'excitation de l'intestin en aug-
mentant la tension sur des parois dilatées et enflammées,
peut en hâter la rupture et précipiter la terminaison fatale.

C'est ce que Bucquoy avait bien compris en disant
que « pour donner d'heureux résultats et être bien supportée, l'électricité doit être appliquée *avant toute complication inflammatoire* ». Quand l'obstacle n'est pas in-
franchissable et surtout quand il consiste dans une
invagination ou dans l'engagement récent de l'intestin
sous une bride ou un anneau, l'électricité est pleine d'a-
vantages.

Analysons en quelques mots les conditions de réta-
blissement du cours des matières : on applique généralement l'électricité de bonne heure, mais cette expression

« de bonne heure » ne signifie pas que l'obstruction de l'intestin soit au début. Déjà le cours des matières est arrêté et l'intestin lésé, sinon dans sa substance, du moins dans son activité, présente une dilatation notable. Cette dilatation, produite presque en totalité par les gaz, constituerait à elle seule une cause d'obstruction ; en fait, elle s'ajoute à l'obstruction préexistante.

L'électricité, en contractant les tuniques musculaires, tend à diminuer le volume du canal intestinal ; elle pourrait, par là, lever l'invagination et rétablir le cours des matières.

Elle agit aussi, et peut-être d'une façon prépondérante en activant la riche circulation des vaisseaux. Les conséquences de cette suractivité circulatoire sont complexes et peuvent se résumer dans :

1° La résorption des gaz ;

2° L'exaltation de la sécrétion glandulaire ;

circonstances qui, jointes aux mouvements mécaniques des tuniques musculaires peuvent concourir à lever les invaginations, et à rétablir la voie intestinale interceptée.

Quant au mode d'application des courants continus, il a été l'objet de certains perfectionnements. Duchenne reprochait à la faradisation de provoquer des douleurs spasmodiques du pharynx, du hoquet et de l'anxiété respiratoire grave : les réophores étaient introduits l'un dans le rectum, l'autre dans la bouche.

Aujourd'hui, le rhéophore supérieur s'applique non plus dans la bouche, mais en dehors sur la paroi abdominale, à la surface de laquelle il est possible de le promener, en se guidant sur la douleur locale et les contractions produites. Bucquoy conseille, d'une manière générale, de débuter avec des courants faibles et de faire durer les premières séances de huit à neuf minutes au plus. Quant au reproche de production d'eschares que l'on a adressé aux courants continus, nous pensons, avec M. Boudet de Paris, que celles-ci sont imputables, non pas aux courants, mais à la façon défectueuse ou inattentive dont ils sont appliqués.

Ponctions capillaires. Nous rattachons ce mode de traitement à la catégorie des moyens médicaux ; nous doutons qu'on nous en fasse le reproche ; les méthodes chirurgicales dont nous avons parlé diffèrent tellement de cette petite manœuvre inoffensive et instantanée que nous avons dû signaler cette dernière à part. Aussi bien la ponction capillaire agit-elle à la façon des procédés médicaux en supprimant la pneumatose qui, pouvant à elle seule être cause, est toujours une complication de l'obstruction. Parfaitement étudié par Labric, il y a une trentaine d'années (Thèse inaug., Paris, 1852), ce mode de traitement a été surtout mis fréquemment en usage depuis que l'appareil de Dieulafoy a familiarisé les médecins avec les ponctions de toute nature. La ponction capillaire, dit Cuignet (*Bull. méd. du Nord*, p. 125, 1875), doit se faire en imprimant un mouvement de rotation à l'aiguille et en la soutenant entre les deux doigts à la surface du corps. On apprécie fort bien le moment où l'aiguille arrive dans la cavité gazeuse et celui où elle touche la paroi opposée, ce qui peut donner l'idée exacte de la dimension de cette cavité.

Souvent, dit l'auteur, l'aspiration est nécessaire pour évacuer le gaz, mais ce qui serait plus généralement indiqué, ce serait de piquer successivement les anses distendues qui se présentent en avant à la place des anses évacuées et rétrocédées.

Ces manœuvres sont inoffensives, mais elles sont délicates et, il faut en convenir, assez aveugles : c'est dire qu'elles manquent souvent d'efficacité et qu'il faut agir autrement.

En somme, le traitement médical est utile souvent au début des obstructions, il faut le tenter invariablement. Mais il faut aussi que son inefficacité soit le plus sérieux des reproches qu'on puisse lui faire ; il faut surtout qu'il ne compromette rien et qu'il laisse au chirurgien un terrain solide pour les manœuvres plus radicales auxquelles ce dernier doit savoir se décider.

Nous n'ajouterons rien au rapide exposé que nous venons de donner du traitement médical. Les règles de son application sont bien connues ; elles ne doivent pas être développées dans ce travail. Nos conclusions s'appuieront sur des données purement chirurgicales. L'examen des observations d'obstructions intestinales traitées par une opération, voilà la source où nous devons puiser nos principaux renseignements.

EXAMEN DES OBSERVATIONS

1° LAPAROTOMIES

Toutes les observations de laparotomie que nous avons pu recueillir s'élèvent à un chiffre total de 125. Nous en donnons ci-après le tableau.

Il a paru bon de classer ces faits en deux groupes comme l'avaient déjà fait Bulteau et Ashurst. Le premier groupe contient 23 opérations entreprises pour détruire une invagination ; le second renferme toutes celles qui, au nombre de 102, ont été pratiquées dans le but de lever un obstacle quelconque, en dehors de l'invagination.

Voici, dès à présent, les chiffres de la mortalité et de la guérison.

Dans l'ensemble :

125 laparotomies ont fourni .... { 46 guérisons. / 79 morts.

Soit une proportion de guérisons de près de 37 (36,8) p. 100.

23 laparotomies pour invagination ont fourni .... { 9 guérisons. / 14 morts.

Soit une proportion de guérisons de 39 p. 100.

102 laparotomies, pour une cause quelconque d'étranglement en dehors de l'invagination, donnent. { 37 guérisons. / 65 morts.

Soit une proportion de guérisons de 36 p. 100 environ (36,25).

Nous étudierons à part chacun de ces groupes.

I. — Laparotomies pour l'invagination.

N° D'ORDRE	AGE ET SEXE	SYMPTOMES	DURÉE DE LA MALADIE avant l'opération.	ÉTAT DE L'INTESTIN à L'OUVERTURE DE L'ABDOMEN.	NOM du CHIRURGIEN.	RÉSULTATS	REMARQUES	ORIGINE de L'OBSERVATION.
1	Femme adulte.	Symptômes d'Iléus.			X.	Guérison.		Bonetus, *Sepulchretum*, t. II, p. 228 Genève, 1700.
2	Femme, 50 ans.	Étranglement interne. Vives douleurs.		Ils n'étaient pas enflammés : « *Inflammata necdum nec coalita.* »	Sur le conseil de Nuck.	Guérison.		Th. Inaug., Dr Corn.-Henry Velse, *in Disput. anat. Select.*, VII° v. (Gottingue, 1751) p. 126.
3	Homme, 50 ans.	Constipation, gêne, constriction dans le côté gauche de l'abdomen remontant à six mois; amélioration par traitement médical; à un certain moment, invasion rapide d'accidents nouveaux; phénomènes très nets d'invagination avec issue par l'anus.	11 jours d'accidents depuis le commencem. de la 2° attaque.	On ne le dit pas; mais il y avait une petite plaie de l'intestin faite par un médecin qui avait méconnu la nature de la tumeur; on la sutura; — 12 pouces de côlon invaginés; il y avait une notable quantité d'intestin grêle en plus dans le cæcum.	Ohle (de Dresde).	Mort par péritonite au bout d'une journée à peine.	L'intestin invaginé avait été fort malmené; on avait tiré dessus avec un forceps; on l'avait incisé; — à l'autopsie, il se trouvait gangrené.	Dr Fielder, *Magazin für die Gesammte Heilkunde, herausg* V. J. N. Rust; B. II; S. 253.
4	Homme vigoureux, 22 ans.	Pas de phénomènes antérieur. Invasion subite. Phénomènes d'occl. intestinale.	10 jours.	Invagination de deux pieds d'intestin; — celui-ci n'est pas enflammé.	Fuchsius.	Guérison en 14 jours	Le siège de l'intussusception étant découvert, le chirurgien ouvrit l'intestin pour repousser directement de haut en bas l'intestin qu'il ne pouvait réduire : suture intestinale.	Fuchsius, *Journal der praktishen Heilkunde.* V. Hufeland, Band II. S. 42.
5	Enfant, 12 ans, Sexe masculin.	Étranglement interne. Entérorrhagie. Tumeur dans la fosse iliaque gauche.		Nombreuses adhérences; — réduction difficile; — après avoir retiré un pied d'intestin on trouve des points gangrenés qui se rompent.	Gerson 18 sept. 1828.	Mort au bout de quelques heures.		Dr Hachmann (de Hambourg), *In Zeitschrift für die gesammte Medicin,* Herausg. V. Fricke Bd XIX, 1840. p. 303.
6	Nègre, 20 ans.	Phénomènes d'obstruction. Pas d'entérorrhagie.	17 jours.	Le siège de l'obstruct. est sur l'iléon; — adhérences; épiploon congestionné; la portion invaginée semble avoir subi un commencement de mortification.	Dr John R. Wilson (de Tennessee).	Guérison rapide.		Communiqué par M. V. Thompson, élève de Wilson, au *Transylvania Journal of Medic. and Associated Scienc.,* année 1825.

N° D'ORDRE	AGE ET SEXE	SYMPTOMES	DURÉE DE LA MALADIE avant l'opération.	ÉTAT DE L'INTESTIN à L'OUVERTURE DE L'ABDOMEN.	NOM du CHIRURGIEN.	RÉSULTATS	REMARQUES	ORIGINE de L'OBSERVATION.
7	Enfant, 4 mois.	Phénomènes d'invagination. Tumeur rectale.	4 jours.		Spencer Wells	Mort 5 heures après.	Le chirurgien avait dû pratiquer l'acupuncture sur divers points de l'int., qui était extrêmement distendu; — la réduction est difficile; l'enfant était très affaibli au moment de l'opération.	Spencer Wells, *Transact. path. Soc. of London*, v. XIV, p. 70, 1863.
8	Jeune homme, 16 ans.	Phénomènes d'étranglement ayant duré longtemps.		État gangréneux de la portion invaginée, qui oblige à faire un anus contre nature, alors que la laparotomie avait été commencée avec l'idée de réduire l'invag.	Pirogoff.	Mort peu de temps après l'opération par épuisement.		*Vermischte Abhandlungen aus dem Gebiete der Heilkunde*, Saint-Pétersbourg, 1852, S. 150.
9	Enfant.			Adhérences nombreuses qui rendent la réduction impossible.	Laroyenne.	Mort.		Mémoire d'Ashurst, *American Journal*, 1874.
10	Enfant.				Athol Johnstone.	Mort.		Publié sans développements suffisants par M. Holmes, *In British Med. Journal*, 1873, déc. 6, p. 661 (Ashurst).
11	Enfant, sexe féminin, 6 mois.	Phénomènes d'occlusion. Sang par l'anus.	4 jours.	Congestion intense et adhérences; — invagination *iléo-colique.*	Professeur Weinlechner (de Vienne).	Mort 6 heures après l'opération. — Péritonite aiguë.	Incision sur le coté gauche de l'abdomen, suivant une ligne perpendiculaire au ligament de Poupart.	Rapportée par le Dr Maximilien Herz, *OEsterreich. Jahrbuch für Pœdiatrik*, 1872, t. I, p, 1.
12	Enfant, sexe féminin, 2 ans.	Symptômes d'obstruction chronique.	1 mois.	Sain ; pas. d'adhérences importantes entre les tubes invaginés.	Hutchinson.	Guérison rapide.	La désinvagination fut faite avec facilité; la valvule iléo-cæcale apparaissait pourtant à l'anus.	*Medical Times and Gaz.*, 29 nov. 1873. — Cas cité par Leichtenstern (*Comptes rendus des travaux de l'Associat. german.* 1er congrès, Berlin, 1872, avec quelques incorrections).
13	Enfant, sexe mascul., 7 mois.	Symptômes d'obstruction chronique pendant quatorze jours. Accidents très aigus pendant douze heures.	14 jours 1/2.	Parfaitement sain.	Howard Marsh.	Guérison.	L'état général était très grave et atteignait le degré du collapsus; les deux périodes, chronique et aiguë, correspondaient à deux phases : 1° d'invagination; 2° d'inflammation et d'étranglement.	*Medic. chir. transact.*, LIX, p. 79. — *Revue des Sciences médicales*, VII, p. 762, et X, p. 291.

N° D'ORDRE	AGE ET SEXE	SYMPTÔMES	DURÉE DE LA MALADIE avant l'opération.	ÉTAT DE L'INTESTIN à L'OUVERTURE DE L'ABDOMEN.	NOM du CHIRURGIEN.	RÉSULTATS	REMARQUES	ORIGINE de L'OBSERVATION.
14	Femme, 33 ans.	Pas de symptômes d'étranglement. Tuméfaction allongée, douloureuse, occupant d'abord la fosse iliaque droite, puis gagnant peu à peu la fosse iliaque gauche.	18 jours.	Invagination de plus de dix-huit pouces, d'intestin ; intussusception iléo-cœcale; séreuses en contact parfaitement saines.	Hilton Fagge et Henry Howse.	Guérison.	La tumeur offrait tous les caractères d'une intussusception, sauf les mouvements péristaltiques et le durcissement pendant la palpation.	*Medic. chir. transact.*, 1876, LIX, p. 85.
15	16 mois.		6 jours.		Royes Bell.	Mort 7 heures après l'opération.	On dut fixer l'intestin entre les lèvres de la plaie, et *on fit un anus artificiel*.	*The Lancet.*, 1876, t. 1, p. 12.
16	6 mois.	Invagination de tout le gros intestin faisant saillie dans le rectum.	4 jours.	Invagination difficile à réduire.	Jonathan Hutchinson.	Mort 6 heures après l'opération.	La malade aurait succombé très rapidement sans l'intervention.	*Royal Medic. and Surgical Society of London,* 14 déc. 1875. — In *The Lancet*, 18 déc. 1875.
17	9 mois.	Invagination sans indication plus précise.	30 jours.	Tractions assez considérables pour amener l'intestin à la plaie ; — mort dix heures après.	Howard Marsh.	Mort.	L'intestin sortait par l'anus.	St Bartholomew's Hospital Reports, 1876, vol. XII, p. 95.
18	6 mois.	Symptômes d'invagination à début brusque.		Tumeur logée dans la fosse iliaque droite, constituée par une invagination iléo-cœcale. Le cœcum et la portion terminale de l'intestin grêle étaient invaginés dans le côlon ascendant, sur une longueur de un pouce et demi ; — les parois étaient rigides, gonflées, ecchymosées.	Sands.	Guérison.	L'opération mit fin à tous les signes d'occlusion intestinale.	*New-York Med. Journ.*, juin 1877. — *Revue d'Hayem,* t. XI, 1er fasc. janv. 1878, p. 286.
19	5 mois.	Hernie de la valvule iléo-cœcale par l'anus depuis quelques jours.	Souffrant depuis un mois.	Adhérence et ramollissement de quatre à cinq pouces d'intestin au voisinage de la valvule iléo-cœcale. — La traction, faite avec ménagement, détermine deux déchirures considérables par lesquelles les matières fécales s'échappèrent; — excision de la portion invaginée et suture des deux bouts de l'intestin sain.	Henry Howse.	Mort quelques heures après l'opération.	Une terminaison fatale était, en fait, absolument inévitable, que le malade fût abandonné à lui-même ou soigné par n'importe quel moyen.	*Medic. chir. transact.*, 1876, vol. LX, p. 94, en note.

N° d'ordre	AGE ET SEXE.	SYMPTOMES	DURÉE DE LA MALADIE avant l'opération.	ÉTAT DE L'INTESTIN à L'OUVERTURE DE L'ABDOMEN.	NOM du CHIRURGIEN.	RÉSULTATS	REMARQUES	ORIGINE de L'OBSERVATION.
20	Garçon, 5 ans 1/2.	Obstruction chronique très ancienne.	4 mois d'accidents antérieurs, la dernière attaque 5-6 jours (?).	Double invagination, l'une profonde descendante, l'autre superficielle en sens inverse;— adhérences qui n'empêchent pas la réduction, laquelle demande pourtant des efforts assez énergiques. — Congestion intense du cæcum ; pas de péritonite généralisée.	Herbert Page.	Mort 20 heures après d'épuisement.	Le malade était dans le collapsus et sans parole au moment de l'opération.	*The Lancet*, 1878, t. I, p. 831.
21	A. R. sexe mascul., 8 ans.	Obstruction à marche rapide.	10 jours.	Invagination tout près de la terminaison de l'intestin grêle. — Péritoine enflammé, couvert de lymphe grise ; — perforation de l'intestin, qui donne, dès les premières tractions, un épanchement fécaloïde.	Pichles.	Mort après 30 heures.	Il faut noter qu'il y avait des perforations intestinales et un épanchement de matières fécales dans l'abdomen.	*British Medical Journal*, 1879, t. I, p. 811.
22	Fille hystérique, 16 ans.	Obstruction intestinale.	5 jours.	Invagination de l'iléon dans le cæcum; réduction impossible; péritonite étendue.	Coupland et Hulke.	Mort après 36 heures.	L'intussusception était formée par l'iléon, dont 3 pieds avaient pénétré à travers les 6 derniers pouces de cet intestin. — Un polype existait à la partie supérieure du tube invaginé.	*Medical Times and Gazette*, 1879, vol. I, p. 632.
23	Femme, 34 ans.	Occlusion intestinale.	4 à 5 jours environ.	Invagination de l'intestin grêle ; — adhérences faciles à rompre.	Bellamy.	Guérison rapide.		*British Medical Journal*, 1879.

II. — Laparotomies pour obstructions diverses autres que l'Invagination.

N° D'ORDRE	AGE ET SEXE	OPÉRATEUR / INDICATION BIBLIOGRAPHIQUE	NATURE DE LA LÉSION	DURÉE de L'OCCLUSION avant L'OPÉRATION	RÉSULTAT — M. — G.	PROCÉDÉ OPÉRATOIRE (LIGNE BLANCHE OU NON)	QUEL ÉTAIT L'ÉTAT DU PÉRITOINE et DE L'INTESTIN?	AVAIT-ON FAIT UN DIAGNOSTIC?	REMARQUES
24	Femme, 72 ans	Adelmann. *Prag. Vierteljahrschrift*, Bd LXXVIII, S. 42, n° 13.	Hernie de l'intestin à travers une fente du rectum.	16 heures.	Mort 6 heures après.				Mentionné, avec les indications ci-contre, dans le tableau d'Adelmann.
25	Homme, 27 ans.	Le même. *Ibid.*	Réduction en masse d'une hernie.	11 jours.	Mort 20 heures après.	Section parallèle à l'arcade de Fallope à droite.		Oui.	
26	Homme, 16 ans.	Anderson. *Med. Times and Gazette,* 1858, vol. II, p. 45.	Etranglement par une bride.	Plusieurs jours.	Mort 12 heures après.		Rouge brun œdématié.	Non.	Section de la bride.
27	Homme, 55 ans.	Annandale. *Edinburg. Med. Journal,* vol. XVI, 1871, p. 700.	Etranglement par une bride.	4 jours.	Mort dans les 24 heures.	Incision sur la ligne médiane.	Pas de trace de péritonite.	Etranglement interne.	L'opéré était extrêmement bas avant l'opération. Il continua à s'affaiblir et mourut sans avoir eu de vomissements.
28	Femme, 56 ans.	Avery. *Trans. path. Society London,* vol. II, p. 62.	Rétrécissement du côlon.	7 jours.	Mort.	Incision oblique en haut et en dedans vers l'ombilic, commençant un peu au-dessus du milieu du ligament de Poupart.	Pas de péritonite.	Obstruction vers la fin de l'iléon peut-être par bride.	*Anus contre nature* à l'angle inférieur de l'incision. Rétrécissement par épaississement solide des tuniques de l'intestin.
29	Homme, 22 ans.	Berndt. Adelmann, *Prag. Vierteljahrschrift,* Bd 78, n° 10, p. 42.	Volvulus (?)	7 jours.	Guérison en 26 jours.				
30	Homme, 30 ans.	Billroth. *Archiv. für kl. Chirurg,* (Langenbeck), B. 4. S. 485.	Torsion du cæcum et de 3 pieds d'intestin grêle.	30 heures.	Mort 6 heures après.	Incision sur le canal inguinal, prolongée en haut, longue de trois pouces.	Rien au péritoine. Intestin énormément distendu.	Etranglement herniaire.	L'obstacle ne put être levé. L'opération fut abandonnée après ponction du cæcum.
31	Homme, 40 ans.	Borelli. Whitall. *in New York Med. J. Aug.,* 1873. n° 20, et *Gaz. méd. de Paris,* 1855, t. X, p. 756.	Etranglement sur un collet de hernie interne.	7 jours.	Guérison.	Large incision transversale à 10 centimètres au-dessus de la fosse iliaque gauche.		Etranglement interne.	Le malade portait depuis son enfance une hernie inguinale gauche, qui n'était pour rien dans l'étranglement; excision de l'anneau.

N° D'ORDRE	AGE ET SEXE	OPÉRATEUR / INDICATION BIBLIOGRAPHIQUE	NATURE DE LA LÉSION	DURÉE de L'OCCLUSION avant L'OPÉRATION	RÉSULTAT M. — G.	PROCÉDÉ OPÉRATOIRE (LIGNE BLANCHE OU NON)	QUEL ÉTAIT L'ÉTAT DU PÉRITOINE et DE L'INTESTIN?	AVAIT-ON FAIT UN DIAGNOSTIC?	REMARQUES
32	Femme adulte.	Brodie. *Lancet*, vol. XII, 1827, p. 502.	Hernie à travers une fente du rectum.		Mort.	Ligne blanche.	Péritoine et intestin congestionnés.		
33	Homme, 31 ans.	Bryant. *Med. chir. Transact.*, vol. I, 1867, p. 65.	Etranglement par une bride.	Plusieurs jours.	Guérison.	Incision latérale au niveau d'une hernie existant à ce niveau.	Rouge, œdematié.	Etranglement interne.	La hernie avait été, à bon droit, considérée comme innocente de l'étranglement; — section de la bride.
34	Femme, 29 ans.	Buchanan. *Lancet*, 1871, vol. I, p. 776.	Obstruction de nature inconnue.		Guérison.	Ligne blanche; incision de 4 pouces à partir de l'ombilic.		Etranglement interne.	On ne trouve pas d'obstacle; le ventre est refermé.
35		Canton. *London Med. Gazett.*, vol. XII, p. 78.	Etranglement interne		Mort.				
36	Femme, 60 ans.	Coulson. *Lancet*, 1863, vol. II, p. 303.	Hernie obturatrice.		Mort.	Ligne blanche.	Congestionné.	Péritonite d'abord. Obstruction depuis la partie médiane de l'iléon.	L'intestin a été dégagé par le chirurgien, du trou obturateur; l'iléon paraît congestionné.
37	Homme. 33 ans.	Curling. *Lancet*, 1850, vol. II, p. 81.	Etranglement persistant après herniotomie, bride intérieure.		Mort.	Incision au niveau du cordon spermatique, section des muscles abdominaux pour se faire du jour.	Péritonite généralisée.	Etranglement interne.	Section d'une bride intérieure.
38	Homme. ?	Depaul. Thèse de Delaporte, Paris, 1872, et Thèse de Mony, Paris, 1869.	Etranglement par une bride très étendue et très solide.	4 ou 5 jours au moins.	Mort 6 heures après.	Incision verticale du pli de l'aine, à 5 ou 6 centimètres au-dessous et à gauche de l'ombilic.	Péritonite.	Etranglement interne.	Les brides fixaient l'intestin grêle à la moitié gauche de la base du sacrum; — à l'autopsie: péritonite; — la bride part du mésentère et est étendue jusqu'au bord droit de la fin de l'S iliaque; — anus artificiel.
39	Homme. ?	Dieffenbach. *Operative Chirurgie*, 1848, vol. II, p. 439.	Etranglement par réduction en masse.		Mort 14 jours après.	Incision au flanc gauche.	Congestionnés.	Réduction en masse.	Libération de la hernie; — mort 14 jours après, de fièvre gastrique nerveuse.

N° D'ORDRE	AGE ET SEXE	OPÉRATEUR — INDICATION BIBLIOGRAPHIQUE	NATURE DE LA LÉSION	DURÉE de L'OCCLUSION avant L'OPÉRATION	RÉSULTAT — M. — G.	PROCÉDÉ OPÉRATOIRE (LIGNE BLANCHE OU NON)	QUEL ÉTAIT L'ÉTAT DU PÉRITOINE et DE L'INTESTIN?	AVAIT-ON FAIT UN DIAGNOSTIC?	REMARQUES
40	Homme, 11 ans.	**Druitt.** *Med. chir. Transact.*, v. XXXI, 1848, p. 245.	Etranglement par une bride.	3 jours.	Mort quelques heures après.	Ligne blanche; incision de 2 pouces entre l'ombilic et le pubis.	Congestionné.		On trouva, à la partie supérieure de la cavité péritonéale, une assez grande quantité de matières fécales provenant d'une perforation de l'intestin.
41	Homme, 57 ans.	**Dupuytren.** *Leçons orales*, 2e édition, t. III, p. 650. Thèse de Maunoury, 1819.	Id.		Mort 12 heures après.	Ligne blanche.	Poches purulentes au niveau du cæcum très distendu.	Obstacle mécanique.	Il y avait, au niveau de la fosse iliaque droite, de la douleur, de l'empâtement et de la fluctuation profonde.
42	Homme, 52 ans.	**Erichsen.** *Lancet*, 1880, vol. 1, p. 108.	Volvulus.		Mort 10 heures après.	Ligne blanche; incision partant à 1 pouce de l'ombilic et s'arrêtant à 1 pouce du pubis.	Côlon transverse et cæcum très distendu.	Étranglement	
43	Homme, 12 ans.	**Fergusson.** *Med. Times and Gaz.*, 1862, vol. II, p. 435.	Volvulus		Mort 4 heures après.	Ligne blanche; incision de 6 pouces partant à 3 pouces au-dessus de l'ombilic.	L'intestin rouge et granuleux.	Obstruction mécanique.	Après l'ouverture de la paroi abdominale, il s'échappe une grande quantité de sérosité; le volvulus fut défait facilement.
44		**Fergusson.** *Syst. of practical Surgery*, 1870, p. 651.	Adhérence de l'iléon à l'utérus.		Mort.				
45	Femme, 40 ans.	**Fischer.** *Bad. Mittheilungen*, 1860, n° 9.	Etranglement par bride péritonéale.	4 jours.	Guérison.				Section de la bride.
46	Homme, 42 ans.	**Gay.** *Transact. path. Society London*, vol. III, p. 101, 1851.	Etranglement par appendice vermiforme et bride.	5 ou 6 jours.	Mort 12 ou 15 jours après.	Incision sur la ligne blanche.	Intestin grêle très enflammé, de couleur brunâtre.	Obstruction de la partie inférieure de l'iléon.	L'étranglement avait été parfaitement levé.
47		**Gross.** *Syst. of Surgery*, 1872, vol. II, p. 677 (note de l'opérateur).	Volvulus		Mort.				
48		**Gross.** *Syst. of Surgery*, 1872, vol. II, p. 677.	Volvulus (?)		Mort.				

N° d'ordre	AGE ET SEXE	OPÉRATEUR — INDICATION BIBLIOGRAPHIQUE	NATURE DE LA LÉSION	DURÉE de L'OCCLUSION avant L'OPÉRATION	RÉSULTAT M. — G.	PROCÉDÉ OPÉRATOIRE (LIGNE BLANCHE OU NON)	QUEL ÉTAIT L'ÉTAT DU PÉRITOINE et DE L'INTESTIN?	AVAIT-ON FAIT UN DIAGNOSTIC?	REMARQUES
49	Femme, 48 ans.	Hamilton. *Med. Times and Gazette*, 1864, vol. I, p. 88.	Squirrhe du côlon.		Mort.	Ligne blanche ; incision depuis l'ombilic jusqu'au pubis.	Intestin envahi par un squirrhe. Péritonite au niveau de la tumeur.	Obstruction intestinale de nature inconnue.	Un anus artificiel est pratiqué.
50	Homme, 21 ans.	Hancock. *London Med. Gazett.*, vol. XII (N. S.), p. 77.	Étranglement par une bride	7 jours.	Mort quelques heures après.	Incision transversale de l'épine iliaque antéro-supérieure vers l'anneau inguinal externe.	Intestin congestionné.		Le malade portait depuis longtemps une hernie inguinale droite. — Section de la bride.
51	Homme, 20 ans.	Hilton. *Medical and Surgical Transact.*, vol. XXX, 1847, p. 51.	Étranglement de l'intestin par une autre portion de l'intestin et des adhérences anciennes formant, ensemble, un anneau étroit.		Mort 9 heures après.	Longue incision sur la ligne blanche.	6 à 7 pouces d'intestin grêle seulement congestionné.	Etranglement	Réduction.
52	Femme, 36 ans.	Hilton. *Medical and Surgical Transact.*, vol. XXXI, 1848, p. 323.	Hernie obturatrice.	11 jours.	Mort.	Ligne médiane, de l'ombilic au pubis.	Les circonvolutions de l'intestin sont déjà couvertes de fausses membranes. Réduction.	Etranglement interne.	On avait supposé que l'obstacle au cours des matières devait exister vers l'intestin grêle parce que le côlon pouvait loger trois pintes de liquide sans difficulté et que les accidents étaient survenus d'une manière très rapide. — Péritonite à l'autopsie, pas de lésion intestinale.
53	Homme, 14 ans.	Hilton. *Association medical Journal*, 12 mai 1854, p. 406.	Étranglement dans un orifice anormal du mésentère.	6 jours.	Mort 12 heures après.	Ligne médiane; incision de 3 pouces.	6 à 8 pouces de jejunum distendu, congestionné.	Etranglement	Réduction.
54	Homme, 50 ans.	Hoeeg. *Sandifort, thesaur. dissert.*, vol. III, p. 87.	Volvulus (?)	6 jours,	Mort peu après l'opération	Incision parallèle au ligament de Fallope, à partir de l'épine iliaque antérieure et supérieure.	Perforation ; le péritoine contient des fèces et du mercure.	Volvulus.	
55	Adulte.	Holmes. *Surgical treatment of Children diseases*, 2e édition, p. 570.	Étranglement par une bride.	Depuis longtemps.	Mort.	Incision sur la tumeur.	Perforation de l'intestin au moment où l'opérateur va sectionner la bride.		

N° D'ORDRE	ÂGE ET SEXE	OPÉRATEUR / INDICATION BIBLIOGRAPHIQUE	NATURE DE LA LÉSION	DURÉE de l'occlusion avant l'opération	RÉSULTAT — M. — G.	PROCÉDÉ OPÉRATOIRE (LIGNE BLANCHE OU NON)	QUEL ÉTAIT L'ÉTAT DU PÉRITOINE et DE L'INTESTIN?	AVAIT-ON FAIT UN DIAGNOSTIC?	REMARQUES
56	Homme, 32 ans.	Hulke. *Medic. Times and Gazette*, 1872, vol. II, p. 482.	Étranglement par une bride.		Mort.	Ligne blanche.	L'intestin grêle formait une masse compacte. (Adhérences).	Étranglement	
57	Femme, 22 ans.	Jones. *Medic. Times and Gazett.*, 1864, vol. II, p. 182.	Étranglement persistant après herniotomie.		Mort.	Ligne blanche; incision depuis l'ombilic jusqu'au pubis.	L'iléon enflammé et verdâtre.		
58	Homme, 53 ans.	Lorquet. *Gazette des Hôpitaux*, 1861, p. 59.	Étranglement succédant à la réduction d'une hernie ancienne.	16 jours.	Guérison rapide.	Incision parallèle au ligament de Fallope.		Étranglement par collet d'un ancien sac herniaire.	Réduction difficile à cause du ballonnement de l'intestin.
59	Femme, 56 ans.	Lawson. *Medic. Times and Gazette*, 1861, vol, I, p. 675.	Constriction par masse squirrheuse.	4 semaines	Mort.	Ligne blanche; incision depuis l'ombilic jusqu'au pubis.	L'intestin formait une masse à la jonction de l'iléon et du cœcum. Inflammation de l'intestin grêle.	Obstruction mécanique de nature inconnue siégeant à la fin de l'intestin grêle ou dans le côlon.	L'opérateur se proposait de rechercher l'obstacle et de l'enlever si c'était possible; — l'obstacle se trouvant dans l'intestin même, il ferma le ventre sans plus tarder. — Pas d'anus artificiel.
60		Leopold. *Wurtemberg Correspondenz Blatt.*, 1857, n° 23.	Étranglement après réduction d'une hernie.		Guérison.				
61	Homme, 41 ans.	Luke. *Transact. path. Societ. London*, vol. II, p. 218.	Rétrécissement du côlon.	9 jours.	Mort.	Incision exploratrice dans la fosse iliaque gauche; anus artificiel.		Par l'exploration avec la sonde à cause de la douleur et des autres signes on pense que l'obstruction siégeait à l'extrémité du côlon.	Autopsie : L'étranglement (induration annulaire) siégeait dans l'S du côlon et occupait environ 5 pouces de l'intestin.
62	Homme, 17 ans.	Manlove. *Boston med. and Surg. Journal*, vol. XXXII, 1845, p. 492.	Étranglement probablement par anciennes adhérences.	12 ou 15 jours.	Guérison.	Ligne blanche.	L'intestin formait une masse compacte.	Étranglement interne.	L'intestin fut piqué par mégarde; on ne chercha pas davantage la cause de l'obstruction; un anus artificiel fut établi. — A partir du 17e jour, les matières reprirent leur cours naturel. — Guéris.

N° d'ordre	AGE ET SEXE	OPÉRATEUR INDICATION BIBLIOGRAPHIQUE	NATURE DE LA LÉSION	DURÉE de L'OCCLUSION avant L'OPÉRATION	RÉSULTAT M. — G.	PROCÉDÉ OPÉRATOIRE (LIGNE BLANCHE OU NON)	QUEL ÉTAIT L'ÉTAT DU PÉRITOINE et DE L'INTESTIN?	AVAIT-ON FAIT UN DIAGNOSTIC?	REMARQUES
63	Homme, 25 ans.	**Marcucci.** *British med. J.*, 23 mars 1872, vol. I, p. 314.	Etranglement par une bride.	3 jours.	Guérison.	Herniotomie au niveau du ligament crural.	L'intestin étranglé était rouge.	Etranglement interne.	Le malade était atteint de hernie inguinale double. — Section de la bride.
64	Femme, 25 ans.	**Monod.** Ducros, *Archives générales de médecine*, 1838, t. II, p. 435.	Squirrhe de la fosse iliaque droite.	3 à 4 semaines.	Mort 48 heures après.	Ligne blanche entérotomie secondaire.		Non.	L'anse fixée par un fil passé dans le mésentère était rentrée dans l'abdomen, on a pu la retrouver et la fixer plus solidement.
65	Femme, 70 ans.	**Pagenstecher.** *Archiv. für Klin. Chir. Langenbeck*, vol. II, p. 318.	Obstruction par le vésicule biliaire distendu.	1 jour.	Guérison.	Incision verticale perpendiculaire au milieu de l'arcade de Fallope.	Léger épanchement séreux trouble dans le péritoine; celui-ci est congestionné.	Etranglement herniaire.	Simple ponction. — Guérison 3 semaines après. — La vésicule biliaire fixée au bord de la plaie est vidée par ponction.
66	Homme, 30 ans.	**Parise.** Thèse de Patoir, Paris, 1869, p. 11.	Etranglement par un diverticulum.	Plusieurs jours.	Mort 2 jours après.	Parallèle à l'arcade de Fallope à gauche.	Péritonite commencée, épanchement intra-abdominal, gangrène du diverticule.	Non. Diagnostiqué intestin grêle.	La péritonite seule avait entraîné la mort.
67	Homme, 60 ans.	**Pauli.** *Baierische Correspondanz blatt.*, 1849, n° 39; (Adelmann).	Etranglement par l'épiploon.		Mort.			Non. Etranglement interne simplement.	
68	Homme, 50 ans.	**Phillips.** *London medical Gazette*, vol. XIII, nouv. série, p. 233.	Iléus chronique (?)		Mort le surlendemain.	Incision sur l'ombilic.	L'épiploon était réuni en boule serrée. Il ne put être réintégré dans l'abdomen et fut laissé à l'extérieur.		L'intestin grêle rétracté à une distance d'environ 4 pieds du duodénum. Une simple injection d'eau lui rendit son calibre normal.
69	Femme, âge moyen.	**Pirogoff.** Cité par Adelmann, p. 44, n° 21.	Pseudo-ligament étendu de la trompe de Fallope à l'intestin grêle.	8 jours.	Mort en 10 heures.			On avait pensé à une invagination ou à une hernie int.	Section: Adelmann n'a pas pu retrouver la source exacte de cette indication.
70	Femme, 63 ans.	**Prieger.** Cité par Adelmann, p. 44, n° 23.	Symptômes d'étranglement après réduction d'une hernie crurale.	13 heures.	Guérison.			Fait.	
71	Homme, 30 ans.	**Reali.** *Raccoglitore medico*, 1848, Aug. — *Gazette médicale de Paris*, 1849.	Volvulus.	5 à 6 jours.	Guérison après 4 1/2 semaines.	Incision sur la ligne blanche.	Intestin sain. Adhérence.	Volvulus soupçonné (?)	Il fallut couper l'intestin en plusieurs endroits pour arriver à défaire le nœud.

N° D'ORDRE	AGE ET SEXE	OPÉRATEUR / INDICATION BIBLIOGRAPHIQUE	NATURE DE LA LÉSION	DURÉE de L'OCCLUSION avant L'OPÉRATION	RÉSULTAT — M. — G.	PROCÉDÉ OPÉRATOIRE (LIGNE BLANCHE OU NON)	QUEL ÉTAIT L'ÉTAT DU PÉRITOINE et DE L'INTESTIN?	AVAIT-ON FAIT UN DIAGNOSTIC?	REMARQUES
72	Homme.	Reali. *Gazette médicale*, juillet 1851.	Morceau de bois dans le rectum.	9 jours.	Guérison.	Incision de la paroi abdominale sur le côté gauche.	Sains.	Oui.	Le morceau de bois, pieu de 16 c. de long avec un diam. de 3 c. à la base, fut retiré par une incision au côlon descendant. Suture de l'intestin par le procédé de Jobert. Quelques phénom. de péritonite les premiers jours.
73		Renauld. Maitre en chir., à Joinville (Champag.). *Mém. de l'Acad. roy. de chirurgie.*	Etranglement persistant après une herniotomie.		Guérison.				
74	Homme, 28 ans.	Reybard. *Bull. de l'Acad. de médecine*, t. IX, p. 1031, 1843-1844.	Cancer de l'S iliaque du côlon.		Guérison.	Incision sur le côté gauche de l'abdomen.		On avait diagnostiqué un cancer de l'S iliaque.	Excision de la tumeur ; sut. des deux bouts de l'intestin. — La mort est arrivée au bout de 10 mois 1/2 par récidive du cancer dans la fosse iliaque.
75	Homme, 59 ans.	Ritter. *Med. Zeitung Russlands*, 1860, Bd XVII, S.118.	Volvulus.	9 jours.	Mort 6 heures après.			Non.	
76		Tessier. *British american Journal*, vol. 1, 1860, p. 251.	Etranglement par une bride.		Mort.				
77	Homme, 26 ans.	White. *Hufelands Journal*, 1811, février, S. 124.	Tasse à thé dans l'iléon.	30 jours.	Guérison.	Incis. de 3 pouces parallèle à l'artère épigastrique.	Sains.		Extraction sans accident. Entérorrhaphie.
78		Wood. *Western Lancet*, vol. XIV, p. 720.	Etranglem. persist. après la réduct. d'une hernie.		Guérison.				
79	Homme, 38 ans.	Monro (Grand'père), *Jaeger, Ueber Darmsteine der Menschen und Thiere*, Berlin, 1838, S. 30. Adelmann, loco citato, p. 42.	Obstruction par conorétion intestinale.		Mort 24 heures après.	?	?	?	
80	Homme, 28 ans.	Blancard. *Mém. de l'Ac. roy. de chir.*, t. IV, p. 337, édit. 1819.	Hernie étranglée.		Guérison.	Incision au-dessus du pli de l'aine.		On avait diagnostiqué une hernie.	Réduction d'une hernie interne par la parotomie.

N° D'ORDRE	AGE ET SEXE	OPÉRATEURS	NATURE DE LA LÉSION	ÉPOQUE de la maladie à laquelle l'opération a été faite.	RÉSULTATS	REMARQUES	SOURCES BIBLIOGRAPHIQUES
81	10 ans.	Berkeley-Hill.	Étranglement par bride.	7e jour.	Mort 5 heures après l'opération.	L'opération fut faite trop tard. Section de la bride.	The Lancet, 1876, t. I, p. 773.
82	Femme, 30 ans.	Johnston.	Occlusion au milieu du côlon transverse.	60e jour.	Guérison.	On fit la gastro-entérotomie.	The Dublin Journal of medic. Sciences, 1876, t. II, p. 149.
83	Homme, 53 ans.	Cowel.	Étranglement par bride.	6e jour.	Mort quelques heures après l'opération.	L'opération fut faite trop tard. Section de la bride.	Med. Times and Gaz., 1876, t. II, p. 651.
84	Femme,	Tempesti.	Étranglement par l'appendice vermiculaire.	13e jour.	Mort 6 heures après l'opération.	?	Lo Sperimentale, 1872.
85	Homme, 21 ans.	Pieri.	Étranglement dans un orifice du grand épiploon.	8e jour.	Guérison.	?	Lo Sperimentale, 1872.
86	Femme, 65 ans.	Duplay.	Étranglement par bride.	16e jour.	Mort 18h. après l'op.	L'opération fut faite trop tard.	A. Bulteau (thèse de Paris), 1878, p. 102.
87	Homme, 22 ans.	Cruveilhier.	Étranglement par un diverticulum de l'intestin.	4e jour.	Mort 7 heures après l'opération.	On ne reconnut pas un diverticulum large qui étranglait l'intestin. Anus contre nature.	Bull. Soc. Chirurg. de Paris, 1872.
88	Homme, 63 ans.	Terrier.	Hernie ventrale.	8e jour.	Guérison.		Bull. Soc. Chirurg. de Paris, 1878.
89	?	Carlo Cantalmessa.	Volvulus.	13e jour.	Mort.	L'opération fut faite trop tard.	Il Raccoglitore med., p. 411, XXXVIII, mai 1878.
90	Homme, 28 ans.	Cazin (de Boulogne-sur-Mer).	Étranglement diverticulaire de l'iléon.	2e jour.	Guérison.	Section du diverticulum.	Inédite ; insérée dans un mémoire sur la gastrotomie lu à l'Académie de médecine de Paris le 11 décembre 1877.

No d'ordre	AGE ET SEXE	OPÉRATEURS	NATURE DE LA LÉSION	ÉPOQUE de la maladie à laquelle l'opération a été faite.	RÉSULTATS	REMARQUES	SOURCES BIBLIOGRAPHIQUES
91	Femme.	Péan.	Accidents d'occlusion.		Guérison.	On ne trouva pas d'obstacle. Une anse d'intestin fut fixée entre les lèvres de la plaie abdominale, et on fit un anus artificiel qui se ferma plus tard.	Annoncée comme inédite par Bulteau ; Mention brève in *Diagnostic et Traité des tumeurs de l'intestin et du bassin*, Paris, 1880. p. 627.
92	Homme, 35 ans.	Studsgaart.	Corps étrangers dans l'S iliaque.	2e jour.	Guérison.	L'incision fut faite sur la ligne médiane. L'S iliaque fut incisée longitudinalement, puis suturé par la méthode de Lembert.	*Bull. Soc. Chir.*, Paris, 1878.
93	Homme, 17 ans.	Cripps.	Étranglement de l'iléon par une bride fibreuse.	8e jour.	Mort.	Incision de la bride bien faite pendant l'opération.	*Clinical Society of London*, 24 may 1878, and in *The British medical Journal*, 29 juin 1878.
94	Homme, 40 ans.	Pridgin Teale.	Cancer de l'S iliaque.	30e jour.	Guérison.	Le siège de l'obstacle était inconnu. On fit la gastrotomie sur la ligne médiane. On s'aperçut alors qu'il y avait un cancer de l'S iliaque. On sutura la plaie abdominale et l'on fit l'opération d'Amussat, qui eut un plein succès.	*The Lancet*, 1875 ; thèse de Bulteau, Paris, 1878, p. 105.
95	Homme, 20 ans.	Dr Lediard.	Étranglement par bride épiploïque.	6e jour.	Mort 34 heures après l'opération.	Incision sur la ligne médiane. Section de la bride qui adhérait à l'intestin, qu'elle étranglait.	*Lancet*, 1878, t. II, p. 153.
96	Femme, 38 ans.	Hermann Kraussold, (Francfort-s-Mein).	Hernie obturatrice ou brides péritonéales formant un trou. Ce dernier mode d'étranglement est le plus probable.	5e jour.	Mort 7 j. 1/2 après l'opération, de phthisie aiguë.	Les adhérences allaient de l'utérus et des ligaments larges aux parties voisines. La hernie obturatrice n'était pas étranglée.	*Central Blatt der Chirur.*, 1878, no 44.
97	Femme, 28 ans.	Stamer O'Grady.	Étranglement par adhérence à un néoplasme péri-utérin.	6e jour.	Mort.	Adhérences bien détachées.	*British. med. Journal*, 1878, t. I, p. 525.
98	Femme.	Thomas Bryant.	Obstruction intestinale aiguë. Calcul biliaire dans l'intestin grêle.	72 heures après.	Mort 8 heures après l'opération.	L'opération permit de constater l'existence d'une péritonite très avancée, cause de la mort.	*British. med. Journal*, 1879.
99	Homme, 65 ans.	Annandale.	Hernie étranglée réduite en masse.		Mort 10 jours après l'opération.	L'opération permit de sectionner le collet du sac herniaire. Elle fut faite trop tard.	*Edinburgh med. Journal*, 1879, p. 679.

No d'ordre	AGE ET SEXE	OPÉRATEURS	NATURE DE LA LÉSION	ÉPOQUE de la maladie à laquelle l'opération a été faite.
100	Femme, 40 ans.	Howard Marsh.	Rétrécissement de l'S iliaque de nature maligne.	
101	Homme, 65 ans.	W. Spencer.	Étranglement intestinal par torsion de l'S iliaque.	8e jour.
102	Femme, 63 ans.	Owen.	Réduction en masse d'une hernie étranglée.	
103	Homme, 76 ans.	H. Albanèse.	Occlusion intestinale à la suite d'entéro-péritonite traumatique.	7e jour.
104	Homme, 23 ans.	Lawson.	Obstruction intestinale à début brusque, de cause indéterminés.	4e jour.
105	Femme, 48 ans.	Julliard (de Genève).	Kyste ovarique. Étranglement interne par des adhérences péritonéales épaisses.	7e jour de l'étrangl.
106	Femme, 21 ans.	Terrier.	Étranglement interne par bride.	3e jour.
107	Femme, 80 ans.	Lucas-Championnière.	Étranglement par bride épiploïque.	4e jour.
108	Homme, 29 ans.	Polaillon.	Étranglement par bride.	

RÉSULTATS	REMARQUES	SOURCES BIBLIOGRAPHIQUES
Guérison.	Les symptômes d'obstruction se sont montrés d'une façon soudaine. On fit un anus artificiel en suturant l'intestin au-dessus du rétrécissement, aux bords de la plaie, qui occupait la région de la ligne blanche.	Lancet, 1879, t. 1, p. 303.
Mort le lendemain de l'opération.	On fut obligé d'interrompre l'opération, vu l'état inquiétant du malade.	Medic. Times and Gazette, 1879, t. II, p, 34.
Guérison.	Section du collet du sac qui était l'agent de l'étranglement.	Edinburgh medic. Journal, 1879.
Guérison.	Issue de pus à l'incision du ventre. Ponction dans l'intestin, distendu par les gaz. Intestin rétréci sur une longueur de 6 cent., par des adhérences dans lesquelles il est compris.	Gazette clinique de Palerme, 1878: in Berliner Klinische Wochenschrift, 1879.
Guérison.	Gastro-entérotomie. Le malade sort guéri. Dans quelque temps, la colotomie pourra devenir nécessaire, par suite d'une nouvelle obstruction.	Soc. clinique de Londres, British. medic. Journal, 1879, t. I, p. 83.
Guérison.	Le kyste ovarique n'est pour rien dans l'étranglement. On avait décidé l'ovariotomie, lorsque apparurent les signes d'étranglement. On enleva d'abord le kyste, puis on parvint sur le siège même de l'étranglement.	Bullet. Soc. Chirurgie de Paris, t. V, n° 7, 5 août 1879, p. 627.
Guérison.	La bride s'étendait du ligament large droit à la partie postérieure de l'excavation pelvienne. La bride se rompit sous l'influence des tractions qu'on lui fit subir pour l'attirer au dehors et la sectionner.	Bullet. Soc. Chirurgie, t. V, n° 7, p. 564.
Mort quelques heures après l'opération.	L'opération fut faite beaucoup trop tard. L'intestin était profondément altéré.	Bull. Soc. Chirurgie. séance du 16 juillet 1879, p. 645.
Guérison.	Le malade portait une hernie inguinale intrapariétale qu'on crut d'abord être le siège de l'étranglement.	Bull. Soc. Chirurgie, séance du 16 juillet, t. V. n° 7, 1879, p. 632.

N° d'ordre.	AGE et SEXE	OPÉRATEURS	NATURE DE LA LÉSION	ÉPOQUE de la maladie à laquelle l'opération a été faite.	RÉSULTATS	REMARQUES	SOURCES BIBLIOGRAPHIQUES
109	Femme, 26 ans.	Polaillon.	Étranglement interne par mécanisme impossible à reconnaître, même à l'autopsie.	4e jour.	Mort 5 jours après l'opération.	Intestin gangrené et perforé au voisinage du cæcum.	*Bull. Soc. Chir.*, 16 juillet 1879, t. V, n° 7, p. 632.
110	Homme, 37 ans.	J. Boeckel (de Strasbourg).	Occlusion intestinale par bride épiploïque.	6e jour.	Guérison.	Bride verticale longue de 10 centim., adhérant à droite et en bas à la portion terminale infér. du mésentère.	Inédite. Communiquée prochainement à la Soc. de Chirurgie de Paris.
111	Homme, 45 ans.	Verneuil.	Obstruction par un cylindre en bois de mérisier introduit dans le rectum.	10e jour.	Guérison.	La laparotomie servit, dans ce cas, à mobiliser le corps étranger, à le pousser de haut en bas. L'extraction eut lieu par l'anus, après avoir nécessité la rectotomie linéaire.	*Bullet. Soc. Chir.*; séance du 5 mai 1880, t. VI, p. 281.
112	Femme, 30 ans.	Verneuil.	Étranglement par bride épiploïque.	4e jour.	Mort quelques heures après l'opération, le 31 mai 1880.	Ne pouvant affirmer que la bride fût l'agent de l'étranglement, on pratiqua un anus contre nature. L'opération ne procura à la malade aucun soulagement.	Inédite.
113	Femme, 58 ans.	Decker (de Bex).	Obstruction intestinale par un cancer de la valvule de Bauhin.	Un mois après une deuxième aggravation de la maladie.	Guérison de l'opération. 5 semaines après l'opérat. mort d'inanition.	Le diagnostic de la cause fut des plus incertains, et ce ne fut que sur les instances de la patiente que le Dr Decker fit la laparotomie. Incision de 12 centimètres ; examen de la tumeur qui en démontra la nature cancéreuse ; l'établissement d'un anus artificiel fut rejeté, vu la nature du mal. Suture du péritoine au catgut ; des lèvres cutanées avec fils métalliques. Pansement Lister. Guérison du traumatisme chirurgical comme une simple plaie.	*Bulletin de la Société médic. de la Suisse romande*, mai 1880.
114	Femme, 40 ans.	Kocher (de Berne).	Hernie double, dont l'une était étranglée et avait été réduite en masse.	2e jour.	Guérison.	Après ouverture du premier sac herniaire, ouverture d'un second qui contient une grande anse d'intestin gangrenée. Résection de 42 cent. d'intestin. Suture Lembert. Guérison sans anus artificiel, sans fièvre, sans symptôme inquiétant.	*Bulletin de la Société médic. de la Suisse romande*, avril 1880.
115	Femme, 22 ans.	Kœberlé.	Rétroversion irréductible de la matrice ; constipation opiniâtre suivie d'iléus.		Guérison complète le 24e jour après l'opérat.	On profita de l'ouverture du ventre faite dans le but de remédier à l'iléus pour fixer la matrice d'une manière permanente à la paroi abdominale.	*Bull. Soc. Chirurgie*, 1877, p. 64 ; in *Revue Sciences médicales*, t. X, 1877.
116	Homme, 70 ans.	Guyon.	Épithélioma cylindrique de l'S iliaque.	28e jour.	Mort 4 h. 1/2 après.	Résection de l'S iliaque sur une longueur de 6 cent. et suture des deux bouts de l'intestin ainsi sectionné. L'opération eut lieu le 23 novembre 1879.	Observation inédite.

No d'ordre	AGE et SEXE	OPÉRATEURS	NATURE DE LA LÉSION	ÉPOQUE de la maladie à laquelle l'opération a été faite.	RÉSULTATS	REMARQUES	SOURCES BIBLIOGRAPHIQUES
117	Homme, 60 ans.	Albutt.			Mort 4 heures après l'opérat.		*British med. Journal,* 1879, t. I, p. 808.
118	Homme, 46 ans.	Albutt.	Symptômes d'obstruction. Brides unissant les circonvolutions intestinales.		Guérison.	Incision sur la ligne blanche. Des adhérences brident en deux endroits l'S iliaque. Mort quelques jours après d'hémorrhagie pulmonaire survenue pendant un effort de toux (phthisique).	*Brit. med. Journal,* 1878, t. I, p. 808.
119	Homme.	Maunder.	Obstruction tenant à un volvulus.		Mort 7 h. après.	Incision dans la fosse iliaque droite ; une bride fibreuse est déchirée ; il y avait encore un volvulus qui ne fut découvert qu'à l'autopsie. Le malade avait été opéré 5 ans auparavant d'une hernie étranglée.	*Medical Presse and Circular* n° 17, 1867, et *Gazette hebdomad.,* 1867, p. 415.
120	Homme.	Gussenbauer.	Obstruction par tumeur reconnue au moyen de l'exploration rectale.		Mort 15 h. après.	La tumeur siégeait sur le gros intestin qui fut réséqué sur une longueur de 4 pouces. Elle adhérait à l'intestin grêle et au mésentère. On l'a détachée facilement du dernier, mais on ouvrit l'intestin dans cette manœuvre. Il fut refermé avec trois fils de catgut. Suture des deux bouts du gros intestin par le procédé de Lembert.	*Berliner Klinische Wochenschrift,* 1878, 17 juin, n° 24, p. 355-356.
121		Wildt.	Torsion de l'intestin au-dessus d'une fausse membrane calcifiée adhérente à la symphyse sacro-iliaque et rétrécissant l'intestin.	5 jours.	Mort 5 h. après.	On avait enlevé l'obstacle ; rien n'explique la mort.	*Berlin. Klin. Wochenschrift,* n° 21, p. 313, 26 mai 1879 ; VIII° Congrès de la Société allemande de chir. de Berlin, 12 avril 1879.
122	Homme, 17 ans.	Wildt.	Fausses membr. infléchissant l'intest. sur une long. de 20 c.	6 jours.	Guérison.		*Ibid.*
123	Homme. 19 ans. Boulanger.	Dittel.	Enroulement de l'intestin grêle tout entier autour du mésentère.	6 jours.	Mort au bout de 8 heures.	Les accidents avaient été intenses ; les moyens médicaux échouent. De grands lavages portés dans le rectum avec la main, introduite tout entière, avaient donné une selle trois jours avant l'opération. L'intestin, extrait tout entier, est détordu. Il est impossible de le réintroduire dans la cavité abdominale ; ponction avec aspirateur insuffisante. Incision large sur l'intestin ; issue des gaz et des matières ; suture au catgut, lavage de l'anse à l'acide phénique. Réduction et suture de la paroi. Mort au bout de huit heures. On trouve, à l'autopsie, un commencement de gangrène de l'intestin. La plaie intestinale est complètement réunie.	*Volvulus, Laparotomie, mort. Stricker's Med. Jahrbücher,* Hef. II, p. 227, 1879.

N° d'ordre	AGE ET SEXE	ORÉRATEURS	NATURE DE LA LÉSION	DURÉE DE L'OBSTRUCTION
124	Homme, 74 ans.	Périer.	Petite hernie intra-abdominale dont l'orifice était probablement sur la face gauche du ligament falciforme près de l'ombilic.	7 jours.
125	Homme, 45 ans. Mécanicien	Wilkinson and Bradley.	Pincement de l'intestin au niveau de l'anneau interne du côté droit.	8 jours.

RÉSULTATS	REMARQUES	SOURCES BIBLIOGRAPHIQUES
Guérison en 15 jours.	Une hernie ombilicale pouvait donner le change. Périer admit un étranglement interne dont le siège était au voisinage de l'ombilic. Il ouvrit le sac de la hernie ombilicale, débrida l'anneau pour pouvoir introduire le doigt, et, en tâtant par là la masse intestinale, il fit sortir l'intestin du petit sac qu'il put ensuite explorer avec le bout du doigt.	*Bulletin de la Soc. de Chir. de Paris*, 1873, 3ᵉ série, t. II, p. 569.
Mort 10 heures après l'opération.	Ectopie inguinale du testicule gauche; les accidents sont très aigus dès le début. On débride, à cause de la crypte, les anneaux à gauche. Ils étaient libres. Gastrotomie sur la ligne médiane. Intestin pincé à droite sur 1/3 de sa circonférence. La mort survient brusquement après un petit vomissement fécaloïde. A l'autopsie, péritonite récente.	*The Lancet*, 1878, t. I, p. 493.

A. Résultats opératoires et thérapeutiques fournis par la laparotomie dans l'invagination.

Le but que se proposait le chirurgien n'a pas toujours été atteint par la laparotomie; il s'en faut de beaucoup. Ainsi, d'après nos relevés, sur les 23 cas de laparotomie pour invagination :

La réduction de l'intestin invaginé aurait été obtenue seulement. . . . , ... 14 fois.
Elle aurait manqué. . . . . 7 —

Dans deux observations (10 et 11) nous sommes obligés de rester dans le doute. Si l'on tient compte de cc que la réduction pourrait bien avoir été impossible dans le cas 11, et d'autre part, si l'on considère que nos observations 1 et 2, fort anciennes, sont, surtout le n° 1, un peu sujettes à caution, au moins au point de vue du diagnostic, on devra conclure que ce chiffre de 7 sur 14, est peut-être un peu trop faible pour donner la proportion réelle des insuccès opératoires.

Examen des cas où la désinvagination a été impossible.

Cette impossibilité de la réduction est rattachée aux causes suivantes :

A la grande quantité d'intestin invaginé et à la péritonite existante (obs. 22); à la perforation de l'intestin, qui, dès les premières tractions, donne un épanchement fécaloïde (obs. 21); à des lésions semblables qui obligent à former un anus contre nature (obs. 15); à l'étendue des adhérences (obs. 9); à la gangrène manifeste de la partie invaginée (obs. 8); à la rupture de l'intestin (obs. 5).

Dans l'observation 19 ce sont encore des phénomènes

du même ordre qui empêchent de terminer la désinvagination.

Tous les cas dans lesquels la désinvagination n'a pu se faire se sont terminés par la mort, malgré le soin pris par les opérateurs de laisser un passage aux matières fécales, lorsqu'il y avait rupture de l'intestin : trocart laissé dans la plaie abdominale (21), anus contre nature (15 et 8), résection de la portion d'intestin invaginée et suture des deux bouts dans les parties saines au-dessus et au-dessous de la lésion (n° 19).

Tous les opérés étaient des enfants ou des adolescents : 16 ans (obs. 8 et 22); 12 ans (5); 8 ans (21); 16 mois (15); 5 mois (19); âge indéterminé chez le n° 9 qui est simplement désigné comme un enfant.

Les symptômes aigus de l'invagination intestinale ou plutôt de l'étranglement par invagination se sont montrés probablement chez tous assez longtemps avant le moment où ils ont été opérés ; malheureusement, nos renseignements sont ici incomplets sur quelques points. Nous voyons pourtant que chez le n° 21, ils dataient de 10 jours, chez le n° 15 de 6 jours, chez le n° 22 de 5. On dit que le n° 19 était souffrant depuis un mois, mais c'est un renseignement négatif, car les phénomènes aigus ne peuvent durer aussi longtemps. Ils avaient été longs chez le n° 8. Nous n'avons pas de renseignements sur les n°ˢ 5 et 9.

En résumé, les 7 malades chez lesquels la désinvagination n'a pu être faite, étaient de tout jeunes gens ou des enfants.

Chez tous, des phénomènes d'occlusion assez aigus ou tout à fait aigus ont duré un certain nombre de jours : minimum de 5 jours chez le n° 19, âgé de 5 mois, et de 6 jours chez le n° 15 (16 mois).

La désinvagination n'a pu se faire à cause des lésions intestinales qui existaient au niveau de la partie invaginée.

Examen des cas dans lesquels la désinvagination a pu être opérée.

Les cas dans lesquels la désinvagination a pu être achevée se sont, dans une forte proportion, terminés par la guérison : 9 sur 14. C'est donc une proportion de 65 pour 100 de succès dans les opérations régulièrement menées jusqu'au bout.

Cas où le sujet a succombé. — Ils sont au nombre de cinq. Le sujet de l'observation 3 est un homme de 50 ans chez lequel l'intestin, très malmené pendant la vie, fut trouvé en partie gangrené à l'autopsie.

Dans les autres observations, il s'agit d'enfants, l'un de 5 ans 1/2 (20), les autres de 6 mois (11, 16) et de 4 mois (7). Ils avaient présenté tous les quatre depuis 5 à 6 jours, des accidents très aigus d'obstruction ; chez tous l'intestin congestionné, plus ou moins adhérent, fut un peu difficile à dégager ; la mort arriva très rapidement, par le progrès des symptômes dus à l'étranglement de la partie invaginée. L'acte opératoire ne paraît pas, d'après les observateurs, avoir influé sur la terminaison qui était fatale et imminente dans tous les cas. Trois d'entre eux sont morts au bout de 5 à 6 heures ; le plus âgé (20), a survécu 20 heures. Ce fait de quatre enfants (dont 3 âgés de 6 mois à peine) succombant sur cinq opérés, à une laparotomie pour invagination régulièrement menée jusqu'au bout, est à retenir.

Malades guéris par l'opération. — Six d'entre eux avaient dépassé la vingtième année (1, 2, 4, 6, 14, 23). Les trois autres étaient des enfants, l'un (12) avait deux ans, un autre 7 mois (13), un troisième 6 mois (18).

Trouvons-nous dans l'état de l'intestin, dans la marche des accidents, quelque fait digne d'intérêt et qui puisse nous faire soupçonner pourquoi ces trois enfants ont survécu à l'opération? Peut-être : l'enfant de 7 mois (13) était dans un état extrêmement grave au moment de l'opération; mais les accidents aigus ne duraient que depuis 12 heures. Le troisième paraît avoir été dans le même cas. Il est pris subitement de douleurs abdominales, de ténesme, d'évacuations muco-sanguinolentes. On reconnaît une invagination qui arrive auprès de l'anus. La réduction essayée par tous les moyens possibles réussit d'abord ; mais, au bout de quelques heures, l'invagination est reproduite. Les mêmes manœuvres ne réussissent plus qu'en partie. On opère alors quelques heures après le début des accidents. Chez tous les deux, le dégagement de l'intestin fut facile. Il était pourtant gonflé, rigide, ecchymosé chez le nº 18. Le premier enfant, âgé de deux ans, n'avait jamais éprouvé de phénomènes d'obstruction aiguë; pas d'étranglement dans l'invagination, par conséquent; aussi, quoique les accidents chroniques remontassent à un mois, l'intestin était-il sain et libre d'adhérences dans les parties invaginées.

Ainsi, brièveté remarquable ou absence complète des accidents aigus, voilà ce que nous trouvons chez les trois petits enfants qui ont guéri. Avons-nous quelque particularité du même ordre chez nos adultes? Les observations sont pour la plupart anciennes, peu explicites, douteuses même pour quelques-uns (obs., 1 de Bonet, 2 de Nück ou de Velse, 3 de Fuchsius). Les deux premiers malades présentaient des accidents fort aigus on ne sait depuis quand. Ceux du malade de Fuchsius sont donnés comme remontant à 10 jours.

Les accidents éprouvés par le nº 6 étaient plutôt chroniques que rapides et violents. Ils étaient absolument et uniquement chroniques chez la femme de 33 ans, guérie par Hilton Fagge et Henri Howse; ils duraient avec une grande intensité depuis 4 à 5 jours chez le n° 23.

Ces renseignements sont évidemment un peu incomplets et cependant il s'en dégage cette idée, que les accidents chez l'adulte peuvent avoir plus de durée que chez l'enfant, avant de devenir la source de graves accidents.

Tous nos adultes ont pu être désinvaginés, 7 sur 7.

Tous ceux qui ont été désinvaginés ont guéri, sauf un, soit 6 sur 7.

Pour les enfants, au contraire, de 0 à 16 ans, la désinvagination a manqué 7 fois sur 14.

Dans les 7 cas où elle a pu se faire, 4 enfants ont succombé, et ce sont ceux chez lesquels les accidents aigus d'occlusion duraient depuis plusieurs jours.

Les deux enfants sur lesquels nous n'avons pas de renseignements au point de vue opératoire ont succombé. (6 mois, n° 11, ? n° 10).

Quel est le sort ultérieur des malades opérés? — C'est un fait très remarquable, que l'absence absolue de récidive de l'invagination chez les individus guéris par la laparotomie. Sans doute, leur nombre n'est pas très grand, puisque nous n'en sommes pas encore à la dizaine; pourtant, sur neuf malades antérieurement atteints d'intussusception, que cette disposition vicieuse ne se soit pas reproduite une seule fois, nous devons en faire la remarque. Les malades, une fois remis, semblent être toujours restés en bonne santé.

B. RÉSULTATS FOURNIS PAR LES OPÉRATIONS DE LAPAROTOMIE DANS DIVERSES OBSTRUCTIONS INTESTINALES AUTRES QUE CELLES QUI RÉSULTENT DE L'INVAGINATION.

1° *Résultats opératoires*. — Les observations que nous

avons eues entre les mains nous ont fourni dans 91 cas seulement des renseignements suffisants pour que nous puissions les faire entrer en ligne de compte dans l'analyse qui suit.

Le but de l'opération a été atteint dans 67 cas; c'est-à-dire que l'obstacle a été rencontré et levé de façon à ce que les matières intestinales pussent reprendre leur cours normal.

Il a été manqué pour des causes diverses dans 24 cas.

a) Cas où le résultat opératoire a été obtenu. — Il s'agit, dans 14 cas, d'accidents tenant à des *hernies externes* réduites en masse, ou étranglées sur une bride voisine de l'anneau au moment de leur réduction.

Dans l'un d'eux (Kocher, 114), le débridement de la hernie a été suivi de la résection de 42 centimètres d'intestin gangrené; suture de l'intestin par le procédé de Lembert et réduction dans l'abdomen.

Dans les 13 autres, il a suffi de pratiquer un débridement ordinaire (cas n°s 25, 31, 37, 39, 57, 58, 60, 70, 73, 78, 80, 99, 102).

Des hernies internes ont été réduites quatre fois. Ce sont les faits 52 (Hilton) de hernie obturatrice, 88 et 124 (Terrier et Périer) de hernies ventrales et 125 (Wilkinson et Bradley) dans lequel il s'agissait d'un petit pincement de l'intestin vers l'anneau profond du canal inguinal.

Des brides, des diverticules ont été sectionnés pendant l'opération 21 fois (26, 27, 33, 45, 46, 50, 56, 63, 66, 69, 81, 83, 84, 86, 90, 93, 95, 106, 107, 108, 110). Nous trouvons *qu'on a retiré l'intestin* d'une ouverture anormale du mésentère ou de l'épiploon 4 fois (51, 53, 85, 96).

On a défait 5 fois des adhérences contractées avec les organes voisins ou rattachant les unes aux autres des anses contiguës (97, 105, 118, 121, 122). Nous n'avons pas pu nous procurer de renseignement sur le n° 44.

Les cas de volvulus et de torsion de l'intestin sont assez communs. Nous trouvons 13 faits dans lesquels une cause pareille se trouve mentionnée et paraît avoir reçu le traitement convenable (29, 30, 42, 47, 48, 54, 71, 75, 89, 101, 119, 123). Dans le dernier cité, celui de Dittel, n° 123, la réduction de la masse intestinale à l'intérieur de la cavité abdomnale fut des plus laborieuses. Il fallut inciser l'intestin pour le vider. Après avoir été bien lavé à l'acide phénique et suturé, il fut replacé dans l'abdomen.

Nous verrons que le volvulus a été plusieurs fois la cause d'embarras insurmontables pour le chirurgien.

La compression de l'intestin par l'utérus a été conjurée par Kœberlé (115), en fixant celui-ci, par un des côtés du ligament large, à la plaie abdominale.

L'ouverture d'un abcès (103), *la ponction de la vésicule biliaire* (65), faites après la laparotomie ont suffi à rétablir le cours des matières gêné par compression.

Des corps étrangers ont été extraits de l'intestin grâce à la laparotomie suivie de l'entérotomie (72, 77, 92, 98), ou simplement combinée à la propulsion du corps étranger vers l'anus (Verneuil, 111).

L'excision d'une tumeur de l'intestin suivie de la suture des deux bouts a été opérée trois fois, par Reybard (74), Gussenbauer (120) et Guyon (116).

b. — Le but de la laparotomie, c'est-à-dire l'ablation d'un obstacle, a été manqué dans plusieurs conditions.

1° Il n'y avait pas d'obstacle à enlever, du moins la marche de la maladie, ou l'examen *post-mortem*, semblent l'indiquer.

2° L'obstacle était d'une nature telle qu'il ne pouvait être levé.

3° L'obstacle aurait pu être levé ; il ne l'a pas été soit à cause de la difficulté de l'opération, soit à cause de l'état dans lequel se trouvaient l'intestin et le péritoine.

1ᵉʳ Cᴀs. — Absence d'obstacle pouvant êtrc enlevé.

Buchanan (34), ne trouvant rien qu'un épanchement séreux et trouble d'une pinte environ, referme l'abdomen ; guérison parfaite. Manlove (62), Péan (91), ouvrent un anus contre nature, après d'inutiles recherches ; guérison de l'anus au bout de peu de temps.

Dans le cas de Polaillon (109), on ne trouve pas non plus d'obstacle, mais l'intestin était perforé. A l'autopsie, il semble qu'il avait été coupé comme par une bride. Celle-ci ne fut pas découverte.

2ᵉ Cᴀs. — L'obstacle est de nature à ne pouvoir être levé.

Tous les cas de laparotomie dans lesquels on est tombé sur une tumeur de l'intestin sont loin d'être publiés. Nous avons entendu plusieurs chirurgiens rappeler des faits de ce genre. Duplay et le professeur Le Fort en ont mentionné deux au cours de la discussion à la société de chirurgie (1879, 16 juillet). Ceux que nous avons pu relever dans notre tableau s'élèvent à 12, mais parmi eux, trois ont pu passer dans la classe des opérations achevées par suite de la décision des opérateurs qui n'ont pas craint de pratiquer l'ablation du néoplasme et de suturer l'intestin. Restent donc 9 faits.

Dans l'un (64), l'opérateur soupçonnait l'existence de la tumeur et faisait une laparotomie exploratrice à laquelle il comptait bien adjoindre l'entérotomie, ce qui fut fait. Decker (113), trouvant une tumeur vers la terminaison du côlon transverse, jugea le cas désespéré ; il n'établit pas même un anus contre nature. La malade vécut encore plus d'un mois et mourut d'inanition. L'histoire de la malade de Lawson (59), est identique à la précédente : on trouve une masse squirrheuse et le ventre est refermé sans faire d'anus contre nature ; survie quatre semaines.

Pridgin Teale (30) ignorant la cause du mal, fit encore une laparotomie purement exploratrice ; il trouva un cancer de l'S iliaque, et pratiqua la colotomie lombaire ; guérison. Enfin, Howard Marsh (100), Avery (28), Monod (64), Johnston (82), Hamilton (49), ont aussi découvert des rétrécissements organiques de l'intestin ; ils ont pratiqué tous l'anus contre nature.

Dans un autre fait de Lawson (104), il est probable qu'il existait un obstacle fixe, d'après la marche des accidents ; mais il ne put être découvert après la laparotomie. L'anus contre nature, qui fut établi, permit au malade de se remettre ; mais, comme il était très étroit (fait avec un trocart), des accidents d'obstruction persistèrent qui indiquaient l'existence d'un obstacle.

3e cas.— L'obstacle a été méconnu ou n'a pu être levé : Dupuytren (41), Depaul (36), Cruveilhier (87) (brides et diverticulum), Maunder (119) qui déchire une bride dans la fosse iliaque et méconnaît un volvulus placé plus bas, W. Spencer (101), Billroth (30), qui ne peuvent arriver à réduire la torsion d'une portion plus ou moins considérable de l'intestin et du mésentère.

Hœeg (54), Holmes (55), Druytt (40), ont dû abandonner l'opération à cause de la perforation imminente ou déjà faite de l'intestin.

Enfin, M. Verneuil (112), est resté dans un doute tel, après avoir rompu une bride mince, qu'il a cru devoir pratiquer l'anus contre nature.

En reprenant les observations précédentes, on voit que si l'opération a manqué son but, à savoir l'ablation de l'obstacle, dans un total de 24 cas ; elle n'est pas toujours pour cela restée inefficace. L'opération a été abandonnée complètement six fois (30, 24, 41, 57, 101, 113). Trois de ces malades ont guéri (24, 57, 113). Dans un cas, on a refermé l'abdomen en méconnaissant un volvulus (119). Quatre fois (40, 54, 55, 109), l'intestin était perforé et fut laissé tel qu'on l'avait trouvé.

Dans les 13 faits qui restent, un anus artificiel a été pratiqué : une fois à la région lombaire (94), 12 fois au niveau de la plaie déjà pratiquée à la partie antérieure de l'abdomen.

Disons tout de suite que sur ces 13 opérés, 6 ont survécu, ce qui porte à 8 sur 24, le nombre des opérations non réussies en tant que laparotomie et qui pourtant n'ont pas entraîné la mort du malade.

2° *Résultats thérapeutiques.*

Nombre des guérisons. — Si l'on prend en bloc tous les malades opérés par la laparotomie (l'invagination mise à part), on trouve comme nous l'avons déjà dit :

37 guérisons, soit 36 1/3 p. 100.
Et 65 morts, soit 63 2/3 p. 100.

Ces résultats sont très inégalement répartis dans les diverses espèces d'obstructions.

Nous trouvons par catégories les chiffres suivants :

1° Réduction de hernies en masse, bride agissant après la réduction	14 cas.	9 guérisons. 5 morts.
2° Hernies internes..........	5 cas.	2 guérisons. 3 morts.
3° Brides, diverticules, appendices	29 cas.	7 guérisons. 22 morts.
4° Anneaux accidentels	4 cas.	1 guérison. 3 morts.
5° Adhérences à d'autres organes ou d'anses entre elles	7 cas.	4 guérisons. 3 morts.

6° Volvulus, torsions......... 13 cas. { 2 guérisons.
11 morts,

7° Compression extérieure entéro-péritonite suppuré.................. } 3 cas. { 3 guérisons.
0 mort.

8° Corps étrangers .·......... 5 cas. } 4 guérisons.
1 mort.

9° Concrétion intestinale...... 1 cas. { 0 guérisons.
1 mort.

10° Tumeurs et rétrécissement.. 12 cas. { 5 guérisons.
7 morts.

11° Etranglement mal défini de nature restée inconnue, par fente à travers le rectum, etc........ } 9 cas. { 3 guérisons.
6 morts.

Il résulte de ce tableau que la laparotomie faite contre la hernie qui a subi la réduction en masse est une de celles qui donne les meilleurs résultats dans une grande proportion : 65 p. 100 de succès.

Ce fait est la conséquence naturelle, croyons-nous, de la précision relative du diagnostic dans ce cas. En général, les chirurgiens perdent ici moins de temps. Ils savent qu'ils ont une hernie sous la main et ils appliquent dans cette circonstance les règles ordinaires du traitement de la hernie. On peut penser que le traumatisme chirurgical est aussi moins considérable ; mais cette cause n'a certainement qu'une importance secondaire.

L'opération n'aurait donné que des succès dans l'ablation des corps étrangers si nous n'avions pas à rapporter le cas malheureux de Bryant (98), dans lequel la mort doit être attribuée, du reste, à une péritonite datant de plusieurs jours ; le calcul biliaire, qui constituait ici le corps étranger, provoquait depuis soixante-douze heures des accidents suraigus. Il faut remarquer que tous ces cas (sauf celui du Prof Verneuil (111), ont comporté l'entérotomie et que la suture intestinale a donné chaque fois les meilleurs résultats.

Les étranglements par brides, diverticules, anneaux accidentels, nous fournissent la même proportion de succès et de revers, ensemble : 8 guérisons et 25 morts. C'est une proportion de 24 p. 100 de succès dans les cas de beaucoup les plus communs, puisqu'à elle seule cette cause d'obstruction agit dans un tiers des cas observés. Il nous paraît utile de faire remarquer la longueur de la période d'étranglement trouvée dans les observations où on a pris soin de faire cette mention.

Les malades qui ont guéri avaient présenté des étranglements de *plusieurs jours* (33), quatre jours (45), trois jours (63), trois jours (106) ? (108), six jours (110), deux jours (90), huit jours (85). — C'est une moyenne pour les 6 faits où l'indication du temps est bien donnée, de 4 1/3.

Le temps est indiqué exactement dans 17 observations où la mort se produisit. La moyenne des jours pour ces cas est de 6 1/2.

Ces chiffres, sans être absolument probants (il faudrait les établir sur des séries plus considérables), méritent déjà considération.

Le moment où la mort s'est produite dans les faits que nous considérons, ne manque pas non plus d'importance. Cette mention est faite dans 16 cas (sur 25, comme on sait) de la façon suivante :

5 fois il est dit que l'opéré mour.				au bout de quelq. heures
7	—	—	—	avant 12 heures
1	—	—	—	entre 12 et 15 heures
1	—	—	—	au bout de 18 heures
2	—	—	—	au bout de 24 heures

Personne n'attribuera des morts aussi rapides au seul traumatisme opératoire. N'est-il pas évident qu'elles sont en partie sous la dépendance de l'étranglement lui-même, et que celui-ci se termine là par épuisement général et trouble universel des actes réflexes, de la même façon que le fait l'étranglement herniaire. Il faut remarquer les bons résultats qne donne la laparotomie employée à supprimer des compressions par tumeur, ou à détruire des adhérences de diverses natures. Une part du succès revient sans doute, dans les cas de ce genre, à ce que les phénomènes de l'obstruction, restent, sous l'influence de ces causes, plus modérés.

C'est pour la même raison, en partie du moins, que nous voyons les tumeurs de l'intestin entraîner relativement moins de dangers à la suite de la laparotomie que beaucoup d'autres formes d'étranglement. Voici 5 cancéreux guéris sur 12, proportion de 42 p. 100 environ, et remarquez que ces malades n'ont pas subi la laparotomie simple. L'un d'eux, l'abdomen encore ouvert (les intestins étaient si gonflés qu'on avait peine à les faire rentrer) est mis sur le côté et subit la colotomie lombaire ce qui permet parfaitement la réduction de la masse intestinalei maintenant vide et flasque (Pridgin Teale, n° 94). Un second supporte par surcroît la résection de 0,12ᵉ de l'S iliaque suivie de la suture des deux bouts de l'intestin. Un anus contre nature est ouvert chez deux autres. Ils guérissent pourtant.

Là où l'intervention est le moins efficace, c'est dans le volvulus. Nous en avons relevé 13 dans nos tableaux et nous ne connaissons que deux guérisons. C'est une proportion d'environ 13 p. 100.

Parmi les causes de la gravité du volvulus, il faut spécialement noter l'impossibilité ordinaire où l'on se trouve de reconnaître certaines de ces dispositions vicieuses, notamment celles de l'S iliaque, et la réistance qu'elles opposent aux manœuvres du chirurgien. Billroth et W.

Spencer se sont trouvés tous les deux dans l'impossibilité de remettre en bonne situation une S iliaque ainsi contournée sur elle-même. Le Dr Fauçon a bien fait ressortir devant la Société de chirurgie (1877, t. III nouv. série, p. 732), le mécanisme de cette lésion et la difficulté de la reconnaître après l'ouverture de l'abdomen.

2° ENTÉROTOMIES

L'indication d'ouvrir, dans les obstructions proprement dites, une voie artificielle d'évacuation aux matières fécales, se pose souvent aux chirurgiens. Elle a toujours paru plus commune que l'indication de l'ablation directe d'un obstacle par la laparotomie. Il est tout un ordre d'obstructions qui se refusent, en thèse générale, à cette dernière opération; ce sont celles qui tiennent à des lésions organiques de la paroi intestinale, et ce genre d'affection est loin d'être rare. Cependant les cas d'ouverture de l'intestin, pour l'établissement d'un anus contre nature, ne sont pas innombrables, ainsi qu'on devrait presque s'y attendre. La rareté relative des cas que nous connaissons tient malheureusement à ce que le plus grand nombre se terminant par la mort, les opérateurs sont peu empressés à publier les résultats de leur pratique. Qui n'a vu à l'hôpital, au cours de ses études, un bon nombre d'entérotomies dont il lui est impossible plus tard de trouver une trace dans les recueils? On se rabat, pour expliquer cette trop prudente réserve, sur ce que les opérés étaient, au moment de l'opération, *in extremis*; il faut convenir que l'on a, du reste, un peu raison à ce point de vue.

Pour faire ressortir combien peu il faut se hâter de conclure d'après les observations publiées par les opérateurs,

même par ceux qui sont les plus faits pour inspirer confiance, **L. H.** Petit fait remarquer dans le mémoire
inédit dont nous avons souvent parlé que : les mémoires
d'Amussat ne contiennent guère que des succès; que dix
opérés d'Allingham, chez lesquels, ainsi que Daniel Mol-
lière nous l'apprend, la survie n'a pas dépassé dix jours,
ont disparu sans laisser trace dans la littérature an-
glaise. Fournissant enfin quelques données particu-
lières et exactes celles-là, il montre que la moyenne des
succès baisse singulièrement dès que l'on peut mettre
la main sur des statistiques intégrales. Ainsi la pratique
de M. Verneuil se résumait de la façon suivante :

1 entérotomie pour étranglement interne non cancéreux, guérison;

7 entérotomies pour rétrécissements cancéreux :
6 morts dans les quarante-huit heures; 1 guérison dans
un cas de cancer colloïde du petit bassin (Survie, six
mois).

Ainsi encore la statistique intégrale des hôpitaux, à
Londres, fournit des résultats curieux :

A *Guy's Hospital* on a pratiqué, de 1861 à 1877, 38 colotomies lombaires avec 24 morts et 14 guérisons;

A *Saint George's Hospital*, de 1865 à 1876, la même
opération, pratiquée 11 fois, a donné 8 guérisons et
3 morts;

A *Saint Bartholomew's Hospital*, de 1865 à 1877, sur
16 opérations, 5 guérisons et 11 morts;

A *London's Hospital*, en 1866, sur 5 opérations, 3 guérisons, 2 morts;

A *Saint Thomas's Hospital*, de 1872 à 1876, sur 10 opérations, 3 guérisons et 7 morts. C'est un total général de
78 colotomies lombaires, ayant donné 31 guérisons et
47 morts, chiffres bien différents de ceux que fournissent
les relevés des observations publiées.

Ces réserves faites, nous publierons, non pas un tableau détaillé des faits que nous avons recueillis, cela nous entraînerait à donner à ce travail des dimensions incalculables, mais une simple liste avec indications bibliographiques et ré-sultats généraux.

Cette liste générale comprendra deux sections principales : l'entérotomie extra-péritonéale, ou colotomie lombaire et l'entérotomie intra-péritonéale. Il y a intérêt, dans chacune de ces deux opérations, à voir séparément celles qui ont été faites pour un cancer et celles où il s'agit d'un obstacle quelconque autre que le cancer.

1° ENTÉROTOMIES INTRA-PÉRITONÉALES

A. — Affections autres que le cancer.

1 JOEL, *Gaz. des hôpitaux*, 1854, p. 222. Femme de 46 ans; longue survie; cause de l'obstruction ignorée.

2 NÉLATON. *Gaz des hôpitaux*, 1862, p. 273. Homme; mort au bout de 1 jour; étranglement dans un anneau accidentel.

3 FOURRIER (de Serrouville). *Gaz. des hôpitaux*, 1863, p. 509. Homme de 52 ans; mort au bout de 60 heures; pas d'autopsie.

4 TILLAUX. *Bullet. de thérapeut.*, 1870, p. 78. Femme de 63 ans; morte au bout de 2 jours; étranglement à travers le ligament large droit.

5 THOMAS (de Toûrs). *Société de chirurgie*, 1869, 28 avril. Homme de 44 ans; survie d'un an; rétrécissement fibreux trouvé à l'autopsie.

6 PANAS. *Bullet. Soc. chirurgie*,, 1871, 28 juin. Homme de 75 ans; mort au bout de 6 heures d'une péritonite antérieure à l'opération; torsion d'une anse de l'iléon sur elle-même.

7 DOLBEAU. *Bull. Soc. anatomique*, 1875, p. 630. Homme de 51 ans; mort au bout de 1 jour et demi de péritonite; volvulus de l'S iliaque.

8 CAYLEY. *Medic. Times and Gaz.*, 1877, p. 482, t. II. Homme de 47 ans; mort au bout de 1 jour et demi; étranglement par une bride épiploïque.

9 LANGENBECK. *Archiv. für klinische chirurgie*, t. XXIV, 1879. Homme; survie longue; invagination.

10 A. KNIE (de Moscou). *St-Pétersbourg Medic. Wochenschrift*, 1880. Femme de 76 ans; survie de plus de 2 mois.

11 DEMARQUAY. *Thèse de Charpentier*, Paris 1870, p. 101. Femme de 52 ans; morte au bout de 24 heures; rétrécissement fibreux cicatriciel.

12 DUBREUIL. *Thèse de Charpentier*, Paris, 1870, p. 108. Femme de 25 ans; morte au bout de 24 heures; rétrécissement fibreux de l'extrémité supérieure du rectum.

13 GUYON. *Thèse de Charpentier*, p. 110. Homme de 62 ans; malade guéri; cause de l'obstruction soupçonnée seulement.

14 TROUSSEAU-NÉLATON. *Gaz. des hôpitaux*, 30 avril 1857. Homme de 20 ans; guérison complète; on enleva une bride.

15 TROUSSEAU-NÉLATON. *Gaz. des hôpit.*, 30 avril 1857. Femme adulte; guérison complète, même de l'anus contre nature.

16 VELPEAU. *Soc. de médec. des hôpitaux*, 1867, rapporté par Briquet. Femme de 40 ans; guérison probable.

17 A. RICHARD. *Soc. de méd. des hôpit.*, 1867, rapp. de Briquet. Femme morte au bout de 9 jours.

18 DOLBEAU. *Clinique chirurgicale*, 1867. Homme de 49 ans; guérison complète.

19 PUGLIÉSE. *Lyon-Médical*, 1874, t. XVI, p. 523. Femme de 50 ans; guérison; invagination probable.

20 MARTLAND. *Edinburg. med. Chirurg. Journal*, XXIV, p. 271. Homme de 44 ans; guérison; mort 17 ans après.

21 TÜNGEL. *Langenbecks Archiv.*, 1861, t. I. Homme de **20 ans**; guérison; torsion de l'intestin.

22 V. THADEN. 1862, *Langenbecks Archiv*, t. IV, p. 166. Femme de 23 ans; morte au bout de 11 jours; invagination de l'intestin grêle dans le côlon.

23 BRAMWELL. *Glascow med. Journal*, 1872. Homme de 40 ans; mort au bout de 8 jours; étranglement par un pseudo-ligament.

24 DOUAUD. *Bordeaux-Médical*, 1872. Mort 6 jours après; occlusion intestinale de cause inconnue.

25 LEIJER. Hygieá, 1872, *Sv. lak. sallsk. forh.*, p. 138. Homme de 37 ans; mort au bout de 4 heures; volvulus du côlon descendant.

26 HOLMER. *Nord. med. Arkiv.*, 1874, t. VI, n° 29. Homme de 18 ans; guérison; invagination probable.

27 R. BELL. *Lancet*, 1876, vol. I, p. 12. Enfant de 16 mois; mort au bout de 7 heures; invagination irréductible, même à l'autopsie.

28 MAUNDER. *Clin. Soc. transact.*, t. IX, p. 102, 1876. Homme de 68 ans; guérison.

29 BUSH. Cité par Erckelens, n° 261 de son tableau, comme un cas qui lui a été communiqué. Femme de 63 ans; morte au bout de 3 jours; pas d'occlusion intestinale; péritonite.

30 LUKE. 1850, *Medic. chirurg. transact.*, XXXIV, p. 263. Homme de 60 ans; guérison; rétrécissement de l'S iliaque; érysipèle le 2ᵉ jour.

31 HOLMER. *Nord. med. Arkiv.*, 1874; Bd. 6, n° 29. Homme de 62 ans; mort 1 jour après l'opération; rétrécissement cicatriciel de l'S iliaque.

32 VERNEUIL. 10 août 1869, *Med. Times and Gaz.*, 1869. Observation rapportée par le correspondant. Homme de 58 ans; mort au bout de 30 heures; rétrécissement avec ulcération du rectum.

33 HOLMER. *Nord. med. Arkiv.*, 1874. Femme de 59 ans; survie de quelques heures; étranglement interne de cause inconnue.

34 NICAISE. *Gaz. de Paris*, 1875, 42. Homme de 24 ans; survie de 15 jours; étranglement d'origine cicatricielle.

35 NÉLATON. *Traité de pathologie externe*, vol. IV, 1857, p. 461. Homme de 18 à 20 ans; mort 30 heures après l'opération; rétrécissement circulaire de l'intestin.

36 GOSSELIN. *Gaz. médicale de Paris*, 1880, nᵒˢ 22 et 23. Femme de 64 ans; morte au bout de 4 jours; on est obligé d'admettre une paralysie de l'intestin.

37 LE FORT. *Med. Times and Gaz.*, 1869, t. II, p. 280 (envoi du correspondant). Homme de 60 ans; mort au bout de 52 heures; invagination de l'iléon.

38 DOLBEAU. *Med. Times and Gaz.*, 1869, t. II, p. 280 (envoi du correspondant). Homme de 32 ans ; guérison ; noyaux de cerises dans le cæcum.

39 NÉLATON. 1845. In *Thèse de Savopoulo*, p. 45. Homme mort au bout de 36 heures, de péritonite ; déchirure du mésentère et passage d'une anse à 2 pieds du cæcum. L'opération fut faite tout à fait au-dessus de l'obstacle.

40 NÉLATON. 1849, 6 mai. *Thèse de Savopoulo*, p. 46. Homme de 16 ans ; obstruction datant de 7 jours ; guérison rapide ; anus rapidement bouché ; antoplastie. Nélaton pense qu'il y a eu obstacle par paralysie temporaire.

41 NÉLATON. 1851. *Thèse de Savopoulo*, p. 47. Homme atteint d'obstruction depuis 20 jours ; mort 6 jours après l'opération ; pas d'autopsie.

42 MAX MÜLLER. *Arch. f. Klin. Chir.*, t. XXIV, p. 177, Berlin, 1879. Homme 33 ans ; accidents chroniques datant de plusieurs mois ; entérotomie à droite ; mort 9 jours après invagination des côlons ascendant et transverse dans le côlon descendant.

43 MAX MÜLLER. *Arch. f. Klin. Chir.*, t. XXIV, p. 179. Femme de 31 ans ; obstruction datant de 5 jours par tumeur utérine ; guérison.

Sur les 43 cas que nous venons de mentionner, la mort est arrivée 25 fois dans un temps assez rapproché de l'opération pour que le malade soit considéré comme n'ayant pas guéri de celle-ci. 18 fois la mort a été assez tardive, ou bien les malades ont été perdus de vue, ou bien encore, ils ont guéri complètement, même de l'anus contre nature. Les cas 14, 15, 18, 26, 30 et 40 ont bénéficié de cette terminaison exceptionnellement heureuse. Le n° 16 semblait aussi devoir guérir complètement. En somme, guérisons : 41,8 p. 100.

Le but immédiat de l'opération, à savoir l'ouverture de l'intestin au-dessus de l'obstacle, a été atteint dans tous les cas ; une seule fois (Fourrier, n° 3) s'est produit un fait opératoire curieux. Une première anse, fortement distendue, fut ouverte par l'opérateur; elle ne donna issue qu'à des gaz et il fallut en inciser une seconde pour arriver à donner passage aux matières intestinales.

Nous ne voyons pas mentionner une seule fois l'ouverture malheureuse de l'intestin, au-dessous de la barrière qui s'oppose au cours des matières fécales, à moins que le fait précédent ne soit un exemple de cet accident.

Parmi les cas considérés, les n⁰ˢ 2, 4 et 39 présentaient des étranglements à travers des anneaux accidentels ; il s'agissait d'un volvulus dans les cas 6, 7, 25 et probablement aussi 21 et 26. L'invagination est trouvée ou au moins soupçonnée dans 6 cas : (9, 19, 22, 27, 37 et 42). Une bride épiploïque se rencontrait dans les n⁰ˢ 8, 23 et 14 (où elle fut enlevée fort heureusement par Nélaton). On admet un étranglement sans spécifier sa nature dans les n⁰ˢ 24 et 33. On manque de renseignements exacts sur les n⁰ˢ 1, 3, 10, 13, 15, 16, 17, 18, 20, 28 et 41, qui ont guéri tous, sauf les n⁰ˢ 3 et 41. A l'autopsie du n⁰ 36, on ne trouve aucune lésion qui explique un étranglement; pas de péritonite. On est forcé d'admettre une paralysie intestinale; un cas analogue (le n⁰ 40) aboutit à la guérison; on ne trouve qu'une péritonite et pas d'occlusion chez le n⁰ 29. Des rétrécissements divers ont causé l'obstruction chez les n⁰ˢ 5, 11, 12, 30, 31, 32, 34, 35 et 43. Il y a engouement par noyaux de cerises chez le n⁰ 38.

Ces chiffres étaient intéressants à connaître; il n'ont pas, cependant, au point de vue de l'application thérapeutique, une très grande importance. Nous voyons bien que le plus grand nombre des morts appartient à l'étranglement interne ou au volvulus; mais comment faire la part des diverses causes d'obstruction dans les cas qui guérissent ?

La mort qui survient après l'opération ne frappe pas

tous les malades d'une façon aussi hâtive qu'elle le fait dans la laparotomie. Nous avons vu que, pour cette dernière, les malades succombent dans les vingt-quatre heures, ce que nous avons attribué à l'achèvement d'un épuisement nerveux déjà fort avancé. Dans les cas dont nous nous occupons actuellement, il n'en est plus tout à fait de même. Si nous prenons les 17 cas dans lesquels la cause de l'obstruction eût été parfaitement justiciable, à un moment donné, de la laparotomie (2, 3, 4, 6, 7, 8, 17, 22, 23, 24, 25, 27, 33, 37, 39, 41 et 42), nous voyons qu'une partie des malades a succombé rapidement comme ils auraient pu le faire après la laparotomie (4 heures; 6 heures; 7 heures; 1 jour), mais que les autres ont survécu un peu plus longtemps (1 jour 1/2, 2 jours; 52 heures; 60 heures; 6 jours; 8 jours; 9 jours; 11 jours). Chez presque tous ces derniers, on peut dire que l'acte opératoire a procuré un soulagement véritable et qu'il est généralement innocent de la cause de la mort. Celle-ci est arrivée quelquefois par épuisement croissant ; elle a été rattachée la plupart du temps à des lésions inflammatoires en rapport avec l'obstacle qui continuait dans la cavité abdominale à étrangler l'intestin. Ainsi les parties invaginées et tout ce qui les entourait se trouvaient très enflammées dans le n° 22 qui survécut 11 jours ; il y avait une gangrène commençante des mêmes parties (37). Péritonite chez le n° 7, etc. La mort s'est fait attendre 3 et 4 jours dans les deux faits où n'existait aucun obstacle appréciable au cours des matières. Elle a été rapide sauf une fois (11 jours) chez les 5 malades atteints de rétrécissement non cancéreux de l'intestin, qui (sur 9) ont succombé après l'opération.

L'infirmité constituée par l'anus artificiel chez les malades qui survivent est généralement bien supportée. Les appareils assez simples, dont nous parlerons à propos du manuel opératoire, permettent d'éviter l'écoulement des matières ; les malades chez lesquels le côlon est ouvert au niveau de l'S iliaque, se contentent quelquefois d'un tampon qu'ils lèvent de temps en temps, lorsqu'une sensation de plénitude du côté de l'anus artificiel les avertit qu'il se trouve là des matières à évacuer.

Un accident qui peut être observé dans toutes les formes de l'anus artificiel, c'est le prolapsus de l'intestin. Il a été signalé de tout temps, et Pillore, en particulier, y insiste dans son observation, à propos des anus accidentels qu'il a pu voir.

M. J. Rochard, dans un Mémoire présenté à l'Académie de médecine et publié dans les mémoires de cette société savante, 1859, t. III, p. 195, a donné la description du prolapsus intestinal observé chez le malade opéré par Duret, le 20 octobre 1793, qui mourut, en 1836, à l'hôpital de la marine de Brest. L'intestin renversé formait une tumeur de 10 centimètres de long. Un autre malade, dont l'observation est encore rapportée par M. Rochard, avait aussi un prolapsus de 10 centimètres (obs. 5). Le plus souvent cette issue de l'intestin se fait dans des proportions beaucoup plus modérées : 2, 3 centimètres.

On pouvait espérer théoriquement que la colotomie lombaire donnerait moins naissance au prolapsus, à cause de la fixité de l'intestin. Mais Allingham convient (p. 203, traduction française des *Maladies du rectum*) que celui-ci s'établit sûrement à un degré plus ou moins marqué pour peu que le malade survive plusieurs mois à l'opération.

Dans presque tous les cas, du reste, la réduction de ces tumeurs peut se faire, et même lorsque, par faute de soins suffisants ou par manque d'une contention exacte, l'intestin reste ainsi prolabé, il n'est le siège d'aucune douleur ; le toucher n'y détermine aucune sensation pénible.

B. — Entérotomies dans les obstructions causées par le cancer intestinal.

Les faits que nous possédons sur ce sujet nous viennent pour la plus grande part de M. L.-H. Petit, qui a fait un relevé général des cancers de l'intestin ayant nécessité la colotomie. En parcourant les divers auteurs, nous n'avons trouvé que 6 cas non portés sur les tableaux de Petit. [(Ce sont les nos 19, 20, 21, 22, 42 et 43.)

L'ensemble des faits constitue un total de 43 opérations dont voici la liste :

1 MONOD. *Archiv. de méd.*, 1838, t. II, p. 455. Femme de 25 ans; morte au bout de 2 jours; cancer du cœcum.

2 LUKE. *Médic Chirurg. transact.*, 1851, t. XXXIV, p. 263. Homme de 60 ans; longue survie.

3 ? *Saint Thomas hospit. reports*, t. VI, p. 348. Epithélioma du bassin considéré comme guéri.

4 NICOLAYSEN. Cité par Larsen, *Norsk Magaz*, r. III, bd. 17. Mort au bout de 3 jours; cancer de l'intestin grêle.

5 ADAMS. 1862, *Med. Times and Gaz.*, t. I, p. 374. Homme de 25 ans; mort au bout de 56 heures; rétrécissement cancéreux du côlon.

6 HAMILTON. *Med. Times and Gaz.*, 1864, t. I, p. 88. Femme de 48 ans; morte au bout de 16 heures; cancer de l'intestin.

7 LAUGIER, *Bull. Soc. anat.*, 1867, t. XLII, p. 93. Homme de 43 ans; mort au bout de 8 h. 1/2; cancer de la valvule de Bauhin.

8 MATTHAÏ. *Deutsche Klinik*, 1867, p. 67. Femme de 27 ans; morte au bout de 2 jours; cancer du côlon transverse.

9 GUYON. *Bull. Soc. anat.*, 1868, p. 603, et 1869, p. 15. Femme de 36 ans; mort au bout de 10 jours; cancer généralisé.

10 DOLBEAU. *Thèse de Charpentier*, Paris, 1870, p. 103. Homme de 31 ans; mort au bout de 4 mois d'une variole intercurrente; cancer de l'angle splénique du côlon.

11 Mac-Carthy. *Med. Chirurg. transact.*, 1872, t. LV, p. 267,
Homme de 52 ans; mort subite au bout de 48 jours;
cancer du cardia ayant envahi le côlon.

12 Wagstaffe. *Saint Thomas hosp. report*, 1873, p. 181 et *British
med. journal*, 1878, t. I, p. 124. Femme de 30 ans; survie
de plus de 4 ans.

13 Maunder. *Medic Times and Gaz.*, 1876, t. I, p. 323. Homme
de 68 ans; survie de 7 mois; pas d'autopsie.

14 Stamer O'Grady. *British medic. journal*, 1878, t. I, p. 525.
Femme de 28 ans; mort rapide.

15 Verneuil. Cas inédit; *Mémoire de Petit*. Femme de 45 ans;
mort rapide; pas d'autopsie.

16 Verneuil. Cas inédit; *Mémoire de Petit*. Homme de 50 ans;
mort au bout de 30 heures; pas d'autopsie; tumeur de
l'abdomen.

17 Verneuil. Cas inédit; *Mémoire de Petit*. Femme de 45 à
50 ans; morte au bout de 36 heures; cancer du côlon.

18 Verneuil. Cas inédit; *Mémoire de Petit*. Femme âgée; morte
au bout de 48 heures; cancer de l'intestin; pas d'autopsie.

19 Duplay. *Archiv. génér. de Méd.*, 1879, t. II, p. 207. Homme
de 52 ans; mort au bout de 1 jour 1/2; rétrécissement
cancéreux du côlon.

20 Péan. *Diagnostic des tumeurs de l'abdomen et du bassin*, 1880,
p. 627. Tumeur du côlon ascendant; guérison temporaire.

21 Thierry. *Annales de chirurg. franç. et étrang.*, 1842, p. 198.
Homme de 70 ans; mort au bout de 22 heures; cancer de
l'S iliaque.

22 Maisonneuve. *Soc. anatomique.*, 1864, p. 509. Mort au bout
de 4 jours; cancer de l'S iliaque.

23 Licke et Gibson. *Med. Times and Gaz.*, 1856, t. II, p. 620.
Homme de 60 ans; mort au bout de 27 heures; cancer de
l'S iliaque.

24 Wahl. *Pétersbourg Medic. Zeitsch.*, 1867, t. XII, p. 306.
Homme; mort en moins de 24 heures; cancer de l'S
iliaque.

25 Verneuil. *Thèse de Charpentier*, 1870, p. 109. Femme de
66 ans; morte 12 heures après; cancer de l'S iliaque.

26 DENONVILLIERS. *Thèse de Charpentier*, 1870, p. 107. Homme de 59 ans ; mort au bout de 15 ou 18 heures ; cancer de l'S iliaque.

27 LEIJER. *Hygiæa*, 1872, t. V. p. 138. Femme de 19 ans ; mort rapide ; cancer de l'S iliaque et abcès par congestion venant du rachis.

28 LEDENTU. *Bull. Soc. anat.*, 1873, p. 613. Homme de 45 ans ; mort au bout de 27 heures ; cancer de l'S iliaque.

29 HOLMER. *Nord. med. arkiv.*, 1874, t. VI, p. 29. Homme de 53 ans ; mort au bout de 2 jours ; cancer de l'S iliaque et du rein gauche.

30 HOLMER. *Nord. med. arkiv.*, 1874, t. VI, p. 29. Homme de 47 ans ; mort au bout de 2 jours ; cancer de l'S iliaque.

31 HOLMER. *Nord. med. arkiv.*, 1874, t. VI, p. 29. Homme de 52 ans ; mort au bout de 3 jours ; cancer de l'S iliaque, de l'estomac et du péritoine.

32 BUSCH. Cité par Erckelens. *Bonn.*, 1876, p. 19. Mort au bout de 24 heures ; cancer de l'S iliaque.

33 BUSCH. Cité par Erckelens. *Bonn.*, 1876, p. 19. Homme de 70 ans ; mort au bout de 36 heures ; cancer de l'S iliaque.

34 VERNEUIL. *Thèse de Richard*, Paris, 1875, p. 49. Homme de 21 ans ; mort au bout de 6 mois ; cancer de l'S iliaque.

35 HOWARD MARSH. *Lancet*, 1er mars 1879, p. 308. Femme de 40 ans ; malade perdue de vue au bout de 2 mois, cancer de l'S iliaque.

36 MACLEOD. *Glascow med. journal*, 1879, p. 232. Homme de 29 ans ; guéri de l'opération ; cancer de l'S iliaque.

37 DOLBEAU. *Clinique chirurgicale*, p. 80. Homme de 57 ans ; mort au bout de 36 heures ; cancer de l'S iliaque.

38 KEYSER. Cité par Enradi. *Norsk. Magaz.*, r. III, bd 17. Mort au bout de 12 jours ; cancer de l'S iliaque.

39 VERNEUIL. Cas inédit. *Mémoire de Petit*. Femme de 40 ans ; morte au bout de 3 jours ; cancer de l'S iliaque.

40 HOLMER. *Nord. med. arkiv.*, 1874, t. VI, p. 29. Femme de 51 ans ; morte au bout de 2 jours ; péritonite antérieure à l'opération ; cancer de l'S iliaque et du foie.

41 DEMARQUAY. *Thèse de Charpentier*, Paris, 1870, p. 105. Femme de 54 ans ; morte au bout de 40 heures ; cancer de l'S iliaque.

42 ADAMS. *Medic. Times and Gaz.*, 1857, t. II, p. 659. Femme de
  35 ans ; guérison ; abcès recto-vaginal ; cancer de l'S
  iliaque.
43 PILLORE. In Amussat, 1er *Mémoire*, 1er octobre 1879. Homme
  adulte ; mort au bout de 28 jours ; cancer de l'S iliaque.

Sur les 43 opérés que nous venons de considérer, la
survie s'abaisse considérablement. On ne donne plus,
comme guéris de leur opération, que 10 malades, encore
deux ou trois sont-ils peut-être un peu sujets à caution.
Ce chiffre étant admis, nous trouvons que la proportion
des guérisons n'est pas tout à fait de 24 p. 100. Il est
probable que ce chiffre serait singulièrement abaissé si
tous les cas se publiaient.

Les malades qui succombent le font dans un temps
très court : 24 fois dans les quarante-huit heures. Quelques-uns sont allés jusqu'à huit, dix, douze jours, et
même vingt-huit jours. Nous manquons de renseignements exacts sur la durée de la survie chez la plupart
des opérés guéris. L'un d'eux vivait encore au bout de
quatre ans (12); un second est mort, au bout de six mois,
de cachexie cancéreuse ; les autres ont été perdus de vue
plus ou moins tôt. La pneumonie (3 ou 4 fois), l'érysipèle, une péritonite généralement peu intense (6 fois),
sont notés comme ayant donné, en quelque sorte, le
coup de grâce à des malades déjà très affaiblis la plupart
du temps.

Frappé de la fréquence des insuccès dont nos relevés
ne donnent peut-être pas une idée suffisante, M. Verneuil pense qu'il n'y a guère indication à opérer dans
des circonstances aussi fâcheuses ; il s'abstient, en conséquence, de le faire toutes les fois qu'il est à peu près
convaincu de l'existence d'un cancer intra-péritonéal.

Nous devons noter, sur les opérations relevées, deux
incidents opératoires seulement. Dans le cas n° 1, l'in-

testin, mal fixé par l'opérateur, s'échappa et rentra dans l'abdomen; il fallut l'aller chercher de nouveau avec des pinces, et il est probable que cet incident ne fut pas sans influence sur la terminaison par péritonite qui emporta le malade au bout de deux jours. Dans un seul cas, l'opération est restée inachevée (23). Le côlon s'était rompu sous les doigts du chirurgien.

Dans les entérotomies que nous venons de passer rapidement en revue, nous n'avons pas tenu un compte exact de la variété d'opération qui s'est pratiquée. Les indications sont, en effet, confuses dans bien des cas, et là où elles ne le sont pas, nous n'avons relevé aucune particularité bien intéressante. Un cas cependant nous a frappé, celui de Trousseau (*Gaz. hebd.*, 1857), dans lequel on a vu, après l'ouverture de l'intestin grêle, le côlon, énormément distendu, rester jusqu'à la mort une cause de gêne et de souffrance telle, que Trousseau regretta vivement de ne l'avoir point vidé pendant la vie au moyen d'une ponction. Nous insisterons sur ce fait et sur d'autres du même ordre, mais puisés à d'autres sources lorsqu'il s'agira d'établir les indications de chaque opération dans tel ou tel cas d'obstruction intestinale.

2° COLOTOMIES LOMBAIRES.

A. — Colotomie pour les obstructions non cancéreuses.

Nous avons relevé de divers côtés, mais particulièrement dans les tableaux d'Erkelens, 14 opérations de ce genre. En voici les indications :

1 AMUSSAT. 2° mémoire, 1841. Femme de 47 ans; morte au bout de 24 heures; ulcération; épaississement et adhérences du côlon.

2 Crompton. 1846, in *Tüngel* (Hamburg, 1853, p. 113). Homme de 36 ans; mort au bout de 5 heures; rétrécissement avec ulcération de l'S iliaque; amas de pépins de groseille.

3 Simon. 1847, in *Tüngel*, p. 116. Homme de 26 ans; mort au bout de 1 jour; étranglement par bride mésentérique.

4 Teale. 1848, *Medic. Chirurg. transact.*, vol. 35, 1873. Femme de 47 ans; mort au bout de 20 heures; étranglement de l'S iliaque.

5 Keyworth. 1848, in *Tüngel*, p. 120. Homme de 53 ans; mort au bout de 26 heures; rétrécissement circulaire du côlon descendant.

6 Trévor. *Lancet*, nov. 1867. Homme de 70 ans; mort au bout de 6 jours; rétrécissement non cancéreux de l'S iliaque.

7 Mason. 1872, in *Schmidt's Jahrbuch*, 1874, p. 287. Homme de 26 ans; survie de plus de 10 mois; rétrécissement consécutif à la dysenterie.

8 Amussat. 2° mémoire 1841. Femme de 50 ans; obstruction de nature inconnue; guérison.

9 Clément. 1841, in *Medic. Chirurg. transact.*, vol. 35, p. 209. Femme de 47 ans; mort au bout de 3 ans; obstruction par cause inconnue.

10 Baudens. *Gaz. des Hôpit.*, 1842, n° 47, p. 219, et n° 49, p. 227. Femme de 58 ans; mort au bout de 4 jours; adhérence de l'S iliaque à l'utérus et au vagin.

11 Hunter. 1849, in *Oppenheim's Zeitschrift*, Bd 41, p. 555. Femme de 35 ans; mort au bout de 3 jours; tumeur d'origine traumatique immobilisant la fin de l'iléon et une portion du côlon transverse.

12 Avery. 1849, *Report of pathol. Society*, 3, p. 62. Mort au bout de 12 heures; rétrécissement de l'S iliaque.

13 Avery. 1850, *Report of pathol. Society*, 4, p. 222. Homme de 55 ans; mort en 28 heures; volvulus du côlon ascendant.

14 Bryant. *Medic. Times and Gaz.*, 1872, mars. Femme de 18 ans; polype fibreux de l'intestin diagnostiqué par le toucher rectal; guérison.

La cause de l'obstruction, dans ces faits, siégeait 6 fois au niveau de l'S iliaque, 2 fois dans le côlon descendant.

C'était un polype du gros intestin dans un cas; la cause n'a pu être définie dans un autre. Deux faits sont des obstructions du côlon ascendant, et dans deux autres, l'iléon est pris. On voit à l'avance tout ce que l'intervention avait de hasardé, si les opérateurs n'étaient pas bien sûrs de leur diagnostic. Ils ne l'étaient malheureusement pas assez, en effet. On ouvrit d'abord le côlon descendant, puis le côlon ascendant, dans le cas 13. On ne parvint naturellement à rien d'utile dans les cas 2 et 3, où l'iléon était pris. L'opération ne fut pas régulière non plus dans le cas 5, où le rétrécissement siégeait précisément au niveau du côlon descendant, ce qui entraîna la lésion du péritoine.

Voici donc 4 cas sur 14 qui, par le fait d'un mauvais diagnostic ou du mauvais choix de l'opération, ont complètement manqué leur effet. Nous trouvons, malgré cela, une proportion de succès assez considérable, puisqu'elle est de 4 contre 10 échecs, c'est-à-dire de plus de 35 p. 100. La péritonite est invoquée 3 fois comme cause de la mort, et la pneumonie 1 fois.

B. — Colotomies pour les obstructions qui dépendent du cancer intestinal ou du cancer des organes voisins.

Nous possédons sur cet ordre de faits les 44 observations suivantes :

1 AMUSSAT. 2ᵉ mémoire, p. 24, 7 septembre 1841. Femme de 60 ans; mort au bout de 10 jours; cancer de l'S iliaque et de l'utérus.
2 FIELD. 1847, *Medic. chir. transact.*, t. XXXIII, p. 43. Homme de 33 ans; mort au bout de 21 mois; cancer de l'S iliaque.
3 CLARKSON. 1847, *Medic. chirurg. Transact.*, p. 57, t. XXXIII. Femme de 21 ans; mort au bout de 14 mois; cancer de l'S iliaque et du péritoine.

4 Bush. 1847, *Americ. Journ.*, n. s., t. 19, p. 275. Femme de 30 ans; mort au bout de 14 jours; cancer de l'S iliaque.

5 Hawkins. *Medic. chirurg. transact.*, t. XXXV, p. 85, 1851. Femme de 44 ans; en bonne santé un an après l'opération.

6 Anderson. *Gazet. medic.*, 1859, p. 140. Homme de 32 ans; mort au bout de 30 jours; cancer de l'S iliaque.

7 Curling. *Transact. of pathol. Society*, 1865, t. XVI, p. 120. Femme de 68 ans; mort au bout de 11 jours; cancer de l'S iliaque, du péritoine et de l'ovaire droit.

8 Curling. 1866, *London hosp. reports*, t. IV, p. 8. Femme de 47 ans; mort au bout de 6 jours; cancer de l'S iliaque.

9 Thompson. 1868, *British med. Journ.*, t. II, p. 444. Homme de 20 ans; mort au bout de 2 mois; cancer de l'intestin, de l'anus et de l'S iliaque; cancer vésical et pulmonaire.

10 Duffin. *Transact. of path. Society*, 1869, t. XIX, p. 197. Homme âgé; mort au bout de 7 jours; cancer de l'S iliaque.

11 Allingham. *Saint Thomas hosp. reports*, 1870, p. 296. Femme de 54 ans, mort au bout de 9 semaines; cancer de l'S iliaque.

12 Savory. 1871, *Lancet*, I. Femme de 56 ans; mort au bout de 2 jours; cancer de l'S iliaque.

13 ? *Saint Bartholomew's hosp. reports*, 1873, t. IX, statistique, p. 66. Femme de 65 ou 75 ans; mort au bout de 15 jours; cancer de l'S iliaque.

14 Solly. *Saint Thomas hosp. reports*, 1873, p. 209. Homme de 54 ans; mort au bout de 25 jours; cancer de l'S iliaque et du foie.

15 Sands. *New-York med. Journal*, 1874, t. XIX, p. 622. Femme de 45 ans; mort au bout de 24 heures; cancer de l'S iliaque.

16 ? *Saint Bartholomew's hosp. reports*, 1874, t. X, statistique, p. 71. Mort au bout de quelques jours; cancer de l'S iliaque.

17 Teale. In *Gunther*, Bd IV. XV, p. 10, obs. II. Femme de 54 ans; mort au bout de 6 jours; cancer de l'S iliaque.

18 Teale. *Lancet*, 1875, t. I, p. 369. Homme de 40 ans; guérison; cancer de l'S iliaque; survie de plus de 6 mois.

19 ? *Saint Thomas hosp. reports*, 1876, t. VIII, p. 541. Mort au bout de 7 jours; cancer de l'S iliaque; perforation de l'intestin.

20 Küster. *Fünf jahre in Augusta hosp.*, p. 175, 1877. Homme de 45 ans; mort subite au bout de 18 heures; cancer de l'S iliaque et du foie.

21 Maunder. *Medic. Times and Gaz.*, 1877, t, I, p. 113. Femme de 55 ans; mort subite au bout de 24 heures; cancer de l'S iliaque.

22 Maunder. *Medic. Times and Gaz.*, p. 114, 1877, t. I. Homme de 68 ans; mort au bout de 6 jours; cancer de l'S iliaque.

23 Heath. *British medic. Journal*, 1877, t. II, p. 752. Homme, mort au bout de 7 mois; cancer de l'S iliaque.

24 Barwell. *Lancet*, 8 mars 1879; p. 337. Homme de 39 ans; mort au bout de 1 jour; cancer de l'S iliaque et du méso-côlon.

25 Amussat. *Gaz. médic. de Paris*, 1841, p. 588. Homme de 57 ans; mort au bout de 75 jours; tumeur cancéreuse de la fosse iliaque.

26 Gay. 1851, *Transact. of path. Society*, t. III, p. 108. Femme de 52 ans; mort subite au bout de quelques heures; cancer de l'utérus adhérant à l'iléon, au rectum et à la vessie.

27 Hilton. *Guy's hosp. Reports*, 1852, t. VIII, p. 186. Femme de 42 ans; mort au bout de 19 mois; cancer du pylore, des ganglions mésentériques, du foie, de l'ovaire.

28 Moore. *Medic. Times and Gaz.*, 1853, t. II, p. 653. Femme de 55 ans; mort au bout de 8 jours; cancer de l'utérus et de l'ovaire.

29 Humphrey. *Association medical Journal*, 1856, p. 997. Femme de 63 ans; mort au bout de 15 jours; tumeur cancéreuse comprimant le rectum.

30 ? *Medic. Times and Gaz.*, 1857. Femme de 50 ans; mort au bout de 8 jours; cancer de l'utérus.

31 Borlase Childs. *Transact. of pathol. Society*, 1858, t IX, p. 214. Femme de 67 ans; mort au bout de 5 heures; cancer du grand épiploon et du côlon.

32 Durham. *Guy's hospit. reports*, 1869, t. XIV, p. 310. Femme de 51 ans; mort au bout de 38 heures; cancer colloïde comprimant le cæcum.

33 Durham. *Guy's hospit. reports*, p. 309; obs. 32. Homme de 27 ans; mort au bout de 7 jours; cancer de la partie inférieure du côlon ascendant.

34 Bryant. *Medic. Times and Gazet.*, 1872, t. II, p. 564. Femme de 46 ans; mort au bout de 3 jours; tumeur cancéreuse dans le petit bassin.

35 Steele. *British med. Journal*, 1872, t. II, p. 213 et 263. Homme de 52 ans; malade perdu de vue 2 mois après l'opération; tumeur cancéreuse au niveau du bassin.

36 Stretch Dowse. *Transact. of path. Society*, t. XXIV, p. 97, 1873. Femme de 53 ans; mort au bout de quelques heures; cancer du côlon.

37 *? St Bartholomew's hosp. reports*, 1873, t. IX, Statistique, p. 66. Femme morte 14 jours après l'opération; cancer volumineux de l'utérus comprimant le rectum.

38 Lewis. *Americ Journal*, 1873, t. 66, p. 388, n° 68. Femme de 54 ans; mort 4 mois et 5 jours après l'opération; cancer de l'utérus.

39 Packard. *Americ. Journal*, 1874, t. LXVIII, p. 150, t. LXIX, p. 148. Femme de 49 ans; morte 8 mois et demi après; cancer de l'utérus et du vagin.

40 Bryant. *Lancet*, 1875, t. II, p. 128. Homme de 18 ans; mort au bout de 6 semaines; sarcome médullaire du cordon spermatique et du petit bassin.

41 Tiffany. *Americ. Journal*, 1877, t. LXXIV, p. 413. Homme de 43 ans; mort au bout de 13 jours; tumeur cancéreuse du petit bassin.

42 Erskine Mason. 1873, *Americ Journal*. Femme de 61 ans, morte au bout de 3 mois; cancer de l'utérus et du vagin.

43 Taylor. *Lancet*, II, sept. 1874, p. 341. Malade ayant vécu plus de 3 mois; tumeur cancéreuse dans la fosse iliaque gauche.

44 Evans. *Medic. chirurgic. transat.*, t. XXVIII, 1845, et *Archives génér. de médec.*, 4° série, t. X, p. 334. Homme de 23 ans; mort au bout de 4 mois; rétrécissement squirreux de l'angle hépatique du côlon.

Sur ces 44 faits, la guérison a été obtenue 18 fois; la mort est arrivée 26 fois à une époque assez rapprochée de l'opération pour pouvoir être rattachée à l'intervention. C'est là certainement une statistique assez favorable : 41 p. 100 de succès. Ce chiffre frappe tout d'abord quand on le compare à celui que nous a donné l'entérotomie au niveau de la fosse iliaque : 24 p. 100 de succès seulement. Nous trouvons cependant parmi les accidents signalés après l'opération, une pneumonie (obs. 11), un phlegmon érysipélateux (obs. 2), l'inflammation de la plaie et l'ulcération des sutures (obs. 3). La péritonite revient souvent comme complication de l'opération, quoique le péritoine ne paraisse pas avoir été ouvert. Le plus souvent limitée aux parties voisines de l'ouverture, elle se généralise quelquefois. — Il faut certainement ici, avec le professeur Verneuil, attribuer une bonne part dans la production de ces accidents à l'état général du malade.

Cet état se révèle dans un certain nombre d'observations par des vomissements répétés, des tendances à la syncope, des eschares au sacrum, enfin par des accidents d'adynamie plus ou moins profonds.

Notons que la perforation de l'intestin a pu, dans un certain nombre de cas, se faire spontanément quelques jours après l'opération par les progrès de l'ulcération cancéreuse (16, 18, 20). L'accident paraît s'être produit au moment même de l'opération, dans le fait n° 36.

La durée de la survie est naturellement en rapport avant tout, chez les opérés, à la marche de leur cancer. Plus de la moitié ne dépasse guère le troisième mois. La survie la plus large que nous connaissions est celle du n° 5, dont il est dit qu'il survécut plus d'un an.

RÈGLES DE L'INTERVENTION CHIRURGICALE

DANS CHAQUE VARIÉTÉ D'OBSTRUCTION

Étant admis ce point, que le chirurgien se trouve en présence d'une obstruction intestinale contre laquelle les moyens médicaux ont échoué et doivent échouer désormais, selon toute probabilité, les règles de la thérapeutique chirurgicale sont loin d'être fixées. Elles ne peuvent l'être que par une connaissance suffisante de la lésion qui a provoqué l'obstruction. On nous pardonnera donc de nous étendre un peu sur cette question du diagnostic. Les détails qui vont suivre ne sont pas un hors-d'œuvre dans une question comme celle que nous avons à résoudre. Pour être parfaitement défini, un obstacle doit nous être connu dans sa nature et dans son siège. De ces deux points, le second peut encore assez souvent s'éclaircir. Le premier restera presque toujours obscur. Voyons comment on peut essayer de les éclairer l'un et l'autre :

1° *Diagnostic du siège de l'obstacle*

Cette première donnée comprend deux questions secondaires : A quel niveau se trouve dans l'abdomen la barrière qui s'oppose au cours des matières fécales? Sur quelle portion du tube intestinal se porte-t-elle? Toutes les deux ont une certaine importance au point de vue de la détermination finale de la nature de l'obstacle.

A. Région de l'abdomen où siège la cause de l'obstruction. — Plusieurs signes sont considérés comme capables de fournir sur ce point quelques renseignements :

La douleur a été soigneusement étudiée à ce point de

vue par de nombreux observateurs. Elle peut s'observer
dans les obstructions aiguës et chroniques; mais elle
acquiert surtout de la valeur dans les premières, où il
est commun de la voir fixée d'une manière constante au
niveau même de l'obstruction.

« Il me paraît évident, dit Fagès (Mémoire in *Journal de*
« *la Société de médecine,* t. VII), que la douleur fixe que
« le malade ressent en un point déterminé de la cavité
« abdominale avant et pendant la durée des symptômes
« de la passion iliaque est un signe assez univoque qui
« indique le siège positif de la partie du canal intestinal
« qui souffre. »

Besnier, examinant après chaque forme anatomique de
l'étranglement interne les renseignements fournis par
les observateurs sur le rapport existant entre le siège de
la douleur et celui de l'obstacle, arrive à des conclusions
identiques.

Bulteau, plus récemment (p. 48), tout en reconnaissant
que la douleur ne s'est pas toujours fait sentir pendant
la vie au point où l'autopsie a trouvé l'obstacle, pense
que cette douleur, observée *au début des accidents,* est
un indice presque certain du siège précis de l'occlusion.

On peut retenir ces conclusions d'une façon générale,
non sans bien remarquer cependant, que cette loi reçoit
de nombreuses exceptions.

Nous en citerons quelques exemples : Hilton Fagge
(*Médico chir. transact.,* 1876, LIX, p. 15), dans une
invagination iléo-cæcale commençante et qui s'annon-
çait par une tuméfaction grosse comme un œuf de poule,
dans la fosse iliaque, note une douleur siégeant juste au-
dessous de l'ombilic. Bordenave a observé un malade qui
souffrait dans la région épigastrique, alors que l'étranglement se trouvait à la partie inférieure de l'iléon. Ulmer a
vu la douleur correspondre au cæcum et au côlon ascen-

dant, alors que le côlon transverse était comprimé par le foie. Il est assez commun, enfin, de voir rapporter à l'ombilic des douleurs qui ont leur point de départ, soit dans un étranglement diverticulaire de l'iléon au niveau de la fosse iliaque droite, soit dans un obstacle quelconque siégeant à l'union de l'S iliaque et du côlon descendant (Bucquoy, Barth et Besnier).

Il ne faudrait donc pas ajouter une trop grande foi aux renseignements fournis par la douleur seule, si l'on devait en tirer des déductions importantes au point de vue opératoire. Lorsque ce signe est corroboré par l'existence de quelque phénomène particulier, comme d'une hernie ancienne ou la constation d'une tumeur, on comprend qu'il devienne tout de suite extrêmement important.

Nous admirons la sagacité et la hardiesse de M. Parise, qui, dans un cas où son malade se plaignait surtout du côté gauche, pratiqua la laparotomie à droite, dans la persuasion qu'il s'agissait d'un étranglement diverticulaire. Voici comment le fait est exposé dans l'observation rapportée par Patoir, thèse de Paris, 1869, p. 11 : « Interrogé pour qu'il indique le point où les souffrances « sont le plus vives, le malade signale un espace limité « dans l'hypochondre gauche, où les douleurs n'ont cessé « de se faire sentir depuis le commencement de la ma- « ladie..... A l'examen du malade, M. Parise est frappé « de la douleur circonscrite qui existe toujours dans le « même point vers la région splénique.... » Il est dit enfin qu'au moment de l'opération, « M. Parise ne tient « pas compte de la douleur qu'on a observée à gauche « dans tout le courant de la maladie. Se basant sur des « études spéciales, etc..., il se décide à pratiquer la gas- « trotomie du côté droit. » Nous ne recommanderons pas d'imiter ce procédé opératoire, la laparotomie sur la ligne médiane du corps nous paraissant devoir être adoptée dans presque tous les cas ; mais il est curieux de voir un observateur convaincu et muni de bons renseignements scientifiques éviter l'erreur dans laquelle un autre serait probablement tombé.

Gay a opéré sur la ligne blanche un malade qui, lui aussi, ne souffrait qu'à gauche et qui, pourtant, présentait un étranglement situé à droite.

Quelquefois dans un abdomen, dont toutes les parties sont plus ou moins douloureuses, ce n'est plus un point maximum, mais deux ou trois points particulièrement sensibles qui sont découverts à la palpation ou signalés par le malade. Ordinairement, un de ces points a été marqué le premier; il était très douloureux, alors que les autres ne l'étaient guère plus que le reste de l'abdomen. Presque toujours, ce point de douleur primitive correspond au siège de l'étranglement; cependant il peut se faire qu'il n'en soit rien. Briquet et Dumas ont vu, à l'hôpital Cochin, une femme de 25 ans dont l'étranglement correspondait précisément au point dans lequel s'était développée la douleur la plus récente.

Si nous ajoutons aux faits précédents que de très bonne heure l'abdomen tout entier est assez douloureux chez bien des malades pour qu'il soit impossible d'y reconnaître un point particulièrement sensible, nous aurons suffisamment montré que la douleur n'est pas un caractère sur lequel on puisse absolument compter comme indication. Elle n'en conserve pas moins une valeur véritable, surtout lorsqu'elle est très limitée, ce qui est le fait principalement des étranglements par brides et par diverticules de l'intestin.

Un caractère curieux de la douleur que nous trouvons signalé quelquefois, et qui semble, lui, dépendre des coliques, c'est le sentiment d'un arrêt dans le cours des matières, d'une barrière sur l'intestin, dont le malade désigne parfaitement la place. Nous trouvons dans un certain nombre d'observations cette mention : le malade prétend qu'il sent un point du ventre au niveau duquel s'arrête le mercure qu'on lui a fait ingérer.

Une tuméfaction limitée, une sensation de rénitence, de la matité à la percussion localisée dans une petite région de l'abdomen font mettre, en quelque sorte, le doigt sur le siège de l'obstruction. Dans quelques cas, la tumeur présente des caractères si nets, que leur constatation établit presque seule le diagnostic. Si la douleur initiale, dont nous avons parlé, se joint à ce signe, aucun doute ne peut subsister. Malheureusement la tuméfaction locale disparaît de très bonne heure, la plupart du temps, sous le gonflement général de l'abdomen. Dans bien des cas, d'ailleurs, elle n'a existé à aucun moment ou bien, profondément cachée, elle n'a pu être perçue à aucune période par le malade.

B. Sur quelle partie du tube intestinal siège l'obstacle? — Les phénomènes qui suivent peuvent fournir sur ce point quelques renseignements.

Le ballonnement du ventre est un des symptômes les plus constants de l'obstruction.

Il faut savoir cependant que dans quelques cas, il peut manquer pendant un temps assez long. Dans un bon nombre d'obstructions très aiguës, avec douleurs intenses, le ventre reste plat : il est excavé même dans quelques cas. On l'a vu encore, sinon se rétracter, du moins conserver sa souplesse au milieu d'accidents violents. Mais la plupart du temps, il est bien vrai qu'il se laisse distendre, quelquefois à un très haut degré.

Cette déformation de l'abdomen présente quelques variétés, suivant le lieu de l'obstruction. Ces différences disparaissent presque toujours lorsque la maladie a duré un certain temps ; constatées dès les premiers moments, elles sont très probantes.

Laugier a parfaitement décrit l'aspect de l'abdomen en rapport avec un étranglement siégeant au niveau soit de l'intestin grêle, soit du gros intestin. (S. Laugier, *Bulletin chirurgical* T. I. p. 245), et Larguier de Bancels a schematisé ces données dans deux figures intéressantes qui ont été reproduites souvent.

Les données générales fournies par le ballonnement sont les suivantes : l'obstacle siège-t-il au niveau de la dernière partie de l'intestin grêle, les flancs que le gros intestin vide et revenu sur lui-même ne distendent pas, lès flancs restent plats et peu développés. La masse de l'intestin grêle, très ballonnée, soulève énergiquement la région de l'ombilic. Le ventre, par suite, prend une forme globuleuse, et pointe en avant vers sa partie moyenne.

Si l'obstacle siège au contraire un peu bas sur le gros intestin, à l'S iliaque, par exemple, le ballonnement, au moins dans les premiers temps, distend surtout les flancs. C'est que le gros intestin contient alors beaucoup plus de gaz que l'intestin grêle. Il en résulte que l'abdomen tend à s'élargir plutôt qu'à se développer en avant, ce qui lui donne un aspect bien différent de ce qu'il avait dans le cas précédent.

Quelquefois on a pu reconnaître que l'obstacle siégeait sur la portion moyenne du gros intestin, par la dépression du flanc gauche qui contrastait absolument avec le développement exagéré du côté opposé.

Toutes ces variétés disparaissent, il faut le dire, au bout d'un temps variable souvent assez court et le ventre se ballonne uniformément. En fait, il est peu commun que le chirurgien puisse tirer de l'inspection du ventre des renseignements importants.

Vomissements. — Dans le cas d'obstruction chronique,

les vomissements se présentent d'une façon très irrégulière ; ils peuvent manquer complètement pendant tout le cours de la maladie ; ils peuvent se montrer par accès intermittents séparés par des périodes de calme ; ils peuvent rester pendant fort longtemps et même toujours bilieux ; ils deviennent fécaloïdes souvent vers la fin. Leur étude ne peut guère servir à fixer la portion de l'intestin sur lequel siège l'obstacle.

Dans les cas aigus, même incertitude. On dit généralement que des vomissements subits, abondants, rapidement fécaloïdes appartiennent à des obstructions du jejunum ou de la première partie de l'iléon, tandis que des vomissements plus modérés et qui tardent à devenir fécaloïdes indiquent plutôt que le siège est à la partie inférieure de l'iléon ou sur le gros intestin.

Cossy (*Mémoire sur une cause peu connue d'engouement interne de l'intestin, Travaux de la Soc. Méd. d'observat.* 3ᵉ vol. 1856), était arrivé à établir un tableau de 46 cas, duquel il ressortait que les vomissements étaient toujours fécaloïdes pour des obstructions siégeant à la partie supérieure de l'iléon, tandis qu'ils ne l'étaient que 1 fois sur 3 pour des points inférieurs ; mais les chiffres qu'il donnait étaient bien peu considérables. Nous relevons dans son tableau un fait curieux qui ne semble pas avoir frappé ceux qui l'ont reproduit. Tandis qu'un obstacle siégeant dans *un des points de l'iléon* donne, d'après ce relevé, sur 27 cas 9 vomissements stercoraux contre 18 qui ne le sont pas, un obstacle semblable siégeant sur un des points du *gros intestin* en fournirait 4 contre 6 pour 10 cas. En ramenant les deux proportions au même dénominateur 18, on voit qu'il y aurait plus de vomissements stercoraux, et cela dans la proportion de 12 à 9, dans le cas d'obstruction du gros intestin que dans celui d'obstruction de l'intestin grêle.

Besnier, (*loc. citato*. p. 280) a depuis longtemps montré le peu de fondement de ces conclusions, auxquelles d'ailleurs, il faut le dire, leur auteur n'accordait qu'une confiance médiocre. Relevant de son côté, 66 cas d'étranglement interne, dans lesquels la nature de l'étranglement et celle des vomissements se trouvaient bien notés, il fit voir que la fréquence des vomissements fécaloïdes était sensiblement la même dans tous les cas.

Hilton, Annandale (*Edinbourg medical journal* 1871, février), Bryant (*The lancet*, 1878, p. 712), ont montré à l'encontre des idées précédentes que la précocité des vomissements fécaloïdes et leur persistance tenait à l'étroitesse de l'obstacle plutôt qu'à son siège. Plus l'obstacle est serré, plus les caractères que nous venons d'indiquer s'accusent.

Il est probable, du reste, que les deux causes combinent leurs effets et qu'en réalité, les conditions de l'obstruction étant les mêmes, les vomissements seront plus tardifs et moins rapidement fécaloïdes sur la partie inférieure de l'intestin. Mais c'est là un point de physiologie pathologique sur lequel il est inutile d'insister.

Un fait curieux, mais unique, est celui que le professeur Rembold, d'Innspruck a publié en 1865 dans l'*Œsterreichische Zeitschrift für praktische Heilkunde*. Il s'agissait d'un étranglement du duodenum au-dessous de l'embouchure du canal cholédoque et du conduit pancréatique. Les vomissements ne contenaient naturellement pas de bile ; ils étaient peu abondants ; ils ne pouvaient se composer que des substances introduites dans l'estomac. Dans ce cas, il n'y a plus là de ces *vomissements intestinaux* qui caractérisent les obstructions portant sur l'iléon ou sur le gros intestin, il ne pouvait y avoir que des *vomissements stomacaux* analogues à ceux qui marquent la première période de ces dernières.

Les troubles que peut présenter la secrétion urinaire, fort curieux au point de vue de la physiologie pathologique, n'ont pas une véritable importance diagnostique :

Barlow (*Guy's Hospital Reports*, 2e série, vol. II), et d'autres médecins anglais ont admis que l'urine était très rare dans les obstructions aiguës qui siègent sur une partie élevée de l'intestin. Quelques observations semblent témoigner de ce fait, et dans le cas de Rembold que nous avons cité plus haut, où le duodeum lui-même présentait l'obstacle, il est dit que le malade tourmenté par le besoin d'uriner ne rendait même avec la sonde que quelques gouttes de liquide.

On a vu pourtant les urines diminuer de quantité, même se supprimer tout à fait dans des cas où un étranglement siégeait très bas sur l'iléon, voire même sur le gros intestin (Besnier p. 306).

Salkowski (1) a noté que dans un cas d'ileus l'urine contenait une grande quantité de phénol. Dans des expériences sur les lapins instituées à la suite de cette observation, il a vu, en outre, le phénol apparaître constamment dans l'urine. Cette substance disparaît dès que la circulation intestinale est rétablie. L'indican se montrerait en même temps dans l'urine. Les deux composés dont il s'agit semblent être le résultat d'une digestion pancréatique prolongée outre mesure.

On a signalé à diverses reprises (Jaffe, Winge, Heiberg) la présence de l'indican dans l'urine des malades affectés d'obstruction intestinale. Ce serait pour les observateurs que nous venons de signaler la preuve de l'existence d'un volvulus au niveau de l'intestin grêle. Cette question de physiologie chimique est encore trop obscure

---

(1) Salkowski. *Verb. d. Berl. physiol. Gessellschaft, Archiv. für anatomie and phys.*, p. 476, 1877.

pour qu'elle nous paraisse mériter plus qu'une mention.

Les phénomènes généraux graves, soudains qui se montrent dans l'obstruction intestinale aiguë, sont, ainsi que l'a montré le professeur Le Fort dès 1864, essentiellement liés à des troubles du système nerveux provoqués par la compression et l'excitation de l'intestin. Ces troubles sont-ils moins énergiques, moins rapides lorsque l'obstacle porte sur le gros intestin? On l'admet généralement et, de fait, la richesse nerveuse de l'intestin grêle, dont les nerfs viennent directement au plexus solaire, est hors de comparaison sur celle du gros intestin, qui ne se relie au système nerveux général que par les racines relativement maigres du plexus lombo-aortique (Bellon).

DES EXPLORATIONS DE DIVERSE NATURE permettent quelquefois de compléter les renseignements fournis par l'inspection du malade et par l'étude des symptômes.

C'est d'abord l'*examen de l'anus*. Dans certaines formes d'obstruction portant sur le gros intestin, l'anus peut éprouver quelques modifications extérieures. On l'a trouvé relevé dans quelques cas d'invagination (Pidoux et Binet). Le plus souvent, au contraire, il est relâché dans les mêmes circonstances, peu résistant, ouvert même, et ce signe, pour beaucoup d'observateurs, est très important. Adelmann rapporte (p. 30) que le docteur Spangenberg put, dans un cas, fonder sur lui seul un diagnostic d'occlusion intestinale, et J. Schutz, *Pragvierteljarschrift,* 1873, dit qu'il est arrivé à ce même résultat dans deux cas très remarquables.

Faucon a bien mis en lumière, dans la communication dont nous parlions tout à l'heure, un fait très intéressant. De l'observation qu'il présentait et des faits antérieurs, il a déduit *que le ténesme rectal, coïncidant avec la constipation et la vacuité du rectum*, est un signe précoce d'un obstacle siégeant à la partie supérieure du rectum, voire même à la fin de l'iliaque, quelle que soit, d'ailleurs, la nature de cet obstacle. Cette donnée mérite d'être retenue.

Le toucher rectal peut faire sentir un obstacle dans le rectum, et surtout la tumeur de consistance spéciale que forme l'intestin invaginé. On sait que le cône d'invagination du gros intestin a pu souvent arriver jusqu'à l'anus et même faire hernie au dehors.

Que dirons-nous de l'*exploration du rectum par la méthode de Simon,* dont l'usage est si répandu en Allemagne?

On sait que dans ces dernières années, G. Simon, de Heidelberg, dans un Mémoire publié dans les *Archiv. für klinische chirurgie* de Langenbeck, t. XV, 1872, a préconisé un nouveau mode d'exploration des organes pelviens et abdominaux, par le toucher rectal pratiqué en introduisant plusieurs doigts, puis la main entière dans le rectum. Après avoir chloroformisé fortement son malade, de façon à produire le relâchement complet du sphincter anal, le chirurgien le place dans la position adoptée pour la taille, ou dans le décubitus dorsal, les cuisses et la tête fléchies sur l'abdomen. Il introduit alors deux doigts d'abord, puis quatre, puis les cinq, en les disposant en forme de cône, et en leur imprimant de légers mouvements de rotation.

Il ne faut pas croire que cette introduction de la main se fasse sans quelque difficulté. Quelques chirurgiens n'ont pu l'obtenir; d'autres l'auraient faite, sans doute, mais ceux-là, plus prudents, ont trouvé trop de résistance (Maunder, *The Lancet,* 27 octob. 1877).

Le sphincter anal, quoiqu'il soit susceptible, suivant Simon, de se laisser étendre sans de trop grands dommages jusqu'à former une circonférence de 25 centimètres ne laisse donc pas, même dans le sommeil chloroformique le plus parfait, de résister quelque peu. Si sa résistance est trop considérable, on conseille de le débrider tout simplement par de petites incisions au pourtour de l'anus, ou mieux par une seule et longue incision en arrière.

Arrivée dans l'ampoule rectale, la main, paraît-il, s'y meut librement. La circonférence intestinale atteignant en ce point, c'est-à-dire à 6 ou 7 centimètres au-dessus de l'anus, de 25 à 30 centimètres. Mais peu à peu cette circonférence se rétrécit ; au tiers moyen du rectum, elle n'est plus que de 20 à 25 centimètres, au tiers supérieur, elle se réduit brusquement pour tomber entre 15 et 18 centimètres.

C'est là le point que l'opérateur ne peut franchir sans faire courir au malade les plus graves dangers ; et, en effet, la circonférence intestinale est réduite à 18 centimètres au maximum, tandis que la circonférence moyenne de la main d'un adulte est de 20 à 25 centimètres.

Simon, dans des expériences sur le cadavre (*Deutsche klinik*, novembre 1872), a régulièrement produit la déchirure de l'intestin, au tiers supérieur du rectum, lorsqu'il voulait faire pénétrer plus avant sa main, qui ne mesure cependant que 20 centimètres de circonférence.

Poussant les choses plus loin que l'inventeur, des chirurgiens sont venus dire qu'en outre de l'exploration complète du rectum, cette méthode permettrait de se rendre compte des lésions siégeant dans le foie, le rein, la rate, les parties supérieures de l'intestin ; c'est ainsi que le docteur C. A. Leale, de New-York (main de 25 centimètres), a pu introduire sa main jusqu'à une profondeur de 40 centimètres, pénétrer dans le côlon descendant, examiner le bord inférieur du foie.

Il faisait saillir ses doigts à 10 centimètres au-dessus de l'ombilic.

Il paraît que cette exploration insensée, dans laquelle probablement, d'ailleurs, le chirurgien ne dépasse pas l'S iliaque, mais promène sa main gantée d'intestin dans la cavité abdominale, n'eut pas de suites fâcheuses.

Le fait est d'autant plus extraordinaire, que la main du docteur Leale mesure 25 centimètres de circonférence.

Plusieurs explorateurs ont été moins heureux. Le docteur Sands (*Medical Record*, 1874, 1ᵉʳ juin), dont la main ne mesure que 19 centimètres, a pu pénétrer jusqu'à une profondeur de 30 centimètres. Le malade mourut à la suite d'une colotomie lombaire droite faite aussitôt après. A l'autopsie, on trouva à 20 centimètres environ de l'anus, une déchirure de la tunique musculaire intestinale : le péritoine était intact.

Le docteur T. Sabine (main de 19 eentimètres), cité par Weir (*The medical Record,* New-York, 1875, p. 201), voulant explorer le rein par la méthode de Simon, produisit au tiers supérieur du rectum, à sa partie antérieure, une déchirure musculaire. Weir (*loc. cit.*) dans un cas d'obstruction intestinale, explorant le côlon transverse par la même méthode, produisit au même point, c'est-à-dire à la face antérieure du tiers supérieur du rectum, une déchirure portant sur la tunique musculaire et séreuse.

La déchirure se fait donc toujours au même endroit, aussi bien sur le cadavre que sur le vivant, au tiers supérieur du rectum, au commencement de la courbure sigmoïde, à 17 ou 19 cent. en moyenne de l'orifice anal. La circonférence intestinale est réduite en ce point à 16 ou 18 centimètres.

En dessous de ce point, la méthode de Simon est peut-être exempte de sérieux dangers. De Sinéty (*Manuel de gynécologie,* p. 7), ayant eu à mettre plusieurs fois en usage ce mode d'exploration, a été surpris *du peu de délabrement* qui s'en est suivi. Il cite, à ce propos, une observation qu'il doit à l'obligeance du docteur Pozzi : « Chez une jeune fille vierge, présentant une tumeur de la cloison vaginale, ce chirurgien a pratiqué le toucher rectal par la méthode de Simon; la main, introduite dans l'ampoule rectale jusqu'au poignet inclusivement, put sentir une tumeur qui remplissait le cul-de-sac recto-vaginal jusqu'au dessous du détroit supérieur. A la suite de cette exploration, il n'y eut pas la moindre éraillure à la marge de l'anus, pas d'autre accident, qu'une certaine douleur en allant à la garde-robe, qui disparut d'elle-même au bout de 24 heures. »

Nous croyons que les chirurgiens français se décideront difficilement à accepter un moyen d'exploration qui constitue à lui seul une grave et dangereuse opération. Dans l'occlusion intestinale, l'introduction de la main doit être singulièrement gênée par la distension des anses abdominales. Le danger de l'introduction s'en trouve accru, et vraiment les renseignements que pourrait fournir le palper ainsi pratiqué n'ont pas une importance telle qu'ils justifient toute tentative, même périlleuse, destinée à les fournir. Y a-t-il pour cette méthode employée avec ménagement quelques applications utiles, au point de vue obstétrical, par exemple? Nous ne voudrions pas nier que la chose fût ou pût devenir possible; nous ne prenons pas sur nous de condamner absolument et dans tous les cas une méthode qui nous effraie, mais nous tenons à marquer toutes nos répugnances.

Examen de l'intestin au moyen des sondes introduites par le rectum. — Là où la main ne peut pas atteindre, une sonde peut parfois être introduite. Ce mode d'exploration est fort usité. On a pendant longtemps exagéré sa valeur. Wachsmuth disait encore, en 1862, que l'on pouvait, avec des sondes, pénétrer jusqu'à la valvule iléocæcale. On doit à Simon d'avoir montré d'une manière irréfutable que c'était là une erreur. Lorsque l'on introduit avec douceur, cela s'entend, mais avec insistance une sonde élastique dans le gros intestin, on peut, après l'avoir poussée jusqu'à deux pieds de profondeur, la sentir à travers les parois du bassin. Le bout de l'instrument, si l'on continue à exercer quelque pression pourra parcourir un trajet plus ou moins compliqué dans la paroi abdominale, et par exemple, répondre successivement à la région iliaque gauche, puis à l'hypochondre du même côté, puis à la partie moyenne de l'abdomen. On croirait volontiers, à ce moment, que la sonde se trouve dans le côlon transverse. Il n'en est rien cependant; la même expérience, répétée sur le cadavre, le prouve parfaitement, et d'ailleurs, si l'on compare comme Simon l'a fait voir, la longueur de la sonde ainsi introduite à la longueur du canal qu'elle est supposée avoir parcourue, on s'aperçoit vite que cette longueur est beaucoup trop faible pour que le chemin se trouve réellement fait. L'explication du phénomène qui avait induit en erreur et Wachsmusth et beaucoup d'autres, est des plus simples. L'S iliaque se laisse déprimer, transporter de divers côtés. En fait, le côlon transverse n'a jamais été atteint par une sonde introduite dans le rectum; exceptionnellement, le côlon descendant a pu l'être, mais seulement dans les cas où l'S iliaque était courte et formée d'un seul arc. L'exploration au moyen des sondes, n'a guère de valeur que pour le rectum. Dès qu'on arrive à l'S iliaque, la résistance opposée par les parois courbes de l'intestin nous prive de toutes les notions que pourrait nous fournir l'introduction de l'instrument.

L'exploration par les sondes, qui, lorsqu'elle est faite

avec douceur, peut rester sans danger, fournira donc des données sur le siège d'un obstacle placé sur le rectum et peut-être sur la première partie de l'S iliaque. Il ne faut rien lui demander de plus.

Les injections d'eau constituent un procédé d'exploration qu'Amussat avait déjà recommandé. On peut, d'après la quantité de liquide qui se loge dans l'intestin, se rendre compte jusqu'à un certain point de la portion d'intestin qui reste libre. Si le malade peut, avec du temps et de la bonne volonté, laisser introduire un litre et demi ou deux litres de liquide dans le rectum, il est plus que probable que le gros intestin n'est pas le siège de l'obstruction. C'est, en effet, la capacité commune de cette portion du tube intestinal.

Briquet et Velpeau ont combiné *l'auscultation de l'intestin* à l'injection d'une certaine quantité de liquide. Ils ont pu constater par ce procédé que le bruit produit par l'introduction du lavement ne s'entendait pas au-delà de la première courbure du côlon. C'est là que se trouvait en effet l'obstacle.

Le professeur Guyon recommande ce mode d'exploration. (Communication orale.)

En combinant les moyens d'examen dont nous venons de parler, en tenant compte de la douleur, du mode de développement du ventre, de la façon dont les symptômes sont apparus, etc., il sera souvent possible de reconnaître assez nettement et le siège de l'obstacle dans l'abdomen et la portion du tube intestinal qu'il occupe. Nous n'avons pas besoin de répéter que cet heureux résultat ne sera pas toujours obtenu. Comment le serait-il? puisqu'à l'autopsie même certaines obstructions restent inexplicables?

Lorsqu'on peut se la procurer, la donnée du siège fournit toujours quelques présomptions sur la nature du mal. Les tumeurs de l'intestin, par exemple, siègent ordinairement à gauche, tandis que les étranglements par brides et par diverticules sont plutôt à droite.

Inversement, si l'on ignore le lieu de l'obstacle, et si quelque raison particulière indique sa nature, on pourra présumer, d'après cette dernière, le siège ignoré de l'affection. Voyons par quel procédé on doit chercher à établir ce nouveau et si important point de diagnostic.

Diagnostic de la nature de l'obstruction.

On peut préjuger la nature d'une obstruction d'après une foule de données généralement peu précises, dont il faut tâcher de faire masse. Cette première donnée acquise, il est indispensable de procéder à un diagnostic par exclusion, dans lequel on passera en revue, l'une après l'autre, les diverses altérations qui peuvent simuler celle dont il s'agit.

Rien ne doit être négligé dans cet examen. Le mode d'apparition des accidents, leur marche aiguë ou chronique seront notés avant tout; mais l'examen très exact de ces accidents, l'étude des commémoratifs, des considérations tirées de l'âge du sujet, de ses antécédents morbides et d'autres détails encore, concourront très efficacement, dans bien des cas, à éclairer le chirurgien. Nous les passerons simultanément en revue.

Le premier renseignement, le plus important de tous, celui autour duquel il faut grouper tous les autres, est celui-ci :

L'obstruction est-elle aiguë ? Est-elle survenue tout d'un coup ? Est-ce, au contraire une obstruction chronique ? Il suffit de revenir, en effet, à ce que nous savons des causes anatomiques de l'obstruction pour indiquer *à priori*, en quelque, sorte les cas dans lesquels les matières intestinales seront subitement retenues et ceux où l'arrêt sera graduel.

Aux obstructions aiguës répondront essentiellement :

— Certaines invaginations : celles qui s'étrangleront aussitôt après leur formation ;

— Les volvulus, torsions et coudures qui s'établissent subitement ;

— Les étranglements ou compressions étroites par brides, diverticules, anneaux accidentels ou collets de hernie interne.

Remarquez que ces diverses espèces d'obstructions sont précisément de celles qu'une thérapeutique radicale semble devoir le plus facilement guérir, puisque les unes ne tiennent qu'à un vice de position auquel on peut aisément remédier, et que, pour dégager les autres, la section d'une bride, l'élargissement d'un anneau seraient au plus les seules opérations nécessaires.

Les obstructions chroniques dépendent de causes plus variées, savoir :

— L'invagination chronique ;

— Les compressions par les organes extérieurs et les adhérences un peu larges ;

— Les obturations de toute nature ;

— Les rétrécissements divers.

Voici un tableau publié par le Dr Bryant (*British Med. Journal*, du 26 janvier 1878), qui l'emprunte aux Drs Coupland et Morris. On y trouve, classés suivant leurs causes, cent vingt-quatre cas d'obstruction intestinale dont l'origine a été vérifiée à l'autopsie.

Obstructions intestinales classées suivant leurs causes.

33 Obstructions aiguës.
- 1 hernie interne.
- 7 volvulus.
- 25 brides ou anneaux.
  - 14 brides fibreuses
  - 6 diverticula.
  - 2 appendices cæcaux.
  - 2 collets d'un sac herniaire.
  - 1 pédicule d'une tumeur ovarique.

76 Obstructions chroniques.
- 3 amas fécaux.
- 3 compression mécanique de tumeurs.
- 47 rétrécissements
  - 2 intestin grêle
  - 45 Gros intestin.
    - 33 rectum et S iliaque.
    - 7 côlon transverse.
    - 5 cæcum et valvule.
- 23 cas d'anses intestinales comprimées par suite de maladies péritonéales cancéreuses ou autres.

15 Intussusceptions
- 2 rectales.
- 7 ilio-cæcales.
- 6 intestin grêle.

124

D'après cette table, nous savons que 124 morts sont survenues, sur lesquelles 32 étaient le résultat d'étranglement interne, 76 d'obstruction chronique et 15 d'intussusception.

On se tromperait étrangement si l'on croyait que ce tableau donne une idée tout à fait exacte de ce qui se rencontre dans la pratique. Nous savons déjà que certaines obstructions à marche le plus souvent rapide et quelquefois véritablement aiguë (Obs. XXI d'Henrot), ne laissent voir à l'autopsie aucun obstacle matériel.

D'autre part, les accidents véritablement aigus se rencontrent quelquefois à la suite d'altérations qui sembleraient devoir comporter la symptomatologie opposée.

Besnier (p. 132) parle avec un certain étonnement de quelques cancers de l'intestin qui ont donné lieu à des accidents soudains. Le cas d'Howard Marsh (n° 100 du tableau) en est un exemple assez frappant.

Une femme de 40 ans, *d'une bonne santé habituelle,* entre à l'hôpital avec tous les symptômes d'une occlusion intestinale aiguë. Comme le côlon paraissait fort distendu, quelques médecins proposaient la colotomie ; mais à cause de l'acuité des symptômes, de la rapidité de leur développement chez une personne bien portante, l'idée d'étranglement interne l'emporta ; on fit la laparotomie, et on put alors constater un étranglement de mauvaise nature au niveau de l'S iliaque.

Les obstructions par des corps étrangers, qui habituellement sont plus ou moins lentes à se développer, entraînent quelquefois le développement d'accidents subits. C'est ce qui a été observé notamment pour certains calculs biliaires (Bryant), pour des masses fécales (Galli), pour des polypes (Bryant).

Rien, dans les cas qui précèdent, ne pouvait mettre le chirurgien sur la voie du diagnostic.

Aucun trouble antérieur ne pouvait faire penser que les phénomènes observés tenaient à une altération chronique. — Ces troubles, dont nous parlons, ont-ils existé? on méconnaît encore plus d'une fois leur existence, soit que, très légers, ils n'aient pas frappé le malade, soit que, pour une raison ou pour une autre, on ne les rapporte pas à leur cause réelle.

Nous dirons comment, à notre point de vue, ces erreurs ne sont pas très préjudiciables.

La faute qui consiste à admettre une forme rapide alors qu'il s'agit d'une forme chronique est moins fâcheuse, croyons-nous, que l'erreur inverse. C'est un point sur lequel nous nous expliquerons bientôt.

En faisant une petite part aux erreurs possibles, on voit donc que l'apparition d'une obstruction intestinale aiguë tient d'une façon à peu près certaine, soit à une invagination avec étranglement, soit à un volvulus, soit à un étranglement interne par bride, diverticule, anneau accidentel ou collet de hernie interne.

Est-il possible de pénétrer plus avant dans ce diagnostic et de reconnaître les variétés dont il s'agit?

« La vérité, dit M. Duplay, est que l'invagination seule « pourra être reconnue. » Il est certain que l'invagination possède quelques signes caractéristiques. Cette lésion porte le plus souvent sur le gros intestin, au moins en partie. Ainsi, dans le tableau de Leichtenstern, le plus considérable que nous possédions, et qui compte 600 cas, les invaginations auxquelles prend part, à un titre quelconque, le gros intestin, forment les 70 centièmes de l'ensemble.

Il y a sur 100 cas, 44 invaginations iléo-cæcales.
— — 18 — du côlon seul,
— — 8 — iléo-coliques.
et 30 seulement de l'intestin grêle.

Or, la présence de l'invagination dans le gros intestin entraîne l'existence de selles muco-sanguinolentes et de ténesme qui donnent l'éveil sur la nature du mal.

La palpation de l'abdomen permet de constater ici l'existence d'une tumeur de forme ovoïde, plus ou moins mobile, correspondant surtout à la partie droite de l'abdomen et sujette à des mouvements de transport que le docteur Fagge a bien décrits (*Guy's hospital Reports*, vol. XIV), mais que Bucquoy avait indiqués il y a longtemps (*Soc. anatomique*, 1853).

Par le fait de ces mouvements, elle peut occuper successivement la fosse iliaque droite, l'hypochondre du même côté, puis la région épigastrique, l'hypochondre gauche et même la fosse iliaque droite. On sait que dans un certain nombre d'observations, l'intestin invaginé a pu faire à travers l'anus une saillie souvent notable. A vrai dire, les phénomènes que nous notons ici, n'auront guère le temps de se montrer dans l'invagination aiguë. Celle-ci est trop vite frappée d'étranglement.

La tumeur existera presque toujours, mais au niveau de la fosse iliaque droite. Il y a aussi une tumeur dans les invaginations de l'intestin grêle, tumeur en boudin tordue sur son axe, assez mobile et moins volumineuse que la précédente; mais les signes du côté du rectum et de l'anus manquent ici, d'autant plus que la marche des cacidents est ordinairement des plus rapides.

Un des faits les plus importants à noter dans l'invagination, c'est qu'elle constitue, chez les enfants la cause presque unique de l'obstruction intestinale.

Tout enfant qui présente les symptômes de cette affection doit *a priori* être considéré comme atteint d'invagination. Il faut être plus réservé chez l'adulte, examiner le malade avec soin, tenir compte de toutes circonstances pathologiques de la marche de la maladie, etc.

L'occlusion par torsion du mésentère siège le plus souvent sur le gros intestin. Ainsi que Faucon l'a fait voir, elle se signalera dans ce cas par un ténesme coïncidant avec la vacuité du rectum et avec l'absence d'évacuations quelconques. A l'inverse de l'invagination, elle n'affecte jamais les enfants. On ne constate pas chez elle de tumeur manifeste, si ce n'est quelquefois une tuméfaction vague et large, étendue de la symphyse à l'ombilic. Ses symptômes sont généralement moins aigus que ceux des étranglements ordinaires; ils peuvent revêtir même un certain caractère de chronicité. Ce ne sont pas là, on le comprend, des signes bien nets, et, en fait, telle qu'elle est, la torsion de l'intestin ou du mésentère n'a jamais été soupçonnée sur le vivant.

L'étranglement par brides, diverticules, anneaux acciden-
tels, hernies internes, etc., est celui qui s'accuse par les
phénomènes les plus aigus. Nous en rapprochons l'é-
tranglement dans les hernies réduites en masse, qui,
dans bien des cas, a nécessité une laparotomie véritable.
Nous ne nous dissimulons pas cependant ce que cette
forme d'obstruction a d'un peu spécial. Elle occupe une
place intermédiaire entre la hernie étranglée ordinaire
et l'étranglement interne.

Lorsque les accidents se produisent après la réduction
spontanée ou provoquée d'une hernie ordinaire, il est
infiniment probable que celle-ci a été réduite en masse
ou qu'elle s'est étranglée au voisinage de l'anneau dans
l'abdomen. On connaît un certain nombre de faits dans
lesquels des brides flottantes de l'épiploon ont pu saisir
et étrangler cette espèce de prolongement pédiculé que
forme sur la masse intestinale une hernie qui vient d'être
réduite. Le diagnostic se fait ici aisément par les commémoratifs et par la présence bien constatée d'une tumeur lisse, bien délimitée au-dessus de l'arcade de Fallope dans la cavité abdominale.

Il faut se méfier cependant de prendre, comme on l'a
fait si souvent, pour un étranglement interne, la persistance temporaire ou indéfinie des phénomènes d'obstruction à la suite de la réduction d'une hernie étranglée.

On a souvent rapporté à tort à des hernies extérieures
plus ou moins anciennes les phénomènes observés. L'observation de Polaillon, dans laquelle le malade subit la
kélotomie, celle que M. Gosselin a publiée récemment,
et dans laquelle la même erreur est constatée, sont des
exemples à citer entre beaucoup d'autres. Dans l'observation de Kraussold, la malade souffrait uniquement à
gauche. Sans ce renseignement, on eût opéré à droite
une hernie crurale. Mais nous ne voulons pas insister sur

ces faits, qui ne sont pas ici tout à fait à leur place.

Laissons de côté les *hernies diaphragmatiques.* Nous n'avons pas à parler des grandes hernies congénitales. Quant aux autres, on pourra les soupçonner si le malade a été atteint à une époque plus ou moins éloignée d'une blessure dans la région du diaphragme (Baillou, Lieutaud, Reid, etc.); les hernies *mésentériques, mésocoliques, rétro-péritonéales,* lésions rares, se signaleraient spécialement par des congestions hémorrhoïdaires dues à la compression de la veine mésentérique inférieure (Treitz).

La plupart des hernies internes, quelle que soit leur variété, pourront à peine être soupçonnées, malgré le soin que prendra le chirurgien d'explorer l'abdomen et le petit bassin par tous les moyens en son pouvoir. Certaines petites hernies, qui s'engagent dans des anneaux naturels, et qui deviendraient des hernies externes en grandissant, peuvent et doivent être considérées, au point de vue de l'obstruction, comme de véritables hernies internes. Elles sont, du reste, tout aussi difficiles à découvrir que ces dernières.

Que l'on jette un coup d'œil sur notre Obs. III (Hermann Kraussold). Après des accidents d'étranglement interne qui ont duré cinq jours, une femme de 38 ans subit la laparotomie. Aucun diagnostic n'était porté. L'opérateur s'attendait à trouver une bride. Les premières explorations faites dans l'abdomen ne révèlent rien; après une demi-heure de recherches seulement, et en suivant l'intestin grêle d'un bout à l'autre, comme on le fait dans une autopsie, il fut possible de trouver une hernie obturatrice.

Dans le cas de Hilton (n° 52 de notre tableau), il s'agit aussi d'une hernie obturatrice qui ne fut pas non plus diagnostiquée.

Dans le cas de Terrier (n° 88, *ibid.*), la rapidité des

symptômes donnait lieu à porter le diagnostic d'étranglement interne ; mais le mode d'étranglement était inconnu. On trouve, après ouverture du ventre, un sac péritonéal occupant le bord extrême du grand droit de l'abdomen et la quatrième anse de l'intestin grêle étranglée au collet.

On peut dire, qu'en fait, la découverte d'une hernie interne a toujours été une surprise pour les opérateurs.

Les étranglements par ouvertures anormales, dans le mésentère ou l'épiploon, siègent, dans la grande majorité des cas, sur l'intestin grêle. Cette circonstance, jointe à l'étroitesse ordinaire de l'anneau accidentel, donne souvent aux phénomènes une acuité qui, d'ailleurs, peut ne point dépasser celle des cas précédents ou des cas qui suivent. Nous avons, au point de vue des troubles fonctionnels et généraux, la reproduction pure et simple des phénomènes connus de l'étranglement herniaire. On a signalé dans quelques cas un craquement perçu par le malade dans un effort violent immédiatement avant l'apparition des accidents de l'étranglement, et on a supposé que cette sensation était due à la rupture des parties à travers lesquelles l'intestin allait s'engager ; mais ce signe est peu positif. Il a d'ailleurs été relevé aussi dans quelques cas de hernie interne.

La formation de brides accidentelles et l'établissement d'adhérences au niveau de brides péritonéales habituellement libres et flottantes sont souvent liés à des inflammations abdominales antérieures : péritonites de diverses causes, puerpérales, traumatiques, consécutives à la tiphlite, etc,.. Il y a donc intérêt à rechercher l'existence de ces antécédents, lorsqu'on se trouve en face d'un étranglement interne dans lequel on ne soupçonne pas une autre cause. Les brides déterminent souvent des accidents très aigus d'étranglement interne. Il ne faut point croire cependant que le fait soit absolument constant. On connaît des faits d'obstruction à marche peu rapide tenant à cette cause. Ainsi la malade de Duplay (Obs. VIII de Bulteau) avait eu, deux mois auparavant, des accidents qui auraient pu donner le change. Un cas connu de Moulinié est un exemple de véritable obstruction chronique résultant d'une bride fibreuse. Les effets produits par ces agents d'étranglement sont différents, parce que leur mode d'action n'est pas toujours le même. Une bride peut se nouer autour de l'intestin ou constituer, par des adhérences avec les parties voisines, un anneau étroit. Dans ces conditions, étranglement aigu. Elle peut au contraire être fixée à une distance plus ou moins longue, sur un corps plus ou moins mobile, et laisser au-dessous d'elle, selon le point de l'abdomen auquel elle correspond, un orifice d'une largeur variable. De là les différences constatées dans les effets qu'elle produit, de là l'impossibilité de baser son diagnostic sur une symptomatologie qui n'a rien d'absolument fixe.

Des diverticules intestinaux donnent lieu aux mêmes considérations diagnostiques. Le seul fait curieux, c'est qu'ils semblent bien réellement plus fréquents chez les individus affectés de quelque vice de conformation dans une autre partie du corps, et Cazin (Obs. I de Bulteau) raconte que chez son malade il soupçonna à l'avance l'existence d'un diverticulum, par cette raison qu'il avait un bec-de-lièvre.

Il ne faut pas oublier un caractère qui appartient aux diverticules, à l'appendice vermiforme et à beaucoup de brides : le point du canal obstrué occupe de préférence la fosse iliaque droite ; l'invagination aigüe siège aussi de préférence de ce côté. Au contraire, les plus communes des affections chroniques, les tumeurs, se montrent de préférence au niveau de la fosse iliaque gauche.

Arrivés au terme de cette étude, pouvons-nous prétendre que nous sommes en état de dire avec quelque chance d'exactitude la nature de l'obstruction aiguë en face de laquelle le hasard va nous placer? Non, d'une façon absolue. Tomber sur un obstacle exactement prédit, sauf les cas de hernies réduites en masse et quelques invaginations, c'est être bien servi par le hasard. En général, on hésitera entre deux ou trois opinions également plausibles ; le dommage ne sera pas bien grand, car la conduite à tenir est la même dans tous les cas.

Pour nous, et nous sommes ici d'accord avec la majorité des chirurgiens modernes, tous ces cas sont passibles de la laparotomie, ainsi que nous l'exposerons bientôt. S'il reste donc quelque obscurité sur le diagnostic au commencement de l'opération, celle-ci s'éclaircira bientôt.

Il serait à souhaiter qu'il fût possible dans tout cas donné d'obstruction chronique, de déterminer la cause productrice de l'accident. Il n'est pas indifférent, croyons-nous, de rester dans l'ignorance sur ce point ; si toutes les obstructions aiguës (pourvu qu'elles soient bien dignes de ce nom) ressortissent de la laparotomie, toutes ces obstructions chroniques ne sont pas destinées à recevoir le même traitement chirurgical. Voyons donc s'il nous sera possible de reconnaître les diverses variétés qu'elles peuvent nous présenter.

L'invagination intestinale chronique détermine assez souvent des phénomènes d'obstruction intestinale ; mais il ne faut pas croire qu'elle les détermine toujours. Rafinesque a bien montré qu'il y avait lieu de décrire à cette maladie trois formes :

La forme ordinaire prolongée où nous trouvons le plus souvent les phénomènes de l'obstruction ;

La forme dysentérique ;

La forme chronique proprement dite.

Dans ces deux dernières, les complications d'obstruction viennent encore assez souvent compliquer la maladie ; mais, par elle-même, celle-ci ne possède la plupart du temps que les apparences d'une affection organique ; elle peut suivre son cours, déterminer au bout d'un temps plus ou moins long par des procédés divers la mort du malade sans que l'obstruction ait existé. Il est vrai que l'invagination de l'intestin ne nous intéresse au point de vue restreint où nous sommes placés, qu'en tant qu'elle détermine l'obstruction. C'est lorsqu'elle l'aura provoquée que nous aurons à reconnaître la nature du mal. Cependant, si l'on considère que toute invagination chronique peut-être regardée comme une obstruction en puissance, et si l'on veut bien réfléchir à ceci que le traitement chirurgical de l'invagination chronique peut à la rigueur être proposé comme traitement préventif de cette obstruction à venir, on voit qu'il n'est pas tout à fait hors de propos de chercher à déterminer comment se fera le diagnostic de l'invagination en elle-même.

Il semble que d'une façon générale ce diagnostic ait présenté de bien grandes difficultés aux observateurs. Rafinesque a fait voir que sur 56 cas où l'invagination a pu être constatée par l'autopsie, la laparotomie ou l'élimination spontanée des parties invaginées, le diagnostic exact n'a été porté que dix fois. Dans 19 cas, il n'a été hasardé aucun diagnostic, et dans les 27 cas restant, les diagnostics ont été erronés.

Sur ces 27 erreurs de diagnostic nous trouvons que deux fois seulement on a pensé à des obstructions intestinales de nature quelconque, tout le reste a été étiqueté sous les noms les plus divers. Toutes les affections du tube digestif et du péritoine sont nommées dans le curieux tableau de Rafinesque.

Nous ne chercherons pas à montrer comment doit être fait le diagnostic différentiel; il y aurait là matière à développements trop considérables; disons que si l'idée de l'invagination était venue à l'esprit des observateurs, ils n'auraient probablement pas manqué de faire le diagnostic. L'examen attentif de l'abdomen, le toucher et au besoin le palper rectal, les divers moyens que nous avons indiqués à propos de l'invagination aiguë leur auraient certainement fourni des renseignements suffisants.

Les compressions de l'intestin par des tumeurs extérieures, telles que des kystes de l'ovaire, des corps fibreux de l'utérus, etc., seraient en général faciles à diagnostiquer, l'examen faisant reconnaître dans la cavité abdominale, la présence d'une tumeur plus ou moins volumineuse. Le ballonnement a pu quelquefois masquer ces tumeurs; on peut se demander alors si on n'a pas affaire à une invagination ou à un rétrécissement.

Les flexions anormales de l'intestin maintenues par l'adhérence des anses entre elles ou avec des organes voisins, déterminent souvent des engouements du tube intestinal par les matières fécales. Les accidents déterminés par ces lésions seront d'abord légers; après les alternatives connues de diarrhée et de constipation, de malaise et de bien-être, pourront survenir les accidents de l'occlusion aiguë. Le diagnostic sera la plupart du temps bien difficile; on pourra soupçonner seulement la nature de l'affection, s'il existe des commémoratifs d'une affection ancienne du péritoine, chronique surtout.

Les obstructions de l'intestin par corps étrangers contenus dans sa cavité ont été rarement l'objet d'un diagnostic exact. Ces corps sont, comme on le sait, de nature diverse :

a. Les calculs biliaires, dont Duchaussoy a fait une monographie en 1863, ont été signalés le plus souvent. On les rencontre presque uniquement chez des femmes d'un certain âge; ils se sont annoncés presque toujours par quelques coliques; mais, lorsqu'ils deviennent l'occasion d'une occlusion, celle-ci s'établit brusquement, de telle sorte que, dès le premier moment, il n'y a plus de selles, tandis que des vomissements abondants apparaissent. Ce sont là véritablement des accidents d'obstruction aiguë, et c'est presque toujours sous ce titre que les observations sont publiées dans les recueils. Malgré les renseignements qui précèdent, malgré les signes tirés du ballonnement, de la rapidité des vomissements, de l'acuité des symptômes qui indiquent tous une occlusion de l'intestin grêle (les cas où le calcul biliaire est venu obstruer le gros intestin sont des plus rares), malgré la sensation quelquefois perçue d'un corps étranger au niveau de l'épigastre, le diagnostic reste généralement incertain dans les cas de ce genre.

b. Les calculs intestinaux, encore plus rares, ne peuvent pas être plus diagnostiqués que les précédents, à moins qu'ils ne forment des masses énormes, comme celles dont Duchaussoy publie l'observation, p. 258, ou que leur véritable nature ait été révélée par l'élimination antérieure de concrétions alvines, ainsi que Monro l'a vu dans un cas (Duchaussoy, *ibid*.). Nous n'avons pas à nous arrêter sur ces raretés.

c. Les matières fécales contenues dans le gros intestin sont souvent, nous l'avons vu, le point de départ de l'étranglement. L'obstruction qu'elles déterminent ne tient pas toujours à ce qu'elles forment *in situ* une barrière opposée à la marche des matières alvines; elle est souvent le résultat de la pression que la masse fécale exerce sur les parties voisines. C'est la constatation de cette masse fécale et l'appréciation de ses caractères qui permettra le plus souvent de faire le diagnostic. Dans bien des cas, une exploration rectale, soigneusement faite, le permettra. Lorsque la masse fécale est trop élevée ou que l'exploration n'est pas faite avec soin, on peut être amené à commettre des erreurs de diagnostic que tout le monde connaît. Scanzoni signale un cas où on crut à une tumeur de l'ovaire ; dans un cas de Roux, on pensait avoir affaire à une tumeur du bassin, etc.

L'ingurgitation d'aliments indigestes, en grande quantité, est un renseignement qu'il faut retenir dans quelques cas ; il faut aussi tenir compte des parésies de l'intestin qui s'observent à la suite de certaines maladies graves, ou chez les vieillards, ou bien encore chez les paralytiques généraux. Il y a là des raisons de diagnostiquer un corps étranger, si quelques signes d'obstruction viennent à se produire.

Les obstructions provoquées par les rétrécissements de l'intestin, cicatriciels ou cancéreux, sont celles qui revêtent le plus souvent la marche chronique type que nous avons décrite. Pour les rétrécissements simples, les antécédents pathologiques indiqués ont la plus grande importance.

Il faut faire entrer en ligne de compte dans les rétrécissements cancéreux avec les symptômes connus, sur lesquels nous ne reviendrons pas, l'âge des sujets, qui est ordinairement de plus de 40 ans, l'état général plus ou moins mauvais ; enfin, et surtout la présence d'une tumeur constatée vers la fosse iliaque gauche presque toujours. Si ces signes existaient constamment, le diagnostic ne pourrait manquer d'être assuré dans tous les cas, et de fait, il l'est la plupart du temps ; cependant, il se glisse encore ici quelques causes d'erreur. Le sujet peut être jeune, son état général parfaitement conservé, sa tumeur impossible à sentir. Mais les cas de ce genre sont heureusement les moins communs.

Après avoir étudié soigneusement son malade, le chirurgien arrive généralement à formuler le diagnostic de l'obstruction dans des termes analogues à ceux-ci :

1° Il y a une obstruction aiguë;

Elle dépend *certainement* d'une invagination;

Ou bien :

Elle est *probablement* le résultat d'une bride, d'un diverticulum, d'une invagination;

Ou bien :

Elle est *peut-être* le fait d'une hernie interne, d'un anneau accidentel, d'un volvulus;

Ou bien encore :

Sa cause est absolument inconnue. — Nous laissons de côté les hernies réduites en masse et étranglées qui se reconnaissent aisément.

2° Il y a une obstruction chronique;

a. Elle a des causes connues comme un cancer de l'intestin que l'on sent; une invagination chronique qui a pu être diagnostiquée; la compression de l'intestin par une tumeur; une accumulation de matières fécales reconnue; un corps étranger, sur lequel on a des renseignements, qu'il vienne de la bouche ou de l'anus.

b. Elle est de cause inconnue.

Voyons quelles sont, dans chacun de ces cas, les indications, les contre-indications qui règlent l'intervention chirurgicale.

OBSTRUCTIONS AIGUES.

Invagination. — Un certain nombre d'invaginations aiguës sont susceptibles de guérir spontanément, surtout après l'élimination de l'intestin invaginé. Ce fait a éloigné beaucoup de praticiens de l'intervention chirurgicale active. Nous ne craignons pas de dire bien haut que s'abstenir ici, c'est pourtant commettre une erreur considérable. Aucune obstruction intestinale ne commande l'intervention au même degré que l'invagination; aucune ne peut donner le même nombre de succès.

Chez les enfants de 0 à 5 ans, il n'y a presque rien à perdre lorsque l'on intervient, puisque la mortalité, pour cette période de la vie est de plus de 80 p. 100 (88 p. 100 dans les 6 premiers mois). Y a-t-il au moins quelque chose à gagner? On a dit souvent que tous les enfants âgés de quelques mois seulement succombaient à l'opération, et quelquefois pendant le cours de cette opération. Nous sommes à même de soutenir le contraire, puisque nous avons enregistré trois succès, chez des enfants, dont l'un avait 7 mois (invagin. 13), le second, 6 mois (18), et le troisième, 2 ans (12). Le nombre des succès obtenus chez les enfants et les adolescents, car plusieurs de nos opérés ont jusqu'à 16 ans, est fort petit, trois sur seize; mais trois sur seize représente près de 20 pour 100; c'est une proportion aussi favorable déjà que celle qui nous est donnée par la marche naturelle de la maladie. Ce qui est consolant, ce qui doit nous faire affirmer que la laparotomie est ici réellement indiquée, c'est que nous apercevons nettement les causes principales de la mort. Les enfants qui ont guéri n'avaient subi l'étranglement que pendant un temps fort court; chez ceux qui sont morts, il existait depuis plusieurs jours. Là est tout le secret de la guérison, secret pénétré déjà par Sands et Hutchinson, qui tous les deux ont rapporté au peu de temps écoulé entre le début des accidents et l'opération la réussite de leurs opérations.

Il y a donc indication de pratiquer la laparotomie pour

réduire l'invagination chez les enfants, et cette indication est pressante. Elle n'existe que pendant les **premières** vingt-quatre heures, quarante-huit heures peut-être (Sands); passé ce délai, l'occasion est perdue. Le petit malade périra quoi que l'on puisse faire.

Chez les adultes, nous arrivons, par la considération des cas publiés, malheureusement en petit nombre, à un résultat surprenant. Ici, l'indication est absolue; la laparotomie, si nous pouvions avoir confiance dans nos tableaux, s'imposerait au même titre que la ligature d'une artère ouverte. En effet, tous nos adultes, au nombre de six, ont guéri, sauf un seul (Obs. 3 de nos invaginations), qui lui-même ne serait pas mort, à ce qu'il semble, si la tumeur rectale constituée par l'intestin invaginé n'avait pas été horriblement malmenée par un médecin qui tira sur elle, l'incisa, etc. — On voit combien il y a loin de là au conseil donné par quelques auteurs de s'en tenir à l'expectation chez les adultes, par la raison que ceux-ci guériraient plus facilement que les enfants (Le Dentu). Nous savons, en effet, que les adultes guérissent spontanément dans la proportion de 37 p. 100 (Leichtenstern); mais qui voudra se contenter de ce petit nombre de succès si l'on peut espérer de guérir presque tous ses opérés? Une circonstance heureuse, c'est qu'ici l'indication est, si l'on peut ainsi dire, plus durable que chez les enfants; on n'a dégagé certaines invaginations qu'au bout de quelques jours, et on a pu le faire encore sans trop de peine. L'état de l'intestin invaginé est, d'ailleurs très variable ici, suivant l'acuité des symptômes. Il est difficile de démêler, dans les observations, ce qui appartient aux invaginations réellement étranglées et à celles qui durent des mois sans étranglement véritable. Quand on cite le cas de Lhonneur (*Soc. anatomique*, 1855), dans lequel, après 4 mois 1/2 d'invagination, il n'existait pas même d'adhérence entre les séreuses de l'intestin invaginé, il est clair que l'on ne parle pas d'un cas chronique sans étranglement. Nous n'avons pas affaire ici à des faits de ce genre. Dans les cas qui nous occupent, le chirurgien a le temps d'agir; mais ce temps doit être considéré comme assez court, et, sans être aussi absolue que pour les enfants, la règle d'agir vite possède encore ici quelque valeur.

Que dire de l'entérotomie dans les invaginations aiguës? *A priori*, nous ne pouvons considérer comme rationnel l'établissement d'un anus contre nature dans une affection comme celle-ci. Le boudin, formé par l'intestin invaginé, mesure 10, 20, 30 centimètres quelquefois. Il reste là, étranglé, exposant le malade à des chances de mort multiples. Les chirurgiens anglais ne mentionnent même point cette opération dans la thérapeutique chirurgicale de l'invagination. Leichtenstern la cite en passant, et M. Duplay (*Arch. de Méd.*, 1879, vol. II, p. 717) laisse à chacun selon son tempérament le soin de choisir entre la laparotomie et l'entérotomie, au moins dans les cas tardifs. Même dans ces derniers, elle n'est peut-être pas très indiquée.

Nous trouvons que l'entérotomie pour l'invagination est mentionnée six fois dans notre tableau des Entérotomies pour affections autres que le cancer. Un des opérés, enfant de 16 mois, a succombé. Les autres étaient des adultes. Trois ont succombé (22, 37, 42); deux seulement survécurent (9 et 19). C'est un résultat bien différent, on le voit, de ce que la laparotomie nous a fourni. Et comment sont morts les opérés? Ils ont vécu : l'un 11 jours; l'autre 9 jours; l'autre 52 heures, et sont morts, les deux premiers du moins, des accidents consécutifs à cette rétention de l'intestin invaginé.

Nous ne saurions donc recommander l'entérotomie dans l'invagination.

Si cependant le chirurgien, arrivant trop tard, se trouve en face d'un malade dont l'intestin semble devoir être enflammé, menacé de perforation, que devrait-il faire? Nous n'oserions pas conseiller ici une intervention active quelconque. Le mieux serait probablement de s'en tenir à une thérapeutique exclusivement médicale, dans laquelle on ferait jouer le principal rôle à l'opium, donné à une haute dose, jusqu'à 15 et 20 centigr. par jour, comme l'a conseillé Moutard-Martin.

Dans le cas où, trompé par la bénignité apparente des symptômes locaux et généraux, on serait conduit par la laparotomie sur un intestin déjà perforé, l'unique ressource serait de chercher à établir un anus contre nature au niveau de la perforation, à moins que l'on ne préférât imiter la conduite d'Henry Howse (n° 19 du tableau des lap.), qui, en pareil cas, excisa la portion invaginée et fit la suture des deux bouts de l'intestin. Le résultat ne fut pas favorable dans le cas d'Howse; mais on peut se demander si la même opération, mieux conduite ou pour le moins prévue et mieux préparée, ne pourrait pas être suivie de succès, tout aussi bien que les autres opérations de résection de l'intestin, dont nous aurons à parler tout à l'heure.

Les *brides et les diverticules* sont, de la part du chirurgien, l'objet d'un diagnostic de probabilité. Leur fréquente relation, leur siège dans la région latérale droite de l'abdomen, les renseignements sur certains états pathologiques antérieurs, la coexistence d'une malformation congénitale, etc., sont autant de signes, sinon de certitude, au moins, nous le répétons, de probabilité. On doit se demander : Que faut-il faire en admettant que le diagnostic soit exact? et qu'arrivera-t-il si la lésion réellement existante n'est pas celle que l'on a supposée?

Un étranglement par bride ou par diverticulum est, de sa nature, définitif. Que la bride ait formé un nœud autour de l'intestin; que, par des adhérences contractées avec les parties voisines, elle ait constitué un anneau dans lequel une portion plus ou moins considérable d'intestin sera venu s'engager, l'étranglement qui en résulte ne peut guère disparaître tout seul. On cite toujours le cas de Nélaton, d'une bride observée à l'autopsie, et qui, frappée de sphacèle était sur le point de se rompre. Cet exemple est unique jusqu'ici, et, tel qu'il a été observé, il a déterminé la mort du malade. Compter sur un hasard comme celui-ci, mais plus bienfaisant encore pour la guérison de l'étranglement intestinal, on n'y songe pas beaucoup.

Il faut donc, ici, de toute nécessité, intervenir chirurgicalement. Mais comment intervenir? Ouvrir une voie artificielle aux matières intestinales, ou bien lever l'obstacle par la laparotomie?

L'anatomie pathologique nous a fait voir que, dans le cas actuel, c'est l'intestin grêle qui est le plus souvent pris; l'étude attentive du malade confirme, quelquefois, cette donnée première. Dès lors, on ne peut songer à pratiquer l'entérotomie sur le gros intestin; ce serait s'exposer à ne pas obtenir le résultat désiré : ouvrir une voie pour les matières intestinales? Nous avons rapporté un certain nombre de colotomies lombaires faites pour ainsi dire à blanc, l'obstacle se trouvant au-dessus du point où l'intestin fut ouvert. Pour ne pas tomber dans cette erreur, c'est à l'entérotomie de l'intestin grêle qu'il faut avoir recours si l'on se décide à ouvrir un anus artificiel.

La tendance actuelle est de préférer l'ablation de

l'obstacle, c'est-à-dire la section de la bride ou du diverticulum à l'ouverture d'un anus artificiel. Les deux belles observations que Terrier et Bœckel, de Strasbourg, ont récemment publiées, sont bien faites pour encourager les chirurgiens.

Il est difficile de trouver dans le tableau d'entérotomie pour causes diverses, les renseignement qui nous seraient nécessaires pour comparer les résultats fournis par l'entérotomie et par la laparotomie dans cette variété d'obstruction. En bloc, l'entérotomie fournit, d'après ce tableau, 18 guérisons sur 43 opérations. Ce chiffre est probablement exagéré, même pour les faits de non-cancers que nous considérons. On aurait, si on l'acceptait, une proportion de succès de près de 42 0/0. Il est certain qu'il faut rabattre beaucoup de ce chiffre. Aucun de ces cas si favorables (au nombre de 6) dans lesquels la guérison de l'opération a été suivie à bref délai de celle de l'anus contre nature n'était probablement un étranglement par bride. Qu'à la rigueur une anse dégonflée ait pu, une fois par hasard, se dégager d'un anneau accidentel, on ne peut pas soutenir que cela n'ait jamais eu lieu ; mais c'est là, bien certainement, un fait exceptionnel . Si on retranchait 5 à 6 succès de ce petit nombre de 18 que nous avons donné, on abaisserait tout de suite la moyenne des résultats favorables au taux de 30 0/0 environ. Encore peut-on être sûr que ce chiffre est un peu élevé. Il y a toujours quelque chose d'inquiétant à laisser une bride pressée sur un intestin même vide ; il est impossible que des accidents nerveux et inflammatoires ne soient pas, quelquefois, le résultat de cette compression.

La laparotomie pour brides et diverticules a fourni seulement 24 0/0 de succès. C'est une infériorité réelle par rapport à l'entérotomie. Mais, tandis que l'entérotomie a réalisé, dès à présent, tous les progrès dont elle est susceptible, la laparotomie est encore dans l'enfance. Nous avons démontré l'influence évidente qu'exerçait sur ses résultats, le moment où elle était mise en usage. Les malades guéris présentent une moyenne de 4 jours d'étranglement; ceux qui sont morts souffraient depuis 6 jours 1/2. Il est certain que, même pour ceux qui ont guéri, l'attente avait été trop longue. On peut donc être sûr que, dans l'avenir, lorsque l'utilité d'opérer vite sera mieux comprise, la section des brides ou des diverticules donnera des résultats infiniment meilleurs.

Pour nous, dès que le diagnostic de bride serait suffisamment probable, nous n'hésiterions pas à pratiquer l'ouverture de la cavité abdominale et à chercher cet obstacle. Le succès est, à ce prix, un succès relativement facile et qui peut se comparer à celui que donne ordinairement l'opération de la chélotomie faite à temps.

Des indications opératoires en cas de diagnostic incertain
ou inconnu.

Le diagnostic des brides n'est jamais porté d'une façon absolument certaine; celui des hernies internes, des orifices accidentels, l'est encore moins. Dans le plus grand nombre de cas, le chirurgien qui pratique la laparotomie dans l'obstruction aiguë ira donc au-devant de l'inconnu. Il devra, après l'ouverture de la cavité abdominale, constater directement la nature de l'obstacle et régler sa conduite sur ce qu'il aura découvert.

Est-ce là, comme on l'a dit, une manœuvre trop hasardeuse? Les difficultés sont-elles réellement si grandes que cette exploration soit condamnée presque fatalement à ne donner aucun résultat?

Sur ce point, les faits répondent suffisamment; de nos

102 observations de laparotomie, en dehors de l'invagination, 3 seulement indiquent l'impossibilité de trouver
l'obstacle réel au cours des matières. Dupuytren (18)
méconnaît une bride énorme constituée par l'épiploon
roulé en corde; mais on peut dire que son opération fut
assez mal conduite. L'ouverture de l'abdomen était
étroite (3 pouces); il introduisit seulement un doigt dans
la cavité abdominale, et, effrayé de voir s'écouler un
liquide floconneux assez abondant, il cessa rapidement
son exploration. Le trouble de l'opérateur fut tel, les
idées que l'on se faisait à cette époque sur la gastrotomie
étaient si peu nettes, que l'on ne chercha pas à recouvrir
la plaie pour permettre l'écoulement des liquides. On la
pansa avec une compresse fenêtrée enduite de cérat
et recouverte de charpie!

Dans un autre cas (n° 87 du tableau), Cruveilhier eut
sous les yeux un diverticule de l'intestin grêle qui étranglait une anse; mais ce diverticule était si volumineux, si
large, si parfaitement semblable, en un mot, à l'intestin
lui-même, qu'on ne le reconnut point. Il y aurait
eu peut-être autre chose à faire, dans ce cas, que d'abandonner l'opération à ce moment.

Enfin Maunder (n° 119 du tableau) détruisit une bride
qui lui paraissait comprimer l'intestin et méconnut un
volvulus, leçon dont il faut savoir profiter. Nous dirons,
en décrivant le manuel opératoire, de quelle façon doit se
faire l'exploration de la cavité abdominale; nous pouvons
être sûr qu'avec une incision suffisamment large, telle
que les chirurgiens ne craignent plus de la faire aujour-
d'hui, un obstacle quelconque placé dans l'abdomen a
bien peu de chances de nous échapper.

La laparotomie nous donnera donc, d'une façon suffisante, le pouvoir de retrouver l'obstacle que nous cher-
chons. S'ensuit-il qu'elle puisse prétendre à remplacer

l'entérotomie dans tous les cas incertains d'obstruction aiguë?

Nous n'hésitons pas à répondre affirmativement, par cette double raison que, si l'obstacle peut être enlevé, la laparotomie y pourvoira et que, s'il ne peut l'être, elle laissera l'opéré dans des conditions qui permettront de pratiquer l'anus artificiel avec autant de chances de succès qu'auparavant.

La pratique de l'ovariotomie faite sur une si large échelle par nos voisins d'Outre-Manche les a singulièrement familiarisés avec l'ouverture du péritoine. Pour eux, cette opération est si peu grave, que beaucoup conseillent de la faire sans crainte toutes les fois qu'il devient nécessaire d'explorer, à un titre quelconque, la cavité abdominale.

Le Dr Teale a récemment soutenu cette opinion avec beaucoup de conviction dans la réunion de l'Association médicale britannique (*British Medical Journal*, 1879, t. I, p. 41). Il rapporte des cas dans lesquels on regretta, à l'autopsie, de n'avoir point, pendant la vie, pratiqué l'exploration de la cavité abdominale, qui eût fait reconnaître des lésions à guérir, et il en cite d'autres, tirés de sa pratique, dans lesquels cette exploration fut faite sans inconvénient. C'est à lui que nous devons cette remarquable observation (n° 71 du tableau) dans laquelle l'indication d'une colotomie lombaire suivie de succès fut tirée de la laparotomie. Quelques années auparavant, le Dr Johnston avait, par le même procédé, déterminé l'existence d'une tumeur au niveau du côlon transverse et pris le parti de pratiquer l'entérotomie sur le cæcum, ce qui procura la guérison du malade (*The Dublin Journal of Medical Sciences*, 1876, p. 149).

On a dit que les péritoines étaient peu sensibles dans la race anglo-saxonne, ce qui n'est peut-être qu'un moyen de nous excuser auprès des nôtres ; cette immunité relative ne donne pourtant pas à tous les chirurgiens anglais une confiance complète. Le Dr Bradley, dans la réunion dont nous parlions tout à l'heure, a déclaré ne pas partager l'opinion du Dr Teale. Pour lui, les incisions exploratrices sont très dangereuses.

Nous sommes bien éloignés de penser, nous aussi, qu'ouvrir le ventre n'est rien, mais il faut reconnaître que l'ouvrir aujourd'hui, avec les procédés de pansement fournis par la méthode antiseptique, n'est plus ce que c'était il y a seulement dix ou quinze ans. Nous avons déjà donné des chiffres significatifs sur la pratique des ovariotomistes. Si l'on considère les observations de laparotomie portés à notre tableau et dans lesquelles cette opération ne permit pas de trouver ou de lever l'obstacle cherché, on voit que l'intervention chirurgicale semble n'avoir pas exercé là d'influence funeste. Chez six malades (30, 24, 41, 57, 101, 113) on trouve un obstacle insurmontable, ou l'on ne trouve rien ; l'opération est abandonnée et le ventre recousu. Trois guérissent ; quant aux autres, retenez qu'ils ont été opérés en pleine obstruction ; ils ont succombé à celle-ci et non pas à l'opération.

Treize malades, après la laparotomie subissent l'ouverture de l'intestin pour l'établissement d'un anus artificiel. Six guérissent ce qui fournit, chose curieuse, une proportion de succès sensiblement supérieure à celle de l'entérotomie courante (46 p. 100 au lieu de 42).

Ce singulier résultat fera dire que les chiffres sont trompeurs.

Faudrait-il aller jusqu'à admettre maintenant qu'avoir subi une laparotomie préalable constitue pour le malade une heureuse condition ? Assurément non, et tout n'est pourtant pas hasard peut-être dans le chiffre remarquable de succès que nous obtenons. Est-ce que le choix heureux du point où devait s'établir l'anus contre nature n'a pas pu faire sentir ici son influence. Pridgin Teale a reconnu qu'il pouvait opérer sur le côlon : Johnston a choisi le cæcum, etc. Ouvrir le gros intestin, à coup sûr, au lieu d'établir aveuglément un anus artificiel sur l'intestin grêle, change assurément les conditions de l'opération, et il peut se faire que dans tous les cas où la laparotomie fut pratiquée, la somme des avantages, dus à la connaissance exacte du mal, ait dépassé la somme des inconvénients et des dangers inhérents à l'opération.

Après les réflexions qui précèdent, il devient presque inutile, croyons-nous, de nous apesantir longuement sur l'entérotomie.

Longtemps l'influence de Nélaton l'a fait employer d'une façon exclusive dans le traitement de toutes les obstructions (nous parlons de l'entérotomie au pli de l'aine qui convient seule, comme nous le savons, dans les cas à diagnostic incertain). Le petit nombre des succès que l'on obtient, la chance que l'on court d'ouvrir l'intestin trop près de l'estomac, les dangers qui résultent de la persistance de l'obstacle et qui sont de plusieurs ordres : inflammation à son niveau; troubles à distance par la réplétion persistante du gros intestin quand l'obstacle, siégeant vers la portion terminale de celui-ci, l'anus artificiel se trouve établi sur l'intestin grêle (Trousseau, Robert, thèse de Besnier 1857, p. 62), les inconvénients d'une guérison qui ne s'obtient que par la production d'une infirmité grave destinée à persister le plus souvent toute la vie, toutes ces raisons semblent devoir éloigner de plus en plus les chirurgiens de la pratique de cette opération.

Nous n'avons pas à insister *sur les indications secondaires* qui se rencontrent après l'ouverture de l'abdomen. Elles dépendent des circonstances. Si le chirurgien rencontre un anneau accidentel ou une hernie interne, il essaie de dégager l'intestin, sans pratiquer de débridement si la chose est possible, ou après débridement; un volvulus est défait coûte que coûte, dût-on, comme Reali, inciser l'intestin en plusieurs endroits. Cette pratique est cent fois préférable à celle de Cruveilhier qui, croyant reconnaître l'intestin dans une sangle qui étranglait une anse intestinale, n'osa pas passer outre et abandonna l'opération. C'était un diverticule; mais eût-ce été l'intestin, ne valait-il pas mieux le dégager, même au prix d'incisions bientôt suturées? Un corps étranger (calcul biliaire ou autre) est extrait par l'incision de l'intestin, qui sera aussitôt recousu avec les précautions convenables.

Nous étudierons en détail, dans le dernier chapitre de ce travail, les divers actes opératoires nécessaires après la laparotomie.

Une indication qu'il semble difficile de poser d'une manière absolue, c'est celle qui résulte de l'absence bien constatée d'obstacle sur le tube intestinal. La laparotomie est faite; l'intestin, plus ou moins distendu, est exploré avec soin; on ne découvre rien. Que faire? La question a été jugée diversement. Quelques-uns se sont bornés à refermer l'abdomen et ont vu guérir leurs malades dans qualques cas; d'autres ont jugé plus prudent d'établir un anus artificiel.

Nous n'oserons pas conseiller de prendre, en pareille circonstance, un parti plutôt qu'un autre. Les faits ne nous paraissent pas suffisamment démonstratifs. Peut-être cependant, pencherions-nous plutôt vers l'abstention.

Les cas de ce genre sont peu communs. Nous avons cependant dû en citer plusieurs.

Les contre-indications a la laparotomie dans les obs-

tructions aiguës sont difficiles à exposer. Il n'y en a
point d'autres que l'état de faiblesse extrême du malade
et la certitude que des lésions graves inflammatoires ou
gangréneuses existent déjà du côté de l'intestin. Encore
ces lésions, qui nous paraissent contre-indiquer absolument la laparotomie dans l'invagination intestinale,
n'ont-elles plus la même importance dans les étranglements internes de cause diverse, dans les obstructions
par corps étranger avec phénomènes inflammatoires considérables, etc.

Lorsque nous trouvons, après l'ouverture du ventre,
des lésions trop marquées de l'intestin, la ressource nous
reste d'établir un anus contre nature. Même dans ce cas,
et peut-être ici plus qu'ailleurs, la laparotomie semble
devoir être préférée à l'établissement d'un anus contre
nature par l'entérotomie simple. Avec celle-ci, l'obstacle persistant, le mal ne fera que s'étendre ; après la
laparotomie, au contraire, on peut espérer, grâce surtout
à des pansements antiseptiques soigneusement faits, de
le voir bientôt s'éteindre. Mais ici, les faits nous manquent ; nous n'avons donc pas le droit d'insister davantage.

La *péritonite* a paru longtemps constituer une grande
contre-indication. La préoccupation constante des chirurgiens a été de pratiquer l'opération avant que cette
complication de l'étranglement se fût produite. La
recommandation était sage, puisqu'elle aboutissait au
conseil d'opérer vite ; mais elle portait à faux, en visant
la péritonite. Nous trouvons un bon nombre d'opérations dans lesquelles on a noté l'inflammation du péritoine. La production d'exsudats liquides est presque de
règle dans l'étranglement qui a duré quelque temps.
Presque toutes les observations indiquent l'écoulement
d'une certaine quantité d'un liquide séreux plus ou

moins louche, au moment de l'ouverture du péritoine.
Dans quelques cas, on a pu opérer en pleine péritonite,
comme par exemple, dans le cas de Julliard, où les anses
étaient rouges, distendues et agglutinées entre elles et
dans celui de Terrier, où « les anses intestinales, accolées
les unes contre les autres par de molles adhérences,
durent être séparées avec précaution. »

Dans le fait que Buchanan rapporte, les phénomènes
étaient encore plus marqués, et peut-être constituaient-
ils toute la maladie. Buchanan intitule son observation :
*Péritonite consécutive à une obstruction de l'intestin par
matières fécales ;* nous ne pouvons dire si l'obstruction
existait bien réellement ; quant à la péritonite, elle était
indéniable. Sa malade guérit parfaitement et vite, sans
autre intervention, après la suture complète de la paroi
abdominale ; comme si l'ouverture, en donnant issue à
des liquides septiques, avait débarrassé l'économie d'une
grave cause de troubles, et le cours des matières se rétablit.

Dans la cavité péritonéale, comme dans la plèvre, la
résorption se fait avec une intensité que les anciens ne
connaissaient pas, et dont ils interprétaient mal les conséquences. Peut-être, en revanche, exagère-t-on quelquefois aujourd'hui la fréquence de la péritonite septique ?
Le drainage préventif du péritoine, si souvent employé
dans les ovariotomies, répond à ces préoccupations ; il
est généralement abandonné dans les opérations simples ; mais il retrouve son emploi dans les cas très com-
pliqués, et il doit être employé surtout consécutivement,
toutes les fois que des liquides irritants sont tombés
dans la cavité péritonéale, ou que des liquides épanchés
tendent à se putréfier. Le professeur V. Czerny, de
Heidelberg, a récemment insisté sur la nécessité de faire,
dans certains cas, le drainage du péritoine après la lapa-

rotomie (*Archiv für Klinische Chirurgie,* de Langenbeck, 1880, p. 395), et le Dr Bardenheuer (de Cologne) la recommande chaudement dans un travail imprimé à Stuttgart tout récemment (en 1880), et qui est bien fait pour étonner, car l'auteur y rapporte, comme résultats de sa pratique dans une seule année à l'hôpital de Cologne, 123 grandes opérations pratiquées toutes sans un seul décès, parmi lesquelles 17 amputations de la cuisse, 12 résections du genou, etc. !

Le sphacèle d'une portion étendue de l'intestin (42 cent.) n'a pas empêché Kocher de mener à bien une laparotomie entreprise contre une hernie réduite en masse. Nous avons déjà eu l'occasion de signaler ce cas; nous reviendrons tout à l'heure à propos des tumeurs de l'intestin sur les résections et les sutures du canal intestinal.

Résumons ici les opinions défendues dans les pages qui précèdent :

1° La laparotomie pour rechercher l'obstacle au cours des matières et pour le lever doit être tentée dans toutes les *invaginations aiguës*.

2° Elle permet souvent d'arriver au résultat que l'on veut atteindre.

3° Si elle ne donne pas le résultat désiré, elle ne crée pas de dangers considérables et elle ne s'oppose pas à la création d'un anus contre nature.

Il faut ajouter :

4° L'opération doit être faite aussi rapidement que possible après le début des accidents.

5° Contre-indiquée dans l'invagination, dès que des phénomènes inflammatoires sérieux se sont produits et surtout toutes les fois que la perforation de l'intestin est supposée imminente, elle est de mise dans tous les autres genres d'obstruction aiguë, alors même qu'il existe de la péritonite ou qu'une portion d'intestin se trouve sphacélée,

RÈGLES DE L'INTERVENTION CHIRURGICALE DANS LES OBSTRUCTIONS CHRONIQUES.

L'invagination chronique ne constitue pas une véritable obstruction ; elle peut exister presque sans désordres de ce genre ; cependant elle s'accompagne toujours au moins d'un léger degré d'obstruction incomplète, susceptible de se compléter à un moment donné. A ce titre, elle mérite de nous occuper.

Lorsque l'invagination chronique a résisté à tous les moyens médicaux qui ont été mis en œuvre contre elle, il faut nécessairement se demander si l'intervention chirurgicale ne doit pas entrer en ligne de compte. J. Hutchinson a depuis longtemps tranché la question dans le sens de l'affirmative.

« La gastrotomie, disait-il dans les conclusions d'un « mémoire lu en 1873 à la Société de médecine et de « chirurgie de Londres, a le plus de chances de réussir « dans les cas où les symptômes existent depuis un « temps assez considérable et dans lesquels l'intestin est « seulement invaginé (et non étranglé). Or ce sont pré- « cisément les cas les moins susceptibles d'être guéris « par toute autre méthode. »

On voit tout de suite l'idée d'Hutchinson : il n'y a pas d'étranglement, donc il n'y a pas d'inflammation, pas d'adhérence des séreuses, pas de boursouflement des muqueuses, rien, en un mot, qui puisse empêcher la réduction.

Rafinesque (*loc. citat.*, p. 36) nous fait voir qu'il ne faut pas compter d'une façon absolue sur une intégrité des séreuses permettant le dégagement de l'intestin invaginé. Sur 23 observations dans lesquelles l'examen a pu être fait à ce point de vue, il a trouvé que, dans 4 cas, datant, les 3 premiers de treize, dix et trois mois et le dernier de vingt jours, il n'existait pas trace de fausses membranes entre les séreuses. Dans 4 autres (onze semaines, trois mois, quatre mois et demi et quatre mois) des adhérences récentes permettaient la réduction. Dans 5 cas, sans désignation d'âge, on parle simplement d'adhérences et dans 10 autres il est dit que celles-ci sont fortes et anciennes. Dans quelle mesure peut-on pratiquer ici la désinvagination, malgré les adhérences, décoller, séparer les parties avec le manche du scapel ou avec les ciseaux, c'est ce qu'il nous paraît difficile de préciser.

Il reste établi que, dans un bon nombre de cas, même au bout d'un temps fort long, la désinvagination reste possible. On peut penser que plus de la moitié des cas rentrent dans cette catégorie. Il y a donc là indication d'agir, indication d'autant plus nette, d'autant plus urgente que la terminaison fatale de l'invagination chronique est une règle presque absolue. La guérison après gangrène de l'intestin invaginé est ici tout à fait exceptionnelle. Le malade succombe généralement au bout de quelques mois dans une sorte de cachexie qui trompe souvent les médecins, comme nous l'avons dit.

La laparotomie fournirait certainement ici un grand nombre de succès. Si elle n'était pas appliquée trop tard, on pourrait espérer presque autant de succès que d'opérations. Mais si l'on tombe sur des parties altérées, adhérentes au point de ne pouvoir être dégagées, que faire? Nous ne pouvons point invoquer ici des faits connus. Il n'en existe point. On peut prévoir que la pratique de la laparotomie se généralisant, il s'en produira plus tard; le chirurgien se trouvera placé entre la nécessité de refermer l'abdomen sans agir davantage, ou de réséquer la portion invaginée en suturant les deux bouts, ou d'établir un anus contre nature. Dans l'état actuel des esprits, ce dernier parti trouverait sans doute le plus de partisans; nous voyons cependant poindre une période chirurgicale où les solutions radicales auront, croyons-nous, plus de chances d'être préférées, et déjà plusieurs de nos maîtres ne reculeraient point, nous en sommes sûrs, devant la résection complète.

Les compressions de l'intestin par des tumeurs fournissent l'indication d'éloigner cette tumeur si elle est mobile et si elle peut être fixée dans un autre point (le cas de Kœberlé, déjà cité, est, à ce point de vue, un exemple parfait), de la diminuer par la ponction si elle est liquide, d'en pratiquer l'ablation si sa nature le comporte. Si la compression, pour une raison ou pour une autre, ne peut être levée, il ne reste qu'une ressource, celle de la création d'un anus artificiel. Les règles pour son établissement sont ici les mêmes que dans les cas de tumeur siégeant sur l'intestin, dont nous aurons à parler bientôt.

L'obstruction par rétention des matières fécales cède d'une manière à peu près constante aux moyens médicaux. Il est donc fort rare d'avoir à intervenir chirurgicalement contre elle. On l'a fait pourtant quelquefois, et je rappellerai seulement, entre autres, le cas dans lequel Dolbeau ouvrit le cæcum plein de matières fécales et de noyaux de cerises. C'est évidemment de l'entérotomie, et de l'entérotomie seule, qu'il peut être question. Cette entérotomie doit nécessairement porter sur le gros intestin. Le cæcum, les côlons ascendant ou descendant, l'S iliaque, peuvent être ouverts. On s'en prendra presque toujours de préférence au cæcum, siège ordinaire des amas qui produisent la rétention des matières.

Les corps étrangers doivent, les résultats obtenus nous

le démontrent suffisamment, être attaqués par la laparotomie lorsqu'ils ne peuvent être extraits directement
par l'anus. Toutes les opérations entreprises contre eux
ont été couronnées de succès, sauf celle de Bryant, dans
laquelle une péritonite déjà fort avancée entraîna le malade malgré la laparotomie. A part celui du professeur
Verneuil, où la laparotomie servit seulement à aller avec
la main redresser le corps étranger et le pousser vers
l'anus, tous ces cas ont comporté l'incision de l'intestin
et sa suture.

Les tumeurs et les rétrécissements de l'intestin une fois
bien constatés par l'exploration du ventre, par l'introduction des sondes, par les injections, etc., une indication presque unique se pose : établir un anus contre
nature. L'emplacement de l'orifice sera choisi d'après le
lieu de l'obstacle, et, en règle générale, aussi rapproché
de l'anus que possible. Ce sera donc le côlon descendant
que l'on ouvrira dans les cas les plus communs, dans les
tumeurs de l'S iliaque; le côlon ascendant pourra être
choisi si la tumeur occupe le côlon transverse. On prendra au besoin le cæcum. Les cancers de l'intestin grêle
sont heureusement les plus rares. Ceux-là surtout
laissent peu d'espoir de guérison et méritent de se voir
appliquer cette règle, née d'un certain découragement,
que le professeur Verneuil formule ainsi : il est inutile
d'opérer dans les cas de cancers intra-péritonéaux.

Les obstructions chroniques de cause inconnue sont à
peu près uniquement le fait de rétrécissements ou
de tumeurs de l'intestin. Les uns et les autres se trouvent
de préférence, comme nous le savons, sur le gros
intestin. Des explorations faites avec soin permettent
souvent, nous l'avons vu, de déterminer assez exactement le lieu qu'elles occupent. Ce lieu étant connu,
un anus artificiel sera pratiqué suivant les règles que

nous venons d'exposer. Nous n'oserions pas, dans le cas actuel, conseiller la laparotomie exploratrice dont nous avons parlé précédemment, quoique les résultats obtenus jusqu'ici ne lui soient pas, en définitive, défavorables le moins du monde, et cependant nous ne voudrions pas blâmer non plus cette conduite, qui permet toujours comme pis-aller d'établir, sans nouvelle incision, un anus contre nature au niveau de la ligne blanche (Howard-Marsh).

REMARQUES SUR LES SUTURES ET LES RÉSECTIONS
DE L'INTESTIN.

Nous tenons à appeler spécialement l'attention sur les résultats remarquables que la suture de l'intestin a fournis dans un grand nombre de faits rapportés dans ce travail.

Tantôt, nous avons vu établir des points de suture sur des plaies incomplètes, dans lesquelles le péritoine seul était divisé, tantôt ce sont des incisions accidentelles ou voulues intéressant toute l'épaisseur de la paroi intestinale qui ont été traitées par ce moyen. Dans tous les cas relevés par nous, la suture a produit tout le résultat désiré. Il n'en est pas un seul où l'on puisse dire qu'elle ait manqué son effet. Dans l'observation de Bryant où la mort survint après l'extraction d'un calcul biliaire, nous savons que le résultat fatal ne dépendit en aucune façon de la suture. Les bords de l'incision furent trouvés au bout d'une demi-journée parfaitement accollés l'un à l'autre. Voici le résumé de cette observation :

Obstruction intestinale aiguë. — Laparotomie. — Extraction d'un calcul biliaire de l'intestin grêle. — Mort par péritonite. — Dᴿ Bryant.

(BRIT. MED. JOURNAL, 1879, t. II).

Une dame de bonne santé n'ayant présenté aucun symptôme d'une maladie quelconque, est réveillée dans la nuit du 8 août 1879 par des douleurs abdominales très vives. L'abdomen se distend très rapidement.

Le docteur Thomas Bryant diagnostique une obstruction intestinale et se décide à pratiquer la laparotomie. Cette opération fut faite soixante-douze heures après le début des accidents. — Incision de quatre pouces sur la ligne blanche à partir de l'ombilic. — Exploration des anneaux qui ne fait rien découvrir. — On trouve au milieu de l'intestin un corps retenu qui paraît dur. C'était un calcul biliaire, on l'enlève en pratiquant une incision à l'intestin. Suture intestinale.

La malade mourut au bout de huit heures.

On constate à l'autopsie qu'il n'y a eu effusion d'aucun liquide dans la cavité péritonéale; de la lymphe plastique cimentait partout les diverses parties. Il existait une péritonite très avancée. M. Bryant fit voir que le calcul avait pénétré dans le duodenum par ulcération des conduits biliaires et du duodenum lui-même. Cette observation prouve une fois de plus qu'il ne faut pas retarder l'intervention chirurgicale dans les cas d'obstruction intestinale bien constatée. Dans le cas particulier l'insuccès est dû en partie à ce que l'opération a été faite trop tard (soixante-douze heures après le début de l'obstruction), et, en partie, à la blessure mécanique produite par le calcul et qui fut le point de départ de la péritonite grave constatée à l'autopsie.

Nous n'insisterons pas sur ces faits d'où résulte pour la taille intestinale une innocuité analogue à celle de la *taille stomacale.* Ils sont bons à retenir cependant, puisqu'ils établissent d'une manière absolue qu'il ne faut jamais hésiter à inciser l'intestin, quand il est nécessaire de le faire pour extraire des corps étrangers

(Studsgaart), par exemple, ou pour détruire un nœud (Reali), ou pour toute autre cause.

Nous n'avons pas besoin d'ajouter que les précautions les plus minutieuses doivent être prises dans tous les cas, pour éviter l'effusion des matières intestinales dans la cavité péritonéale.

Les cas d'incision transversale et complète du tube intestinal sont un peu moins communs. En voici un exemple dans lequel cette incision fut produite accidentellement, non pas il est vrai dans une opération faite en vue d'une obstruction intestinale, mais au cours d'une ovariotomie. Nous le devons au professeur Trélat; les réflexions qui sont contenues dans le texte de cette observation nous montrent la règle à suivre en pareil cas. La femme dont il s'agit guérit évidemment fort bien de sa plaie intestinale; les accidents qui l'emportèrent venaient d'une source toute différente.

Observation du professeur TRÉLAT (inédite).

Suture intestinale.

Dans le courant du mois de février 1879, M. Trélat eut à pratiquer une ovariotomie pour un grand kyste multiloculaire, chez une malade de 40 ans environ.

M. Terrier l'assistait dans cette opération. La tumeur présentait un nombre infini de poches, dont le contenu extrêmement visqueux, demi-solide ne s'écoulait pas par les trocarts les plus volumineux. On dut à coups de ciseaux, et avec les doigts rompre les poches et les vider successivement. La tumeur adhérait en une foule de points aux parties voisines et notamment aux parois du petit bassin. Lorsqu'on l'eut arrachée pièce à pièce, pour ainsi dire, il fut impossible de constater un pédicule ayant quelque longueur. On dut se contenter de réunir dans le bas de la plaie les restes de l'enveloppe kystique. On la maintint là par deux broches passées en croix.

Dans le cours de l'opération, pendant cette dissection un peu à l'aveugle, qu'on avait dû faire, l'intestin avait été coupé en travers d'une façon toute accidentelle. On reconnut la section quand l'opération était déjà presque terminée. M. Trélat répara le mal en pratiquant la suture des deux bouts. Il employa le procédé de Gely. La section était complète, si bien qu'un fil dut être placé sur le mésentère, qui lui-même était coupé dans une petite étendue. C'est seulement après cette suture que le pédicule fut formé comme il a été dit et que le ventre fut finalement recousu.

La malade a survécu onze jours, et on peut être sûr que les causes de la mort ne se trouvent à aucun degré dans la blessure de l'intestin. En effet, pendant les huit premiers jours tout se passa le mieux du monde. L'état général resta excellent; appétit, sommeil, etc. Plusieurs selles, dont quelques-unes moulées se produisirent dans cet intervalle. Les accidents qui ont entraîné la mort de la malade se sont montrés à partir du huitième jour. Leur début coïncide avec la chute des broches qui maintenaient le pédicule fixé à la paroi abdominale; ils ont affecté la forme septique la plus grave, si bien que l'opérée souffrant pour la première fois le lendemain de la chute de ces broches, s'est trouvée dans une situation extrêmement grave le surlendemain, et qu'elle est morte le troisième jour.

M. Trélat ne met pas en doute que les restes tiraillés, déchirés, effilochés du kyste aient dans ce cas constitué une sorte de mèche le long de laquelle les produits septiques ont fusé à leur aise vers le bassin.

Au point de vue de la suture de l'intestin, le fait présente presque autant de valeur que si la malade avait guéri.

Une autre fois M. Trélat emploierait de préférence la suture de Lembert.

Nous ne rappellerons pas ici l'histoire fort ancienne, puisqu'elle remonte à Guillaume de Salicet et aux quatre Maîtres, de la suture intestinale pratiquée dans le cas surtout de perte par gangrène d'une portion de l'intestin dans les hernies étranglées. Dès le moyen âge, s'était introduit l'usage de coudre l'intestin bout à bout sur un corps étranger tel que la trachée-artère d'un animal, une canule de sureau, une portion desséchée de l'intestin d'un animal.

Louis, dans un mémoire bien connu, combattit cette manière d'opérer et donna la préférence au procédé récemment mis en usage par Ramdhor, qui consistait dans l'invagination intestinale pure et simple, moyen incertain qui a donné plus de morts que de guérisons.

La réunion de l'intestin ne trouva ses principes véritables qu'après que Jobert eut proclamé la nécessité de mettre en contact les surfaces séreuses des deux bouts de l'intestin (*Archives générales de médecine, janvier 1824, et Traité des maladies chirurgicales du tube intestinal*). A partir de ce moment, nous voyons un certain nombre d'opérations s'exécuter avec succès.

Il y a là deux groupes d'opérations. Les unes ont porté sur un intestin gangrené dans une hernie externe ou interne ; les autres constituent de véritables résections faites sur le vif pour aller extraire une tumeur qui siège sur les parois mêmes de l'intestin.

Nous pouvons rapporter dans le premier ordre d'idées les opérations de Dieffenbach (*Wochenschrift für die gesammte Heilkunde,* n° 26, 1836 et *Archives générales de médecine,* 1837, volume XIII, page 315) et plus récemment deux opérations de Kocher, publiées l'une et l'autre dans les *Correspondenz-Blätter für Schveiz. Aertze,* n° 5, 1er mars, l'autre, dans les *Bulletins de la Société médicale de la Suisse romande,* avril 1880. Voici les résumés de ces observations dans lesquelles le procédé imaginé par Lembert en 1825, fut toujours mis en usage.

Excision de l'intestin gangrené dans une hernie crurale et guérison par suture intestinale. Par Kocher (de Berne). — (*Corr. Bl. f. Schweiz-Aerzte,* n° 5, 1er mars 1878.

(Revue des Sciences Médicales. — Hayem,
t. XII, p. 695).

Femme de 45 ans, entrée à la clinique chirurgicale de Berne avec une hernie crurale gauche étranglée, l'avant-veille, au moment où la patiente venait de quitter son bandage. État général bon, abdomen peu développé, à peine sensible à la pression; en revanche coliques violentes revenant par instant. La hernie a les dimensions d'une noix non écalée; elle est résistante et donne une sonorité tympanitique, métallique lorsqu'on la percute. Comme il s'est écoulé près de deux fois 24 heures depuis l'étranglement et que des tentatives réitérées de taxis ont été faites hors de l'hôpital, Kocher pratique tout de suite la herniotomie. Le sac contenait une faible quantité de liquide rouge foncé; l'anse intestinale se trouvait en avant; pas d'épiploon. L'intestin hernié avait une teinte noire bleuâtre et une consistance plus molle, qu'au dessus ou au dessous. L'étranglement par l'anneau crural était extrêmement marqué. Après des débridements multiples, l'intestin fut attiré avec précaution. Bien que l'odeur gangréneuse ne permît guère de doutes, pour être bien sûr que toute l'anse était gangrenée, Kocher la laissa au dehors en la protégeant avec un pansement antiseptique.

Le lendemain matin, l'état général était resté bon et il n'y avait pas d'élévation de la température; néanmoins, une teinte verdâtre étendue le long des vaisseaux de l'anse extraite, montrait que la gangrène était générale.

Kocher se décida à réséquer la portion d'intestin malade, en procédant comme suit:

Il attira l'intestin, autant que le mésentère distendu le permit, et cela afin de pouvoir fixer les bouts supérieur et inférieur et en même temps d'exercer une pression sur le mésentère. Cinq sutures avec du catgut fin furent pratiquées, suivant la méthode de Lembert, sur la circonférence de deux anses intestinales, avoisinant en haut et en bas l'anse gangrenée; les faces péritonéales se trouvaient ainsi adossées dans une certaine étendue, grâce au renversement en dedans des parois de l'intestin. Puis l'intestin fut coupé en travers, au-dessus de l'anneau constricteur supérieur; enfin, une excision cunéiforme fut faite sur le mésentère et ainsi fut retranchée toute l'anse gangrénée, longue de 12 centimètres. En serrant les fils, Kocher obtint une réunion exacte. Les bords du mésentère furent également suturés et des points de suture semblables, intercalés entre les fils de Lembert. La paroi intestinale ne fut pas transpercée de part en part. Après un nettoyage soigneux, l'intestin fut, non sans quelque difficulté, replacé dans une cavité abdominale. Lavements alimentaires et opium.

Dès la nuit suivante, émissions fréquentes de gaz par l'anus au milieu de coliques.

Le lendemain matin, 38° 4. Apyrexie à partir du quatrième jour, où l'on enlève le tube à drainage introduit dans la plaie.

Le huitième jour, évacuation d'une assez grande quantité de liquide foncé, teint par la bile, qui cessa complètement au bout d'une huitaine.

Guérison parfaite dans l'espace de quatre semaines.

Laparo - Herniotomie. — Gangrène intestinale. — Résection de 42 centimètres des intestins. — Guérison sans anus artificiel. — Par le professeur Kocher (de Berne).

(BULLETIN DE LA SOCIÉTÉ MÉDICALE DE LA SUISSE ROMANDE, Avril 1880).

Une femme de 40 et quelques années se présente à la clinique chirurgicale de Berne, avec des symptômes d'étranglement très intenses. Elle porte depuis longtemps une hernie inguinale, grosse comme la tête d'un enfant. La hernie a commencé à être douloureuse l'avant-veille et, dès lors, elle a rejeté tout ce qu'elle avalait: elle a des accès de fortes coliques, l'abdomen est ballonné; plus de selles, ni de vents. La première nuit, elle a pu réduire elle-même la tumeur.

Actuellement l'état est très grave : la malade est subictérique, le ventre est fortement ballonné. On découvre une hernie inguinale gauche contenant plusieurs anses d'intestins réductible. Mais si l'on introduit le doigt par le canal inguinal, après la réduction, l'on arrive sur une grande tumeur ronde dure, sensible à la pression. Il devait donc y avoir hernie double dont l'une était étranglée et avait été réduite en masse.

On procéda de suite à la laparo-herniotomie. Après avoir ouvert le premier sac herniaire et réduit les anses intestinales, je prolongeai l'incision à travers les parois abdominales et j'ouvris derrière le premier, un second sac herniaire situé dans l'abdomen en partie sur la fosse iliaque, en partie dans le petit bassin. Ce sac contenait un liquide sanguinolent et une très grande anse d'intestin gangrené, d'un brun rougeâtre, d'une odeur fétide. Il n'y avait pas autre chose à faire que de procéder à la résection de cette partie gangrenée. En tirant fortement sur le sac, on arrivait d'abord à sentir l'anneau formé par le col herniaire péritonéal très épaissi. Après débridement multiple, je puis tirer l'intestin hors de l'abdomen; je fis la résection de l'anse étranglée longue de 32 centimètres. Mais après m'être convaincu que la partie supérieure offrait quelques poches fort suspectes, je risquai 10 centimètres en plus. La suture de Lembert fut appliquée. Lavage très soigné avec une solution d'acide carbonique au 5 0/0: réduction de l'intestin dans l'abdomen. Réunion de la plaie après drainage complet.

Déjà, le second jour, la malade a des vents; le onzième jour, il y a des selles abondantes; pas un instant de fièvre, aucun symptôme inquiétant. Depuis le onzième jour, il y a des selles régulières, la plaie s'est guérie dans presque toute son étendue par première intention.

Remarques du professeur KOCHER. — On a pratiqué bon nombre de fois la résection de l'intestin; mais, comme il est toujours fort important pour le malade d'arriver à la guérison, et que le nombre des cas heureux est très restreint, je me permets de donner en détail le manuel opératoire suivi dans les deux cas que j'ai opérés et qui ont réussi tous deux. Il me paraît essentiel de fermer très exactement les deux bouts de l'intestin pendant l'opération et c'est ce que je fais avec de grosses pinces semblables aux pinces hémostatiques (trois figures sont jointes au texte), qui sont appliquées aux deux bouts à la limite de la partie gangréneuse. Ensuite, on coupe l'anse intestinale, après avoir appliqué une ligature circulaire sur le mésentère à l'endroit de la résection. Suit l'application de la suture de Lembert. Je donne la préférence à cette suture interrompue à cause de la simplicité de son application ; 8 nœuds ont été employés dans notre dernier cas, toujours avec de la soie très fine, cuite dans l'acide phénique pendant 3 heures. Comme le bout supérieur de l'intestin était dilaté, il fallut à deux reprises donner issue à son contenu pour en réduire la circonférence, de manière à pouvoir appliquer l'un contre l'autre les deux bouts de l'intestin. Enfin il faut couper l'intestin *derrière* les pinces pour se débarrasser des deux parties comprimées par elles, puis serrer les sutures. S'il existe la moindre solution de continuité, on applique encore quelques points de suture secondaire, qui ne doivent traverser que la séreuse et une partie de la tunique musculaire.

Après réduction de l'intestin bien lavé, il faut donner des lavements de laudanum assez souvent pour garantir pendant un certain temps la tranquilité de l'intestin. L'opéré est à la diète absolue. S'il y a de forts vomissements à la suite du chloroforme ou de l'acide phénique, le champagne à la glace convient très bien le plus souvent. Ce n'est qu'après la première huitaine qu'on donne des lavements de plus en plus grands d'eau tiède, dans le but d'amener les selles.

Dans tous les cas que nous venons d'indiquer, la guérison a été obtenue de la façon la plus parfaite.

Nous trouvons dans un autre ordre de faits des opérations plus hardies encore consistant dans la résection d'une portion de l'intestin dont les parois sont altérées par la présence d'un néoplasme. Dans un cas, celui de Henry Howse, le chirurgien réséqua l'intestin au-dessus et au-dessous d'une invagination intestinale qui ne pouvait être réduite.

Reybard, le premier, en 1833, dans un cas de tumeur de l'S iliaque, rapporté dans le *Journal de chirurgie,* de Malgaigne, tome II, page 303, octobre 1844, osa faire la résection d'une portion du gros intestin suivie de la suture des deux bouts par simple surjet. La guérison fut complète ; malheureusement le cancer récidiva au bout de 6 mois, et la mort eut lieu un an après l'opération.

Gussenbauer a rapporté, dans le 7e congrès de la Société allemande de chirurgie, tenu à Berlin le 14 avril 1878, l'observation suivante dont nous prenons le résumé dans la *Revue des sciences médicales,* 1879, tome XIII, page 734.

Ueber einen Fall von Dickdarmresection (Résection du gros intestin pour une tumeur. Mort). Par Gussenbauer. Et discussion consécutive, Schede, Thiersch, Kocher, etc., VIIe congrès de la Société allemande de chirurgie, 14 avril 1878.

(Berlin. klin. Wochens., n° 24, p. 355 et 356, 17 juin 1878).

Gussenbauer a pratiqué la résection du gros intestin comprimé par une tumeur, le 6 décembre 1877, sur un habitant de Bruxelles.

Depuis neuf ou dix mois, ce malade avait de la constipation et une tuméfaction complète de l'hypochondre gauche ; finalement, l'obstruction intestinale était devenue complète et l'abdomen était tendu comme un tambour. L'exploration rectale, exécutée d'après la méthode Simon, révéla l'existence d'une tumeur grosse comme le poing, mobile, nettement circonscrite, siégeant sur la paroi intestinale, proéminant librement dans la cavité abdominale, mais très vraisemblablement adhérente soit au mésentère, soit à une autre anse intestinale que celle sur laquelle elle était placée.

En prenant toutes les précautions antiseptiques, la cavité abdominale fut ouverte par une incision verticale sur la ligne blanche et par une seconde incision surmontant la première, et dirigée horizontalement du côté gauche. La séparation de la tumeur d'avec l'intestin grêle ne s'accomplit pas sans ouvrir ce dernier qui fut refermé par trois fils de catgut. L'isolement du mésentère, en revanche, ne présenta aucune difficulté. En procédant au décollement du gros intestin d'avec la paroi abdominale postérieure, le gros intestin se déchira en un point situé au-dessus de la tumeur et son contenu tomba dans la cavité péritonéale.

Dès lors, afin d'empêcher la continuation de l'épanchement des matières intestinales, on maintint le patient couché sur le côté gauche jusqu'à l'achèvement de la résection qui fut pratiquée sur une longueur de 4 pouces.

La résection du gros intestin accomplit du même coup l'extirpation de la tumeur qui était bien délimitée et n'avait pas envahi les ganglions.

Le mésentère fut détaché sur une certaine étendue pour permettre la réunion des deux bouts du gros intestin au moyen de la suture de Lembert, modifiée par Gussenbauer qui ne se contente pas d'unir les tuniques séreuses.

Au moment de la section de l'intestin, il n'y eut pas d'hémorrhagie ; l'opération dura deux heures.

Durant les douze premières heures consécutives, l'opéré se sentit relativement bien, mais il ne tarda pas à être pris d'un collapsus qui devint mortel dans l'espace de trois heures.

Dans une opération de même nature, Schede évita le passage des matières dans la cavité péritonéale, en plaçant une ligature temporaire sur l'intestin. Il ne parvint pas à détacher le mésentère suffisamment, pour pouvoir rapprocher et suturer ensemble les deux bouts de l'intestin, aussi dût-il établir un anus artificiel. Son opéré a succombé le lendemain.

Nous devons enfin à l'obligeance du professeur Guyon, le récit d'une tentative analogue faite sur un malade déjà bien affaibli.

Epithélioma cylindrique de l'S iliaque ayant produit des phénomènes d'étranglement interne. — Gastrotomie. — Résection d'une portion de l'S iliaque. — Par le professeur Guyon (inédit).

Le nommé Saint-Ouen, Louis, plombier, âgé de 70 ans, entre à l'hôpital Necker, dans le service de clinique de M. le professeur Potain, le 20 novembre 1879. Cet homme, qui n'a jamais fait de maladies antérieures, se plaint d'une *constipation opiniâtre qui dure depuis 25 jours ;* absence complète de selles, pas de gaz intestinaux rendus par l'anus. Quelques jours avant le début de ces accidents, le malade était un peu souffrant ; il se plaignait de coliques peu vives d'ailleurs ; il avait la sensation de mouvements intestinaux et éprouva quelque difficulté à aller à la selle ; dans les efforts de défécation, il rendit une certaine quantité de sang noir par l'anus, mais ce fait se produisait de temps à autre chez lui, car cet homme présente depuis une dizaine d'années un bourrelet hémorrhoïdal peu volumineux d'ailleurs. Pendant la première huitaine qui a suivi la cessation absolue des selles, le malade a pu encore travailler, mais les douleurs abdominales, le ballonnement croissant de l'abdomen l'ont forcé bientôt à quitter tout travail ; c'est alors qu'il eut recours à différents agents thérapeutiques conseillés par son médecin : purgatifs répétés, usage des drastiques, de l'huile de croton, grands lavements, etc., le tout sans aucun résultat ; de plus, depuis deux jours, le malade a des nausées, parfois des vomissements, mais rares et peu abondants ; les matières vomies ont l'odeur fécale.

A son entrée dans les salles de la clinique, nous trouvons le malade dans la situation suivante :

État général excellent, pas *la moindre apparence cachectique* ou même souffreteuse ; le ventre cependant est très ballonné et donne à la percussion une sonorité tympanique généralisée ; en l'observant plus attentivement, on peut reconnaître que l'abdomen est très légèrement aplati dans le flanc droit, tandis que le côté gauche, la région médiane sus et sous-ombilicale font une saillie assez notable. La palpation est négative.

Le malade accuse des coliques fréquentes dont il décrit très exactement le trajet : elles ont leur point de départ dans la fosse iliaque gauche, remontent dans tout l'abdomen pour venir se terminer au niveau de l'épigastre ; les anses intestinales ne sont nullement dessinées sur la paroi abdominale, mais il est facile d'entendre fréquemment des borborygmes sonores. Les fonctions urinaires s'accomplissent sans difficulté, l'urine est claire, et ne renferme ni albumine ni sucre. En dehors de ces accidents intestinaux, on ne trouve aucun phénomène pathologique à relever chez ce malade, sauf un peu d'emphysème, et un certain degré d'athérome artériel, conséquences de l'état sénile. Température axillaire : 37°2. Pouls : 72.

Il était facile, de cet ensemble symptomatique, de conclure au diagnostic : *Obstruction intestinale*, mais restaient à trouver la nature et le siège de l'obstacle qui s'opposait à la libre circulation des matières.

A. — Relativement à la NATURE de l'obstacle, on pouvait de suite éliminer l'*étranglement herniaire ;* il en était de même de l'*obstruction stercorale*, l'administration répétée des purgatifs drastiques n'ayant amené aucune rémission des accidents ; mais s'appuyant sur ce fait que les phénomènes d'étranglement étaient survenus lentement et d'une façon progressive, on pouvait supposer que l'obstacle était formé par quelque compression intestinale causée par une *tumeur de l'abdomen ;* mais l'exploration la plus minutieuse ne donnait à ce sujet que des renseignements négatifs, et, d'ailleurs, le manque complet de tout antécédent pathologique autorisait à rejeter cette hypothèse ; de même, l'*obstruction par invagination* n'était pas admissible, vu l'absence de la tumeur, dite boudin d'invagination, et d'un autre côté, on ne trouvait pas non plus chez ce malade les débâcles de liquide séro-purulent ou même hémorrhagique contenant parfois en suspension des débris de l'intestin sphacélé, qui sont la caractéristique de l'invagination intestinale lorsque celle-ci a déjà une certaine durée. Restait donc l'hypothèse du *cancer abdominal,* qui, lui aussi, peut occasionner à la longue des accidents d'étranglement interne. Mais si notre malade se trouvait, par son âge, dans les conditions propres à l'éclosion de la diathèse cancéreuse, son état général florissant semblait contredire la possibilité de l'existence d'un cancer ou tout au moins ne la faire admettre qu'avec la plus extrême réserve. Une autre affection pouvait encore expliquer les accidents présentés par notre malade, je veux parler du *volvulus* ou étranglement par torsion. Sans doute, c'est parfois brusquement, d'une manière rapide, que se forme le volvulus ; par exemple, après un repas copieux ou sous l'influence de mouvements violents accomplis pendant la durée du travail de la digestion, mais il n'en est pas toujours ainsi, et de même que le cancer de l'intestin, le volvulus peut, dans certaines circonstances, présenter une évolution très lente, et n'arriver à produire des accidents d'étranglement qu'au bout de plusieurs mois. Ainsi donc, après examen approfondi, après avoir pour ainsi dire pesé chacune des hypothèses qu'on pouvait émettre en pareil cas, le diagnostic restait hésitant entre le cancer de l'intestin et le volvulus.

B. — La difficulté n'était pas moindre pour rechercher le SIÈGE soit du cancer, soit du volvulus.

Le peu de difficulté de l'urination, et les vomissements rares et peu abondants, mais franchement fécaloïdes, permettent de supposer que l'obstacle occupe un point assez bas, dans le tube intestinal ; hypothèse encore appuyée par le début éloigné et la marche lente des accidents. S'il existe un volvulus, on sait que celui-ci a son siège de prédilection dans le gros intestin, et surtout au niveau de l'S iliaque ; tout semble donc démontrer que l'obstacle siège dans les dernières portions de l'intestin, plus haut toutefois que le rectum, puisque le toucher montre l'intégrité parfaite des parois et du calibre de cet intestin.

Quoi qu'il en soit, il importait d'essayer rapidement de franchir l'obstacle, par les moyens médicaux employés habituellement en pareil cas, impuissants, il est vrai, à sauver le malade, s'il s'agit d'un cancer, mais qui peuvent, dans certains cas, triompher de l'enroulement de l'intestin, s'il s'agit d'un volvulus.

Des grands lavements d'eau simple, puis d'eau gazeuse, furent donnés au malade, en se servant d'un irrigateur ordinaire, dont la canule était solidement fixée à une grosse sonde en caoutchouc, enfoncée aussi profondément que possible dans le rectum. Les quantités de liquide ainsi introduites furent les suivantes :

21 novembre, matin, 2600 grammes
— soir, 2200 grammes
22 novembre, matin, 2000 grammes environ.

On joignit à ce traitement l'emploi des drastiques, puis de l'infusion de café, et enfin l'électrisation de l'intestin; un pôle étant appliqué dans le rectum, et l'autre sur la paroi abdominale.

Cette pratique provoquait des vives contractions de l'intestin accompagnées de coliques fort pénibles. Le résultat fut nul, et le malade n'expulsa ni gaz ni matières par l'anus.

Le 22 novembre. — L'état du malade était aggravé, apyrexie, peu de vomissements, pouls petit, légère cyanose des extrémités et de la face, faciès abdominal, voix cassée, yeux excavés et bordés d'un cercle noirâtre ; intelligence intacte.

En présence de l'insuccès des moyens médicaux, une *intervention chirurgicale* fut jugée nécessaire, et M. le professeur Guyon qui examina le malade conjointement avec M. Potain, pratiqua la *gastrotomie*, le 23 novembre ; *il y avait alors 28 jours que le malade n'avait rendu de matières par le rectum.* (Inédit).

Opération. — Après avoir vidé la vessie, une incision fut pratiquée sur la paroi abdominale antérieure au niveau de la ligne blanche ; l'abdomen ainsi ouvert, M. Guyon explora alternativement les fosses iliaques et la région péri-ombilicale ; dans la fosse iliaque gauche, et après avoir introduit une sonde dans le rectum, il constata la présence d'une induration enserrant une portion d'intestin, qui fut reconnue, après avoir été attirée au dehors, comme étant l'union de l'S iliaque et du rectum. L'intestin ainsi sorti de l'abdomen paraissait étranglé extérieurement par une petite bride circulaire de 3 millimètres d'épaisseur environ, très adhérente à la séreuse qu'elle entourait presque complètement, à la façon d'une collerette. Après que cette bride circulaire eût été sectionnée par le bistouri, on vit que l'intestin restait affaissé, et la palpation entre deux doigts dénota l'existence d'une plaque indurée, occupant la paroi même de l'intestin, et faisant saillie du côté de la muqueuse ainsi que l'examen ultérieur le démontra. M. Guyon prit le parti d'enlever la portion de l'intestin, ainsi lésée et de réunir ensuite les deux bouts de l'intestin par des points de suture,

La portion d'S iliaque ainsi enlevée entre deux ligatures avait 6 centimètres de long ; l'épaisseur de la paroi avait 30 millimètres. La muqueuse est rougeâtre, congestionnée, sans ulcération ni plaques ecchymotiques ; elle présente vers le milieu de la partie sectionnée un épaississement notable formé par une masse rougeâtre un peu molle et granuleuse, laquelle diminue le calibre de l'intestin au point de permettre seulement l'introduction de la pulpe de l'index. Cette masse, ainsi que l'examen histologique l'a démontré, présente les altérations de l'épithélioma cylindrique.

Les deux bouts de l'intestin furent ensuite reliés par quinze points de suture, et immédiatement, le cours des matières fut rétabli, car le malade remplit immédiatement près de deux bassins de matières molles et diffluentes. Le pansement fut pratiqué selon la méthode de Lister.

Mort à trois heures et demie.

A *l'autopsie,* les différents viscères sont normaux ; les seules lésions constatées siègent dans la cavité abdominale.

L'intestin grêle est très distendu, congestionné ; sa surface est dépolie et légèrement granuleuse. Le côlon ne présente pas de dilatation notable ; le côlon transverse est dans sa position normale ; le côlon ascendant est en contact avec la paroi abdominale, le côlon descendant, au contraire, en est séparé par des anses de l'intestin grêle.

Dans le petit bassin, on trouve un peu de liquide séro-sanguinolent renfermant une très petite quantité de matières fécales.

La suture de l'intestin a été faite au niveau de l'union de l'S iliaque et du rectum.

Les portions de l'intestin conservées sont saines.

A l'examen histologique de la portion enlevée, on constate que celle-ci présente les altérations de l'épithélioma cylindrique.

Les ganglions sont normaux.

Nous sommes frappés de voir signaler dans l'autopsie

qui suit cette observation, le renseignement suivant : *Dans le petit bassin on trouve un peu de liquide séro-sanguinolent renfermant une très petite quantité de matières fécales.* Cette effusion est bien fâcheuse. Elle ne contribua peut-être pas sensiblement à la mort qui parvint au bout de trois ou quatre heures, mais elle eût, dans tous les cas, empêché probablement la guérison, si celle-ci eût été possible.

Je parlerai ailleurs de certaines résections de l'intestin pratiquées par Bardenheuer; mais il est vrai sans laparotomie; je dirai comment l'étonnement provoqué par le récit de ces opérations empêche d'en tenir tout le cas qu'elles mériteraient si elles étaient seulement un peu moins extraordinaires. Je me bornerai à les signaler; il y a là matière à des recherches et à des informations que nous ne pouvions faire entrer dans ce travail.

Aux résections pour tumeur dont nous venons de parler, on pourrait joindre celle d'Henry Howse (n° 19 de nos laparotomies), qui a été faite pour une invagination impossible à défaire. Ici encore la mort a suivi cette tentative.

Les résultats favorables fournis dans les résections de l'intestin gangrené, et le cas de guérison obtenu par Reybard, sont bien faits pour attirer l'attention des chirurgiens.

Familiarisés avec l'ouverture de la cavité abdominale, assurés de pouvoir la pratiquer presque sans danger pour les malades, il est possible que dans l'avenir ils trouvent à la suture intestinale, et peut-être à la résection de l'intestin, des indications autrement sûres que celles dont il faudrait se contenter aujourd'hui. Dès maintenant, plusieurs d'entre eux pensent que dans les plaies pénétrantes de l'abdomen, il y aura souvent avantage à sectionner la paroi abdominale et à aller chercher la plaie probable de l'intestin pour lui appliquer la suture.

Ira-t-on plus loin dans cette voie? S'efforcera-t-on d'employer la résection de l'intestin dans les rétrécissements de diverse nature, comme l'ont tenté Reybard, Gussenbauer et le prof. Guyon. C'est ce que nous n'osons dire. Il semble que certaines formes de rétrécissements appelleraient plus particulièrement cette thérapeutique hardie, les formes fibreuses et cicatricielles par exemple. Nous avons entendu un chirurgien des hôpitaux regretter de n'y avoir pas eu recours dans un cas où il s'agissait d'une personne fort jeune atteinte d'un rétrécissement consécutif à la dysenterie, et chez laquelle il répugnait d'établir un anus contre nature. Nous constatons ici une fois de plus la tendance qui semble entraîner toujours davantage nos compatriotes dans ces voies audacieuses, que la chirurgie étrangère a parcourues avant la nôtre. Nous n'avons pas à rougir de nos hésitations; elles viennent de notre prudence et du profond respect de la vie humaine qui caractérise notre pratique chirurgicale.

Le progrès est assez souvent parti de notre pays pour que nous ayons le droit de laisser quelquefois aux autres le soin de tâter certains terrains sur lesquels il nous répugne de nous lancer trop aveuglément nous-mêmes.

MANUEL OPÉRATOIRE

I. Entérotomie.

L'ouverture de l'intestin, dans le but de créer un anus artificiel, a été faite sur deux points de la paroi abdominale; en avant, dans la région inguinale par une incision qui ouvre d'abord la cavité péritonéale, en arrière, à la région lombaire là où le côlon peut être abordé sans que l'on ait à ouvrir le péritoine. Cette dernière opération, à laquelle on a appliqué la dénomination aujourd'hui consacrée de colotomie, offre certaines particularités (nous ne parlons ici qu'au point de vue opératoire) qui méritent qu'on l'envisage à part.

A. — *Entérotomie intra-péritonéale.*

Les divers procédés d'entérotomie intra-péritonéale qui constituent l'entérotomie proprement dite sont suffisamment connus et ont été l'objet de descriptions assez précises pour que nous n'ayons pas à nous étendre beaucoup sur ce point. Suivant les indications, on ouvrira l'intestin du côté gauche (Littre) ou du côté droit (Nélaton).

Les règles de l'opération, pour le côté droit, ont été judicieusement posées par Nélaton, dans son *Traité de Pathologie chirurgicale*. Nous ne saurions mieux faire que de reproduire cette description.

« L'opération de l'entérotomie sera pratiquée de la manière suivante :

« Le malade est en supination, les cuisses légèrement fléchies sur le bassin.

« Nous incisons la paroi abdominale à la région droite
ou gauche indifféremment, suivant les cas (jusqu'ici nous
l'avons toujours incisée à droite), sur le trajet d'une ligne
parallèle au ligament de Fallope, un peu au-dessus de
cette ligne et en dehors de l'artère épigastrique. Cette incision peut avoir 7 centimètres environ d'étendue dans
sa partie superficielle et 4 dans sa partie profonde ; elle
comprend successivement la peau, la couche celluleuse
sous-cutanée, les muscles grand, petit oblique et transverse, le fascia transversalis. Arrivé sur le péritoine,
nous y pratiquons, en dédolant, une petite ouverture
que nous agrandissons sur la sonde cannelée : on liera
les artérioles qui donneraient du sang. Les anses du bout
supérieur, très dilatées par les gaz et par les matières,
sont facilement reconnues, et d'ailleurs elles se présentent ordinairement d'elles-mêmes à l'orifice et tendent à
faire hernie.

« Le temps le plus délicat de l'opération est celui de
l'incision de l'intestin ; nous y procédons de la manière
suivante :

« L'anse intestinale se présentant d'elle-même à la
plaie extérieure, on ne doit pas chercher à la faire sortir
au dehors ni à l'inciser tout d'abord comme dans le procédé ordinaire.

« Nous commençons par la fixer à la paroi abdominale
par deux points de suture établis aux deux extrémités de
l'incision. L'intestin, ainsi assujetti, est alors perforé au
milieu et à distance égale des deux anses de la plaie par
une aiguille courbe munie de son fil, lequel traverse
ainsi la paroi antérieure de l'intestin de dehors en dedans,
puis, de dedans en dehors, revient perforer une des lèvres
de la plaie abdominale, pour sortir à quelques millimètres
dans l'épaisseur de cette lèvre : on forme ainsi un point
de suture qui comprend dans son anse une partie du ca-

libre de l'intestin et le bord profond de la plaie abdominale. Avec une autre aiguille on en fait autant à la lèvre opposée, en faisant passer cette dernière aiguille par le même point que la première a traversé, pour perforer l'intestin de dehors en dedans; ceci fait, on continue de la même manière les autres points de suture, et c'est seulement lorsqu'on en a fait un nombre suffisant (cinq de chaque côté environ), que l'on incise l'intestin dans l'étendue de 2 centimètres au plus entre les points de suture. Les matières ne peuvent ainsi échapper au dehors que quand la boutonnière abdominale est dans un contact parfait avec les lèvres de la plaie abdominale, et ne peuvent, par conséquent, tomber dans la cavité du péritoine. »

Si l'oblitération est consécutive à une hernie étranglée, le procédé opératoire varie un peu du précédent. Le premier temps, c'est-à-dire l'incision, se réduit au décollement des adhérences ; mais à cause de ces mêmes adhérences, la recherche de l'anse et son incision présentent plus de difficultés. Aussi doit-on aller chercher l'intestin avec l'extrémité du doigt, puis sur ce doigt conduire des ciseaux mousses et ouvrir l'intestin, en s'assurant par l'introduction du pouce qu'il est bien ouvert.

A l'ouverture du péritoine, il s'écoule souvent une certaine quantité de liquide ascitique, rarement limpide, presque toujours louche, foncé, quelquefois laiteux, séro-purulent, comme dans les faits de Joel, Nélaton, Maisonneuve. Cet écoulement n'a pas d'importance au point de vue opératoire.

Après l'opération, on tâchera de prévenir ou de combattre les accidents inflammatoires par des émissions sanguines, des émollients ; à l'aide de légers laxatifs, on favorisera l'écoulement des matières et les évacuations des gaz qui distendent l'intestin. Le malade sera soumis

13

à un régime réparateur, et si le calibre de l'intestin se rétablit, il faudra favoriser l'occlusion de l'orifice anormal.

On le voit, le point important dans ce procédé, est d'éviter d'une part l'effusion du sang dans le péritoine, avant la fixation de l'intestin ; accident auquel on remédiera facilement par l'hémostase faite avec soin, soit au moyen de pinces hémostatiques, soit au moyen de ligatures ; d'autre part, la pénétration des matières entre les bords de l'intestin et les parois de la plaie. Aussi doit-on multiplier les points de suture de façon à ne laisser aucun vide et à permettre un accolement aussi exact que rapide.

Cette opération ne comporte pas, d'une façon générale, le choix de l'anse sur laquelle se fera l'ouverture. Aussitôt la cavité péritonéale ouverte, l'intestin fait presque toujours hernie et c'est l'anse qui se présente que l'on doit ouvrir.

Dans certains cas, cette anse intestinale peut déborder largement ; il peut, surtout si l'ouverture dépasse les limites assignées par Nélaton, y avoir une issue, pour ainsi dire, en masse. On devra alors, après avoir lavé ces anses prolabées avec une solution tiède phéniquée, réduire graduellement, doucement, et ne suturer l'intestin qu'après la réduction de la partie superflue.

Au lieu de tomber sur l'intestin grêle, l'opérateur se trouve parfois en présence du gros intestin que l'on reconnaîtra à ses bandes longitudinales ; devra-t-on tenter une réduction pour essayer d'amener l'intestin grêle ? Non assurément. Lorsque le cæcum se présente ainsi, c'est qu'il est distendu et que l'obstacle siège sur le gros intestin. Le malade ne peut donc que bénéficier de ce que l'ouverture de l'intestin est reportée aussi bas que possible.

M. Richet a proposé *à la méthode de Littre* quelques modifications qui permettent de la pratiquer avec une grande sécurité. Voici comment M. Richard (*Thèse :* Paris, 1875) décrit le manuel opératoire :

« Côté gauche :

« Les points de repère pour faire l'incision sont les suivants : le milieu de l'arcade crurale et l'épine iliaque antérieure et supérieure. On pratique, à 3 centimètres au-dessus de l'arcade crurale, une incision oblique de bas en haut et de dedans en dehors, en s'arrêtant à 3 centimètres au-dessous de l'épine iliaque. Cette incision peut avoir environ 7 à 8 contimòtroo. On inoiso ouooooi vement et avec précaution la peau, le tissu cellulaire sous-cutané, les couches musculaire et aponévrotique jusqu'au péritoine, en ayant soin, bien entendu, d'étancher le sang.

« Avec des ciseaux ou un bistouri, on pratique une boutonnière au péritoine pariétal et à l'aide de la sonde cannelée, on agrandit cette ouverture dans le même sens que l'incision cutanée. La fenêtre pratiquée au péritoine peut avoir 3 à 4 centimètres. L'intestin que l'on reconnaît aux bandes longitudinales vient faire hernie. L'index et le médius gauches comprimant l'intestin, l'opérateur, armé d'une aiguille avec fil d'argent, le transperce de part en part ainsi que les bords de l'orifice du péritoine pariétal ; l'intestin est fixé par un nombre de sutures qui varie de dix à quatorze.

« On panse la plaie sur laquelle on applique une petite vessie remplie de glace et l'on attend cinq ou six heures, s'il n'y a point d'indications trop pressantes pour ouvrir l'intestin. Ce temps est destiné à laisser la lymphe se déposer et à permettre l'établissement d'adhérences entre le péritoine pariétal et le péritoine viscéral qui recouvre la portion d'intestin que l'on a fixée. On incise alors l'intestin dans une étendue de 2 à 3 centimètres et toujours dans le même sens que la première incision. »

L'opérateur, on le voit, s'efforce d'aller à la rencontre de l'S iliaque du gros intestin, qu'il ouvre de propos délibéré. Ce procédé rentre, par ses applications, dans les colotomies proprement dites, tout en en différant par l'ouverture du péritoine. On pourrait dire qu'il s'agit d'une colotomie intra-péritonéale.

La plupart des auteurs sont d'avis qu'il ne faut pas brusquer la sortie des matières ; tantôt, en effet après l'ouverture de l'intestin, on voit jaillir un flot stercoral, tantôt il se fait un écoulement lent, régulier, mêlé de gaz, tantôt enfin la plaie ne donne issue qu'à une faible quantité de liquide noirâtre, fécaloïde. Il est utile, dans ce cas, d'engager une grosse sonde molle dans l'orifice de l'intestin, pour faciliter l'issue des gaz ou des matières qu'un coude de l'intestin retiendrait un peu plus haut. Au bout de quelques heures, la distension disparaît, l'intestin s'affaisse et reprend son énergie fonctionnelle et ses mouvements péristaltiques. Dans quelques cas, il sera bon, s'il y avait apparence d'engorgement par des matières un peu dures, un peu épaisses, de pousser par la sonde une petite quantité d'eau tiède destinée à diluer les fèces et à favoriser leur écoulement. Quand les phénomènes aigus ont disparu, on peut, par la même voie, activer les contractions intestinales au moyen de petits lavements purgatifs.

Je ne dirai que quelques mots des suites de cette opération. Tout se bornera à entretenir autour de cette plaie les soins de propreté les plus grands ; à éviter l'engorgement de cet anus, à maintenir libre et suffisamment dilatée la voie d'écoulement, tant que l'obstacle n'a pas disparu. On a conseillé, pour éviter l'excoriation des tissus périphériques, de les badigeonner d'une couche de collodion.

La cause primitive de l'obstruction cessant par un mécanisme quelconque, et la circulation intestinale étant rétablie, il faudra songer à remédier à l'infirmité que l'on a créée. C'est l'histoire du traitement curatif de l'anus artificiel, que je n'ai pas à entreprendre ici.

La cause de l'obstruction persiste-t-elle, le malade est condamné, en admettant l'hypothèse favorable d'une guérison, à porter toute sa vie cette infirmité. Un grand nombre d'appareils ont été imaginés pour remédier à l'issue constante des matières et préserver les parties voisines de souillures. Certains de ces appareils n'ont d'application qu'au lit du malade; dès que celui-ci veut se lever, leur efficacité est nulle. D'autres, au contraire, plus perfectionnés, permettent au malade de se lever, de vaquer à ses occupations, sans être incommodé par l'odeur des matières.

M. Richet a fait construire pour un de ses opérés un petit appareil fort ingénieux qui remplit d'une façon parfaite ces conditions d'obturation absolue. Cet appareil se compose d'une ceinture large de 4 centimètres en tissu élastique. Au niveau de l'anus artificiel existe un bourrelet circulaire, creux et pouvant se gonfler à volonté. Au bourrelet circulaire en caoutchouc vulcanisé fait suite une poche renflée à sa partie moyenne en forme d'ampoule et qui tient lieu de déversoir. C'est dans cette partie que les matières s'écoulent insensiblement et sans que le malade en ait conscience. L'appareil s'applique de la façon suivante. D'une des parties latérales du bourrelet part un diverticulum creux muni d'un robinet et pouvant s'adapter à une poire à air. Le malade met sa ceinture, le bourrelet appliqué sur l'orifice de l'anus. Il adapte ensuite la poire à air au petit diverticulum, en ayant soin d'ouvrir le robinet. Le bourrelet se gonfle en comprimant légèrement la peau saine qui est autour de la plaie. On ferme alors le robinet et comme le bourrelet est hermétiquement appliqué sur la peau, les matières n'ont plus de voie pour s'écouler que celle du déversoir.

— Nous ne citerons que pour mémoire l'opération que M. Henrot, de Reims, a décrite sous le nom d'Entérotomie rectale; cette opération, qu'il n'a jamais exécutée sur le vivant, aurait pu, pense-t-il, être appliquée dans les circonstances suivantes : dans deux cas de rétrécissement de la partie supérieure du rectum, l'S iliaque s'était laissé distendre par les gaz et les matières et descendait dans l'excavation du sacrum en se mettant en contact avec la face antérieure du rectum. On pouvait par le toucher rectal sentir une poche ampullaire constituée par l'S iliaque, et il eût été facile de ponctionner cette poche par le rectum.

B. — Colotomie lombaire.

Callisen proposait de faire l'incision du côlon au moyen d'une section pratiquée dans la région lombaire gauche, sur le bord du muscle carré des lombes. Il l'essaya sur un enfant mort qui avait le rectum imperforé sans apparence d'anus. Il n'avait pas bien calculé ses dimensions, de sorte qu'il ouvrit le péritoine et pénétra dans le ventre. De plus, l'incision longitudinale qu'il conseillait, peut tomber en dehors du carré des lombes et faire perdre un des principaux points de repère dans ce procédé.

Amussat, partant de l'idée de Callisen, modifia le procédé de la façon suivante: Le malade doit être couché sur le ventre, un peu incliné du côté droit, et l'abdomen soulevé par un ou deux coussins. On pratique une incision transversale, à deux travers de doigt au-dessus de la crête iliaque, ou mieux, au milieu de l'espace compris entre la dernière fausse côte et la crête de l'os des iles. Cette incision commence au bord externe ou postérieur de la masse musculaire commune et s'étend jusqu'au milieu du bord supérieur de l'os des iles ou jusqu'à la ligne latérale du corps, sur une longueur de cinq ou six centimètres.

Les apophyses épineuses lombaires, la dernière fausse côte et la crête de l'os iliaque sont les points osseux que l'on peut prendre pour se diriger. Cependant la crête doit être regardée comme le guide le plus sûr et l'on peut dire que l'incision transverse doit correspondre au tiers moyen du bord supérieur de cet os.

Après avoir divisé transversalement la peau, le tissu cellulaire, l'aponévrose, on coupe crucialement le grand oblique, le petit oblique, le transverse, puis l'aponévrose profonde; il peut être nécessaire d'inciser le bord externe du carré des lombes. On arrive enfin sur le tissu adipeux qui enveloppe le côlon; il faut l'inciser avec beaucoup de précaution, s'aider de la sonde cannelée, chercher à bien reconnaître l'intestin et ses limites.

Une fois reconnu et bien découvert, on le suture à la paroi et on le divise comme dans l'entérotomie.

Les chirurgiens anglais, qui ont déjà à leur actif un très grand nombre de colotomies, ont modifié le procédé d'Amussat dans plusieurs de ses points. L'essentiel est d'abord de préciser ces points de repère; l'erreur ordinaire, dit Allingham, consiste à chercher le côlon trop loin de la colonne vertébrale; il en résulte que le péritoine est ouvert par mégarde; une anse de l'intestin grêle fait aussitôt hernie dans la plaie, ce qui trompe le chirurgien et rend la découverte du côlon plus difficile, en même temps que l'opération expose davantage à un résultat fatal.

Le bord libre du muscle carré des lombes constituerait un point de repère excellent, s'il était toujours facile à reconnaître; mais la distension de la paroi antérieure de l'abdomen, quelquefois un léger œdème de la région lombaire ne permettent pas de trouver ce bord. On aura un repère plus sûr en marquant, comme le recommande Allingham, un point sur la crête de l'os des îles, à un bon demi-pouce en arrière de son milieu, ou si l'on veut, pour préciser davantage, à deux centimètres en arrière du milieu de la crête iliaque entre les épines supérieures, antérieure et postérieure. Le côlon se trouve dans la direction d'une ligne verticale abaissée du rebord des côtes sur ce point.

Ce point étant bien reconnu, le malade sera couché, non pas sur le ventre, mais sur le côté droit, fortement incliné. La position sur le ventre a l'inconvénient de refouler sur les côtés la masse de l'intestin distendue par les gaz et de déterminer sur les flancs une saillie incommode.

Le malade sera maintenu dans cette position par deux coussins placés contre le ventre et dans le dos. L'opérateur doit se placer derrière le malade. Allingham recommande pourtant de se placer devant: on est moins exposé, dit-il, à faire les incisions profondes trop en avant et à ouvrir ainsi le péritoine. Par contre, la plaie ne se présente pas aussi nettement aux yeux, surtout quand on arrive dans la profondeur.

Bryant, au lieu de l'incision transversale d'Amussat et longitudinale de Callisen, préconise une incision oblique, descendant de haut en bas et d'arrière en avant de la dernière côte à l'épine iliaque antérieure et supérieure. Cette incision, qui doit avoir une longueur de 4 pouces, a l'avantage de suivre mieux le trajet des vaisseaux et des nerfs, de découvrir dans une plus large étendue le bord du carré des lombes ; elle aurait, au dire de ce chirurgien, un autre avantage, au point de vue des suites de l'opération. Le prolapsus de l'intestin serait moins fréquent avec l'incision oblique qu'avec les incisions longitudinale ou transversale. Chez les personnes corpulentes où la couche adipeuse sous-cutanée peut atteindre une certaine épaisseur, il sera bon de recourir à une incision cruciale, comme le recommandait Amussat pour certains cas. Cependant, le débridement du carré des lombes suffit en général pour donner du jour.

Les tissus sont divisés avec soin en arrêtant l'hémorrhagie au fur et à mesure ; une fois le carré des lombes découvert, on passera au-dessous un bistouri boutonné et on divisera largement le muscle. A ce moment on se trouve sur un feuillet fibreux, lame antérieure des aponévroses de l'abdomen, qu'il ne faut pas prendre pour le péritoine ; on fera aisément la distinction en constatant qu'il se prolonge du côté de la colonne vertébrale, et qu'il contient dans son épaisseur quelques gros filets nerveux. Ce feuillet sera incisé sur la sonde cannelée. Le côlon se montre au-dessous.

Il ne faudrait pas croire qu'il soit toujours facile de reconnaître l'intestin ; sur le cadavre, on le reconnaît aisément à sa couleur verdâtre, mais sur le vivant la distinction avec les couches adjacentes est quelquefois très difficile.

La constipation existant depuis un certain temps, on distinguera l'intestin à sa distension quelquefois énorme, et à sa couleur grisâtre ; parfois il sera possible de percevoir les bandes longitudinales de la couche musculaire. A l'aide d'une pression légère, d'une percussion avec le doigt, on percevra la crépitation gazeuse, la sonorité, on pourra sentir des masses fécales plus ou moins dures.

Crampton (*Dublin Med. press.* 1845) et Amussat ont donné le signe distinctif suivant : le petit intestin suit les oscillations respiratoires, le côlon n'y participe pas.

Allingham avait conseillé, dans certains cas où le rectum n'était pas complètement obturé, de distendre artificiellement le côlon par une injection d'eau, lorsqu'il était affaissé ; mais il est revenu sur ce conseil qui offre des dangers. Si l'on est assez malheureux, dit-il, pour ouvrir le péritoine, il s'écoulera une partie du liquide dans cette cavité, d'où péritonite. Il a vu pour sa part l'accident se produire deux fois. Il est préférable d'avoir recours à des injections d'air qui n'offrent du moins aucun inconvénient.

Une fois qu'on est assuré d'avoir l'intestin, on le traversera par deux points de suture supérieur et inférieur, pour le fixer ; puis on suturera successivement les deux bords avec des fils de soie ou des fils métalliques. L'intestin ne sera ouvert qu'une fois les sutures terminées et la plaie bien nettoyée. Cette incision peut être faite indifféremment transversale ou longitudinale, mais elle ne devra pas avoir moins d'un pouce. Les sutures doivent rester en place trois à quatre jours ; Allingham les enlève quelquefois au bout de quarante-huit heures : on comprend qu'il ne puisse y avoir de règle précise à cet égard.

Comme pansement, il suffira d'une compresse phéniquée, d'un gâteau de charpie désinfectée, ou mieux de l'étoupe (oakum) qui réalise, au dire de Mason, un tampon parfait, à cause de son odeur légèrement goudronneuse, de son faible pouvoir d'absorber les matières, et de ses propriétés non irritantes. Il faut, en un mot, garantir le malade contre la souillure et la mauvaise odeur. Allingham emploie d'ordinaire une solution faible d'acide phénique pour maintenir la partie humide et masquer l'odeur.

Si le péritoine venait à être lésé dans le cours de l'opération, quelle conduite devrait-on tenir? Mason conseille dans ces cas de suturer la plaie péritonéale avec des fils de catgut et d'achever l'opération comme dans les cas ordinaires. Il n'existe pas de documents qui permettent d'établir dans quelles proportions cet accident a été observé ; Mason se contente de dire qu'il y a très peu de cas (*very few*).

La réaction opératoire est en général assez peu prononcée ; le plus souvent les premières garde-robes amènent un soulagement et un bien-être marqués. Le ventre diminue de volume et l'absence de distension fait peu à peu disparaître la gêne respiratoire et tous les symptômes concomittants.

Si les matières trop durcies, trop tassées avaient quelque peine à être évacuées, il serait indiqué de les enlever avec une curette ou mieux avec le doigt. Mais en général, il ne faut pas trop se presser, et l'on peut laisser l'intestin revenir peu à peu sur lui-même et agir par ses mouvements péristaltiques. Si cette paresse intestinale persistait trop longtemps, ce qui arrive à la suite de ces distensions exagérées et surtout prolongées, quelques lavements peuvent être employés pour exciter le côlon. Nous pensons qu'il sera toujours utile de pratiquer quelques injections dans le bout inférieur de l'intestin de façon à le débarrasser des matières qui s'y trouvent accumulées.' On évitera de la sorte des compressions douloureuses et l'excitation de l'obstacle par les matières retenues, excitation qui peut n'être pas sans dangers.

Si les choses marchent bien, les phénomènes consécutifs sont assez simples ; quelquefois on trouve pendant les premières 24 heures un peu de sensibilité dans la fosse iliaque ; cette sensibilité, déjà favorisée par la distension du côlon, est due à la plaie et à l'inflammation qui l'accompagne. On aura recours, pour la calmer, à quelques fomentations chaudes, quelques catasplames légers, aidés, si la douleur est plus vive, d'une petite injection de morphine.

Comme toute entérotomie, l'opération de la colotomie ne rémédie qu'au symptôme . obstruction, sans viser la cause elle-même. Aussi l'infirmité doit-elle être considérée le plus souvent comme permanente. On devra donc se préoccuper des suites éloignées de l'opération et des conditions à réaliser pour pallier le mieux possible aux inconvénients si graves crées par l'existence d'un anus artificiel.

Une des complications fréquentes de la colotomie, est la procidence de l'intestin, le prolapsus de la muqueuse. Pour peu que le malade survive plusieurs mois à l'opération, ce prolapsus se prononce à un degré plus ou moins marqué. Bryant et Allingham disent avoir remarqué qu'avec l'incision oblique, la tendance à cette hernie est beaucoup moins prononcée. Pour l'éviter en partie, Allingham fait lotionner matin et soir l'orifice et l'entonnoir du nouvel anus avec l'eau froide. Cette procidence est en général assez facilement réductible ; la pression du doigt suffit souvent pour faire rentrer l'intestin. Dans quelques cas cependant, il faudra avoir recours à un véritable taxis, s'aider de l'introduction d'une sonde, d'une bougie, d'une grosse chandelle de suif (Allingham).

Nous ne faisons que mentionner les complications d'érysipèle, d'érythème, de phlegmon diffus, etc., qu'on peut observer comme suite des anus artificiels. Il nous faut également signaler les coarctations de l'orifice, pro-

duites soit par l'exubérance des bourgeons charnus, soit
par une rétraction progressive des bords de la plaie. On
sera obligé dans ces cas de dilater l'orifice au moyen de
l'éponge préparée, d'un petit paquet de laminaire; dans
un cas, Mason a dû recourir au cautère actuel pour
détruire des bourgeons épais et fongueux qui obstruaient
l'ouverture.

L'obturation de l'orifice se fera au moyen d'appareils
analogues à ceux qu'on applique dans l'entérotomie inguinale.

L'incontinence peut être évitée en grande partie par la
régularité dans les garde-robes.

Nous n'avons parlé, jusqu'ici, d'aucune des précautions antiseptiques qui doivent être prises avant et
pendant l'opération. La question devant être développée
au sujet de la laparotomie. Nous nous abstiendrons d'en
parler ici, renvoyant le lecteur au paragraphe suivant.

II. — Laparotomie.

La laparotomie dans l'obstruction intestinale ne peut
pas être considérée absolument comme une opération
réglée; de même que pour la kélotomie, chaque cas a sa
physionomie, ses particularités, ses indications spéciales,
qui ne permettent pas d'appliquer des règles uniformes.
Cependant, il est un certain nombre de points qui peuvent être regardés comme bien définis ; c'est surtout la
pratique de l'ovariotomie qui a conduit à formuler ces
préceptes.

La laparotomie est de plus une opération d'urgence,
sinon d'une façon aussi pressante que la trachéotomie,
du moins à l'égal, ou peu s'en faut, de la kélotomie. On
ne pourra donc, comme pour l'ovariotomie, choisir le
lieu, l'heure, établir des conditions de séjour à part, loin

de foyers d'infection, pour assurer à l'opéré toutes les chances de succès.

La méthode antiseptique palliera, en grande partie, à ces inconvénients : aussi devra-t-on s'attacher à suivre exactement les données du pansement de Lister, dont on trouvera une description très complète dans le petit ouvrage de Just Lucas-Championnière.

L'incision de la paroi abdominale a été faite sur divers points ; tantôt l'opérateur, guidé par la sensation de l'obstacle, est allé directement à sa recherche en ouvrant le ventre juste au point suspect ; tantôt il a cherché simplement à se rapprocher du gros intestin destiné à servir de guide dans la recherche du point étranglé. Nous aurons donc :

1° L'incision sur un point quelconque de la paroi, dans la région de la tumeur. Tels sont les cas de Nuck, Gerson, Borelli, Berndt, etc. Quand le diagnostic a été nettement posé d'une bride, d'une tumeur siégeant en un point bien défini, on peut, à l'exemple de ces auteurs, aller ouvrir le ventre directement sur l'obstacle. Ce procédé échappe, on le comprend, à toute réglementation.

2° Dans la direction et le voisinage du ligament de Fallope (brides, hernies réduites en masse).

C'est le procédé recommandé par le professeur Parise. Hauff et Fallope (Uhde) ont opéré en suivant cette voie. Larquet ouvrit également le ventre en faisant une incision de 8 centimètres, depuis le canal inguinal jusqu'à l'épine iliaque antérieure et supérieure. M. Parise, en régularisant les préceptes de cette ouverture, en montrant à quelles indications elle répond, a érigé l'opération en méthode.

M. Parise fait *à droite* une incision de 7 à 8 centimètres en dehors de l'artère épigastrique, légèrement oblique par rapport à l'arcade crurale et un peu au-dessus de ce ligament. Il trouve à cette incision à droite, deux avantages : le premier, c'est qu'on a plus de chance de trouver l'étranglement de ce côté, étant admis que le siège de l'occlusion se trouve plus souvent sur l'intestin grêle et à droite ; le second, c'est qu'à défaut de certitude ou de probabilité fondée sur le siège de l'étranglement, on trouvera dans la fosse iliaque droite un guide, le cæcum.

3° Incision sur une ligne parallèle à la ligne blanche.

Il existe autant de variétés que d'opérations. Fuchsius incise sur le bord externe du muscle droit de l'abdomen. Maisonneuve fait, dans la direction du cæcum, une incision verticale de 10 centimètres. Ohle se porte tout à fait sur le côté, à cinq ou six pouces de la ligne blanche. Ces procédés diffèrent trop peu de celui qui est admis couramment pour qu'on s'y arrête en détail.

4° L'incision sur la ligne blanche comme pour l'ovariotomie.

C'est celle qui est communément adoptée ; elle permet de se porter aussi bien du côté droit que du côté gauche pour la recherche de l'obstacle ; elle donne une large voie et permet, dans les cas douteux, d'examiner plus facilement la totalité de la cavité abdominale. Elle évite une effusion de sang qui peut être assez considérable dans les incisions obliques ou transversales, portant sur les muscles. Enfin, comme suite, elle expose moins aux éventrations si fréquentes à la suite des plaies ou déchirures des muscles de l'abdomen. Au point de vue de la suture, on n'a qu'un plan fibreux et la peau ; tout au moins, le muscle n'est-il pas intéressé directement.

La longueur donnée à l'incision a une grande importance ; les uns lui donnent 8, 10 centimètres ; les autres vont à 12, 15 et même 20 centimètres. Cette longueur sera proportionnée avant tout au volume du ventre, à la distension de la paroi; nous avons vu souvent, dans des ovariotomies chez des personnes grasses, la première incision de la peau qui, tout d'abord, semblait fort raisonnable, devenir insuffisante en raison de l'épaisseur du pannicule adipeux.

Mais il est une autre considération sur laquelle nous nous étendrons plus loin et qui devra d'emblée faire inciser sur une bonne hauteur : c'est la difficulté de réduire l'intestin hernié, la difficulté aussi d'explorer avec soin quand l'incision est petite. En moyenne, l'incision ne doit pas avoir moins de 8 centimètres, c'est-à-dire une longueur suffisante pour admettre facilement l'introduction de la main et on pourra aisément, dans certains cas, la porter à 12 ou 15 centimètres, dépasser l'ombilic comme pour les gros kystes de l'ovaire, ou pour détacher les adhérences à la partie supérieure.

En résumé, des diverses méthodes proposées pour la laparotomie, c'est à l'incision sur la ligne médiane qu'on doit en général accorder la préférence. Les autres ne sont applicables avec avantage que dans certains cas spéciaux.

Précautions préliminaires :

La chambre dans laquelle on opérera le malade devra être large, spacieuse et maintenue d'une façon constante à une température de 18 à 20 degrés.

Les aides et l'opérateur auront dû, au préalable, faire les ablutions indiquées par Lister et passer les mains et l'avant-bras dans la solution phéniquée forte. Les instruments nettoyés avec le plus grand soin, seront conservés plongés dans une cuvette remplie d'eau phéniquée à 50 0/00. Ils ne seront retirés de cette cuvette qu'au fur et à mesure des besoins.

Les éponges seront neuves; lavées auparavant à l'eau chaude, à l'eau savonneuse, elles seront passées à plusieurs reprises dans des solutions phéniquées fortes et conservées depuis vingt-quatre heures dans ce liquide. Il sera bon, quand on s'en servira dans le fonds de la cavité de les fixer à une pince. On a cité un ou deux cas dans lesquels une éponge *oubliée* dans le ventre avait entraîné des accidents mortels.

Pendant toute la durée de l'opération, un ou deux pulvérisateurs à vapeur, du modèle adopté aujourd'hui, projetteront de droite et de gauche sur la plaie leurs vapeurs antiseptiques. Un pulvérisateur de rechange sera préparé pour obvier à tout accident; de même, la série des instruments choisis aura dû être préparée en double ou triple exemplaire pour ne causer aucun embarras au dernier moment.

Il est important que, pendant toute la durée de l'opération, le malade ne se refroidisse pas; un peignoir de flanelle, des serviettes chaudes protégeront les parties supérieures; les membres inférieurs seront enveloppés d'ouate ou de bottes de flanelle ouatée, comme certains opérateurs le font pour l'ovariotomie.

Anesthésie. — Tout d'abord, doit-on anesthésier les malades? Oui, répondrons-nous, à moins que le malade ne se trouve dans un état de collapsus tel, qu'il y ait danger de lui faire respirer le chloroforme. Dans ces cas, on hésite presque à tenter l'opération; on pourra donc se refuser à l'anesthésie. Mais les cas sont restreints et, d'une façon générale, il faut endormir le patient. La résolution doit être complète, tant pour éviter les contractions imtempestives, que pour empêcher les vomissements. Un aide sera chargé d'une façon exclusive de cette mission et ce n'est pas trop que de dire qu'elle doit être confiée au plus expérimenté.

La surveillance doit être constante, en se guidant sur l'état du pouls, de la respiration, sur le degré de resserrement de la pupille. A ce propos, il est bon de rappeler que les manœuvres sur le péritoine, les intestins, provoquent souvent par action réflexe une brusque dilatation de la pupille. L'aide devra donc tenir compte de ces diverses particularités dans la conduite de l'anesthésie.

Opération. — Le malade sera placé en travers du lit, la tête et le tronc étant modérément relevés par un coussin, le siège reposant sur les bords du lit; les deux jambes fléchies sur les cuisses et suffisamment écartées pour que l'opérateur puisse s'asseoir entre elles, seront maintenues par deux aides. La table que l'on utilise pour les ovariotomies et qui permet de fixer les membres inférieurs dans des espèces de gouttières sera employée de préférence, si la chose est possible. On aura eu soin de raser les poils qui remontent quelquefois un peu haut et de laver le ventre avec l'eau savonneuse et la solution phéniquée.

La vessie ayant été au préalable vidée avec la sonde, le chirurgien fait sur la ligne médiane une incision dont la longueur ne sera pas moindre de huit centimètres. Cette incision devra être faite avec prudence, et couche par couche ; car, dans quelques cas, la paroi abdominale est tellement distendue, qu'elle est pour ainsi dire réduite à rien et le bistouri pourrait tomber directement sur l'intestin. Cette incision sera faite au-dessous de l'ombilic descendant de la longueur indiquée, à deux ou trois travers de doigt du milieu de la symphyse ; s'il était nécessaire d'agrandir cette ouverture, on dépasserait l'ombilic de deux, trois ou cinq centimètres, soit en coupant directement l'ombilic sur la ligne médiane, soit plutôt comme le conseillent et le pratiquent quelques ovariotomistes, en contournant l'ombilic à gauche.

Cette première incision ne doit intéresser que la peau et le tissu cellulaire sous-cutané ; les autres couches seront alors sectionnées à petits coups, avec précaution, jusqu'à ce qu'on soit arrivé sur le péritoine. Au fur et à mesure que des vaisseaux seront ouverts, on appliquera des pinces hémostatiques; il est inutile en général de lier ces petits vaisseaux; la forci-pressure, pendant la durée de l'opération, suffit à amener l'hémostase complète. En tout cas, l'hémorrhagie devra être maîtrisée complètement avant d'inciser le péritoine et d'aller plus loin.

Le péritoine étant mis à découvert, on le saisit sur un point à la partie supérieure avec une pince fine, on pratique au bistouri une petite boutonnière destinée à engager une sonde cannelée sur laquelle on incise la séreuse dans toute la longueur de la plaie. Annandale n'ouvre le péritoine que dans les deux tiers de la première incision; nous croyons ce procédé défectueux en ce sens, qu'il fait perdre, sans profit compensateur, le bénéfice de l'étendue de l'ouverture donnée tout d'abord, et de plus parce que le péritoine peut être déchiré dans les manœuvres de traction de l'intestin ou simplement d'introduction de la main. Il s'écoule, en général, au moment de l'ouverture du péritoine une certaine quantité de liquide séreux, floconneux, quelquefois sanguinolent, voire même purulent. Le péritoine viscéral est en général plus ou moins enflammé, quelquefois rouge, tapissé de quelques pseudo-membranes.

Ce premier temps de l'opération est simple et n'a rien qui diffère de l'ouverture de l'abdomen dans les cas d'ovariotomie. Mais nous voici maintenant en présence des difficultés.

Les anses intestinales distendues ont tendance à se précipiter au dehors et dans tous les cas masquent absolument la vue des parties profondes. Dans certains cas où la distension est peu marquée et où il existe des adhérences, l'intestin ne fait pas hernie (Dupuytren, Leopold), mais ces cas sont absolument exceptionnels.

Les anses échappées du ventre sont confiées à un aide
qui les enveloppe de serviettes chaudes ou mieux de compresses imbibées d'une solution phéniquée tiède et les
maintient sur le côté du ventre sans efforts et sans tiraillements, de peur d'en amener davantage au dehors.
Cette application de linges phéniqués sur l'intestin est
sans inconvénients; malgré la durée des opérations, on
ne constate pas de réaction douloureuse ou inflammatoire.
Aussi doit-on préférer la compresse phéniquée à l'application des linges chauds, qui amènent à la longue une
espèce de dessèchement de la surface externe.

Cette issue de quelques anses intestinales permet alors
de voir dans la cavité en écartant légèrement les bords
de l'incision; mais, dans la majorité des cas, le chirurgien ne pourra encore déterminer l'obstacle. Il devra
alors engager doucement la main, à nouveau lavée avec
soin dans la solution phéniquée et explorer la cavité
abdominale. S'il s'agit d'une tumeur, d'une masse pesant
sur l'intestin, si surtout l'étranglement ne siège pas en
arrière, dans les parties profondes, cette première exploration permettra de déterminer le point précis de l'obstacle.

Mais la plupart du temps les choses sont moins simples.
On conseille bien de suivre la partie gonflée, mais ce
conseil, excellent en théorie, n'est pas si simple dans la
pratique. Cependant, quelques difficultés que rencontre
l'exécution de ce temps, il nous paraît devoir constituer
une règle. Parise insiste beaucoup, à propos de son procédé, sur l'importance qu'il y a de trouver le cæcum;
après lui d'autres chirurgiens, entr'autres Duplay, ont
recommandé cette recherche.

La main ayant donc été engagée, comme nous l'avons
dit, devra se porter dans la fosse iliaque droite et reconnaître le cæcum et le côlon ascendant. Trouve-t-on ce

gros intestin distendu, l'obstacle siège évidemment sur un point de son parcours, et il n'y aura qu'à suivre lentement la colonne formée par ce viscère pour arriver sur le siège de l'étranglement. Si le cæcum est aplati, l'étranglement porte sur l'intestin grêle : le travail sera ici moins aisé. On devra insinuer la main d'une anse à l'autre, glisser entre les replis formés par ces anses dilatées et chercher à sentir, plutôt qu'à voir, un point résistant. Quand on a trouvé le cæcum, il semble que rien ne serait plus facile que de suivre l'intestin grêle et de remonter à partir de la valvule de Bauhin jusqu'à la rencontre de l'obstacle. Il suffira d'avoir été témoin d'une opération pour comprendre l'impossibilité, non pas absolue, mais ordinaire, d'une manœuvre de ce genre.

Les anses intestinales sont fréquemment agglutinées entre elles, accolées les unes aux autres par des adhérences plus ou moins molles, plus ou moins friables. C'est là une des difficultés pour suivre exactement l'intestin dans toute sa longueur. Ces adhérences peuvent, la plupart du temps, être divisées sans peine ; elles ne sont véritablement résistantes qu'au point de l'étranglement et constituent alors soit l'obstacle lui-même soit une des complications de l'étranglement. Nous y reviendrons dans un instant. Mais les adhérences de la masse de l'intestin sont en général légères, peuvent être séparées sans efforts. Cette manœuvre demande une certaine douceur pour éviter l'effusion du sang dans la cavité abdominale. Si quelques-unes de ces adhérences semblaient par trop vasculaires, on devrait les sectionner entre deux ligatures de catgut. Nous le répétons, ce n'est pas le cas ordinaire pour les anses éloignées du point d'étranglement.

Dans le cas où on n'a pu trouver l'étranglement, ou bien lorsque quelque incident force le chirurgien à inter-

rompre ses recherches, Parise recommande pour conserver ou se créer un point de repère, le procédé suivant : Je
place, dit-il, deux fils dans le mésentère, l'un noir et
l'autre blanc, à 2 ou 3 centimètres l'un de l'autre ; il faut
se rappeler, bien entendu, lequel des deux fils répond
au cæcum. On peut alors abandonner l'intestin dans
le ventre : on est sûr de le ramener et de reconnaître
dans quel sens il conviendra de continuer les recherches.

Une fois le siège de l'obstacle reconnu, il sera facile de
déterminer la nature de cet obstacle, de lever l'étranglement, et en même temps de reconnaître l'état de l'intestin.

1° Lever l'obstacle.

Ce temps de la laparotomie varie suivant les causes
de l'étranglement. S'agit-il d'un simple *volvulus*, volvulus sans brides, sans adhérences ; on devra renverser
l'intestin dans le sens opposé à la torsion, déplisser les
anses sur une certaine longueur et constater que la
torsion ne se reproduit pas aussitôt l'intestin lâché, en un
mot, que l'entrelacement anormal a été détruit. (Dieffenbach).

Nous avons dit les difficultés que ce temps présente
quelquefois et comment, dans le cas d'un nœud fortement
serré, Reali avait été amené à inciser l'intestin pour le
dégager.

S'agit-il au contraire d'une *invagination* ? Le chirurgien devra, s'il le peut, amener l'anse invaginée au bord
de l'ouverture abdominale pour manœuvrer plus à l'aise.
Fixant alors d'une main le bout invaginateur, il saisira
de l'autre la partie invaginée et par une traction lente et
modérée, il essaiera de dégager l'anse pénétrante. De
légers mouvements de torsion faciliteront quelquefois
cette manœuvre. — La manœuvre inverse, traction sur

le bout invaginant, a été recommandée par Herbert Page et employée pour le n° 20 de notre tableau.

Cette réduction s'est faite très facilement dans certains cas (Hutchinson, Marsh); dans d'autres, elle a été très laborieuse. Elle sera évidemment impossible quelquefois, en raison des adhérences entre les deux bouts de l'intestin. On n'aura alors d'autre ressource que l'établissement d'un anus artificiel ou la résection de l'intestin.

Dans un cas d'invagination du gros intestin, Ohle put arriver à séparer les parties invaginées de la façon suivante : Un aide repoussait du doigt la portion d'intestin tombée dans le rectum, tandis que Ohle détruisait les adhérences plastiques autour de l'invagination et attirait doucement au dehors la portion invaginée. On ne doit pas craindre d'aller assez loin dans ces destructions d'adhérences. La pratique de l'ovariotomie a montré qu'on ne devait pas trop redouter d'accidents.

Quand on a reconnu comme cause de l'étranglement l'existence d'une *bride*, il faut s'efforcer de reconnaître par le toucher sa consistance, voir s'il existe dans son épaisseur des vaisseaux plus ou moins volumineux, dont on pourra sentir quelquefois les battements. Si la bride n'est pas très serrée, on peut essayer de la soulever, d'engager le doigt ou une sonde mousse au-dessous pour vérifier ces divers points. Si le doigt donne la sensation d'un canal creux, il faudra songer à la possibilité d'un étranglement par un *diverticulum* intestinal, ou par le processus vermiforme. Dans ce cas, la bride devra être détachée lentement avec le doigt, la spatule ou tout autre instrument mousse. Si la bride est simple, il suffit de la déchirer avec le doigt; mais il vaudra mieux, et ce précepte est de règle, lorsque la bride sera épaisse, volumineuse, la sectionner entre deux ligatures, de peur d'hémorrhagie.

Si l'on craignait que le diverticule intestinal ou la bride fibreuse pussent, en raison de leur longueur, ou de leur adhérence, devenir plus tard la cause de nouveaux accidents, il serait bon de réséquer la bride, de la couper au ras de son insertion; pour le diverticule intestinal, on pourrait le fixer dans la plaie abdominale (Cazin). Il n'en résulterait qu'une adhérence sans importance entre l'intestin et la paroi.

M. Parise (Thèse de Patoir, 1869), trouva dans un cas un étranglement formé par un diverticulum qui serrait circulairement l'intestin et dont la boule terminale donnait attache à une bride qui remontait obliquement en haut et à gauche. Cette disposition étant reconnue, M. Parise incisa la bride qui s'insérait sur la terminaison ampullaire du diverticulum qu'il déroula avec la plus grande facilité. Cet appendice était mortifié dans le tiers de sa longueur et donna lieu à une éruption de gaz et de matières fécales. Il fut fendu et vidé et la réduction de l'intestin étant faite, il fut maintenu dans la plaie.

Si la constriction est produite par un *anneau épiploïque* dans lequel s'est engagée une anse intestinale, on devra dégager l'anse, et pour éviter le retour d'un étranglement, il sera peut-être prudent de sectionner cet anneau entre deux ligatures ou de le faire disparaître au moyen d'une suture.

Dans d'autres cas, les adhérences fixant plusieurs anses d'intestin entre elles ont été la cause directe de l'obstruction. L'observation de Julliard est à cet égard fort significative. En écartant les anses intestinales, il remarqua une masse rougeâtre qui adhérait fortement à ces anses. Sur le côté gauche de cette masse, l'intestin s'abouchait énorme, fortement distendu; sur le côté opposé, l'intestin s'abouchait également, mais cette fois petit et flasque. « J'incisai couche par couche, dit-il,

« ce paquet d'adhérences ; arrivé à une profondeur
« de un centimètre, je découvris une anse intestinale
« noirâtre. Je débarrassai l'intestin des adhérences qui
« l'étreignaient; dans certains endroits, le tissu de nou-
« velle formation était tellement adhérent aux parois
« intestinales, que je dus disséquer l'intestin avec le
« bistouri. »

Ce fait de Julliard donne la démonstration des difficultés qu'on peut attendre dans les cas de constriction
de ce genre. La conduite à tenir en pareille occur-
rence devra être calquée sur celle du professeur de
Genève. Si les adhérences peuvent céder sans trop de
difficultés, on les déchirera avec le doigt ou on les sectionnera avec le bistouri.

Dans quelques cas, l'étranglement peut avoir une origine mixte, c'est-à-dire, être causé à la fois par des
brides et des adhérences; dans d'autres cas, l'étranglement peut être double et l'intestin serré sur deux points.
C'est ainsi que dans l'invagination on voit rapidement
se former des adhérences plastiques entre les diverses
tuniques de l'intestin, adhérences qui sont quelquefois
l'obstacle le plus difficile à vaincre dans le dégagement
de l'anse invaginée. Brinton a vu l'étranglement d'une
anse intestinale par deux brides d'épiploon.

Parfois l'opérateur rencontre assez aisément une
bride légère, comprimant modérément l'intestin et
qu'une inspection un peu sévère ne permet pas de reconnaître comme la cause de tous les désordres. Il faudra poursuivre les recherches et voir si, sur un point
caché, il n'existe pas un obstacle plus sérieux. Hilton et
Bird coupèrent d'abord une bride solide et fibreuse
d'un demi-pouce de large ; ne trouvant pas là une cause
suffisante de l'obstruction, ils examinèrent plus profondément et purent dégager l'intestin d'une ouverture

arrondie formée par l'intestin grêle et par des adhérences. Maunder (Obs. 117 de notre tableau) a sectionné
une bride et méconnu un volvulus.

2° Une fois l'étranglement levé, l'opérateur devra s'assurer de l'état de l'intestin, et pour cela faire, l'amener
doucement, si la chose est possible, au dehors ; très
fréquemment, il existe des adhérences qui, sans le comprimer, maintiennent l'intestin dans le fond de l'abdomen ou sur les côtés. Si ces adhérences sont récentes,
si elles peuvent céder sans trop de difficultés, il est indiqué de les détruire. Terrier, dans son observation, trouve
l'anse comprimée fixée à la paroi abdominale postérieure
par des adhérences qu'il ne put détruire qu'en partie.
Le professeur Trélat a fait la même tentative dans un
cas publié dans la thèse de Mougeot.

Il ne faut pas prolonger ces tentatives au-delà d'un
certain temps ; à moins qu'il n'y ait nécessité, vu l'état
de l'intestin, de l'amener au dehors pour l'établissement
d'un anus artificiel, ou de le réséquer, on devra laisser
l'anse fixée, après s'être assuré que le passage des matières et des gaz peut se faire librement. Il y a avantage
à laisser le moins longtemps possible l'abdomen au contact de l'air, quelles que soient, du reste, les précautions
antiseptiques qu'on ait prises. La brièveté de l'opération
a, toutes choses égales d'ailleurs, une grande importance.

Si l'intestin est sain ou n'a pas souffert de la compression de façon à faire craindre une perforation consécutive, on pressera doucement avec le doigt sur la partie
supérieure pour être certain que les gaz et les matières
ont leur libre cours et on terminera l'opération. Cette
pression artificielle est souvent le seul moyen de constater
que l'étranglement est levé : en effet, dans beaucoup de
cas, il n'y a pas de mouvement dans l'anse délivrée, et

les matières restent stagnantes comme avant le débridement. Fischer conseille de prendre l'intestin à la partie
étranglée et, par un frottement lent et progressif, en
relevant le bout supérieur, il fait glisser une partie des
matières au delà du siège de l'étranglement. Nous reje-
tons d'une façon absolue la manière de faire de Hoeeg,
qui, dans un cas, pratiqua, par une petite ponction de
l'intestin, une injection émulsive de façon à diluer et
faire glisser la masse stercorale.

Non seulement l'intestin, par suite de la constriction
et de la distension est devenu paresseux, paralysé, mais
dans certains cas, il a subi des altérations qui rendent
la restitution *ad integrum* fort difficile. Dans l'observation déjà citée de Julliard, on trouva sous le paquet
d'adhérences qu'on avait incisé, l'intestin infléchi deux
fois sur lui-même en forme d'un N. L'intestin une fois
libéré, on essaya d'étendre l'anse infléchie, mais inutilement. Les parois de l'anse étaient notablement hyper-
trophiées ét indurées, elles avaient perdu toute leur souplesse et ne se prêtaient pas à l'extension. Julliard dut
pratiquer sur les tuniques de l'intestin, dans chacun des
angles de l'N, deux incisions libératrices grâce auxquelles il put étendre complètement l'anse infléchie.
Cette portion d'intestin avait une longueur d'environ
15 centimètres.

L'extraction des corps étrangers se fera très simplement si l'intestin peut être attiré hors de la cavité abdominale. Incision sur l'anse qui contient le corps, puis
suture par le procédé de Gely, de préférence. L'opération
ne comporte que ces deux temps. Si le corps se trouvait
logé dans une partie fixe de l'intestin, dans la partie supérieure du rectum, par exemple, ou dans le côlon ascendant ou descendant, il serait à peu près impossible d'ouvrir l'intestin sans provoquer la chute dans le péritoine

d'une grande quantité de matières fécales. Il faut, dans ce cas, faire tous ses efforts pour repousser le corps étranger avec la main introduite dans la cavité abdominale, vers une partie flottante du canal intestinal, ou vers l'anus, comme il fut fait dans le cas du professeur Verneuil.

Si l'intestin est profondément lésé, il y a impossibilité de laisser l'anse dans la cavité ; dans le chapitre des indications nous avons vu quels cas comportent l'application d'un anus artificiel, quels autres peuvent réclamer la résection et la suture de l'intestin. Nous n'avons donc plus qu'à envisager la question au point de vue opératoire.

Pour l'entérotomie secondaire, c'est-à-dire la création d'un anus artificiel après la laparotomie, nous n'avons rien de bien particulier à ajouter aux préceptes formulés à propos de l'entérotomie. (p. 186 et suiv.) L'anse intestinale, si elle peut être mobilisée, sera amenée doucement à l'extrémité inférieure de la plaie où on la fixera de suite par deux ou trois points de suture qu'on pourrait appeler provisoires, car ils sont destinés à éviter la fuite de l'intestin pendant la réduction des autres anses et dans les manœuvres terminales de l'opération. On aura soin d'attirer un peu au dehors l'anse intestinale correspondant à la partie qui doit être fixée pour éviter tout tiraillement. On procédera alors, comme nous allons le dire, à la réduction du reste de l'intestin, à la toilette du péritoine et à la suture de la paroi. Au dernier moment, quand la paroi sera fermée en laissant seulement l'orifice nécessaire pour l'adossement de l'intestin, l'on suturera celui-ci d'une façon définitive. Nous croyons que dans cette circonstance surtout, il sera utile de suivre le précepte du professeur Richet, de n'ouvrir l'intestin que tardivement, de façon à permettre un certain degré d'accolement des parois. En tout cas, les sutures auront dû être appliquées en nombre suffisant pour ne pas laisser le moindre jour. Du reste, la position de l'anus à la partie déclive de la plaie, évitera que les matières n'aillent souiller le reste de la suture. On donnera au patient une position un peu inclinée pour favoriser encore l'écoulement des matières sur le pubis.

Quelques opérateurs, pour éviter cette position défectueuse de l'anus et le contact possible des matières avec la plaie abdominale, ont préféré amener l'intestin dans le flanc, aux lieu et place habituels de l'entérotomie, et fermer simplement comme à l'ordinaire sur la ligne médiane. (Périer, Berger.)

Si pour une raison ou pour une autre, il y a lieu de recourir à *l'ablation d'une partie de l'intestin*, comment devra-t-on procéder? Les observations de ce genre sont peu nombreuses et ne fournissent, à part une ou deux, que des indications assez sommaires.

La marche opératoire que nous indiquons pourra donc être sujette à quelques variations suivant les cas.

L'anse intestinale devra être mobilisée par une dissection attentive; si elle est adhérente, on aura soin de lier au fur et à mesure les vaisseaux avec le catgut et de procéder avec lenteur, puis cette anse sera amenée doucement au dehors de la plaie. Les points extrêmes sur lesquels porte l'altération ayant été reconnus, on fera sur ces deux points supérieur et inférieur une ligature serrée fortement pour obstruer complètement tout passage des matières.

Kocher emploie, au lieu d'une ligature, de grosses pinces semblables à des pinces hémostatiques qui sont appliquées aux deux bouts à la limite de la partie qu'il faut réséquer.

La portion d'intestin comprise entre ces deux ligatures sera retranchée par deux coups de ciseaux, après l'applicaton d'une ligature circulaire sur le mésentère à l'endroit de la résection, à moins qu'on ne le suture de suite, comme nous le disons plus bas. Pendant ce temps, on aura grand soin de maintenir l'anse tout à fait au dehors du ventre et de protéger au moyen de serviettes, d'éponges, la plaie, la cavité abdominale restée béante et les intestins herniés. De plus, on lavera immédiatement avec le plus grand soin les deux bouts de l'intestin avec une solution phéniquée moyenne, en retroussant les bords et en les détergeant parfaitement.

L'ablation d'une partie étendue de l'intestin nécessitera dans certains cas, une section ou une résection partielle (une encoche) du mésentère. Avant de passer outre, on arrêtera l'hémorrhagie et on rapprochera les bords de ce mésentère par quelques point de suture.

Armé alors d'une aiguille pourvue d'un fil de soie fin plongé depuis vingt-quatre heures, ou mieux, cuit dans l'huile ou l'eau phéniquée, le chirurgien enfoncera cette aiguille à 12 ou 14 millimètres au-dessus de cette ligature, en pénétrant à travers les couches jusqu'à la muqueuse ; puis il repassera l'aiguille de dedans en dehors de manière à la faire ressortir à 4 ou 5 millimètres de la ligature. Cet espace, laissé entre la sortie du fil et le point serré par la ligature, est nécessaire pour faire une section franche de l'intestin.

L'aiguille ayant ainsi traversé un bout de l'intestin sera portée sur l'autre bout où l'on répètera la même manœuvre en sens inverse, c'est-à-dire que, plongée à 4 ou 5 millimètres de la ligature, de dehors en dedans, l'aiguille ira ressortir à 8 millimètres plus loin de dedans en dehors. Après avoir ainsi préparé autant de points de suture qu'on le juge nécessaire (il n'en faut pas moins de douze à quinze), on sectionnera nettement chaque bout de l'intestin entre la sortie du fil et la ligature d'attente ; on nettoiera de nouveau avec soin cette surface de section et les parties environnantes et on n'aura plus qu'à tirer sur les bouts de chaque fil pour rapprocher les bords de la plaie. Il faudra avoir soin de renverser les bords de manière à mettre en contact les deux séreuses. Chaque fil ayant été serré, on coupe au ras du nœud. Il reste à ce moment un vide entre les deux parois du mésentère sectionné ; les points de suture n'ayant pu porter jusqu'au voisinage de l'intestin, avant le rapprochement des bouts. On devra poser un nouveau point de suture et le tout terminé, il no reste qu'à repousser l'intestin dans l'abdomen.

On le voit, c'est au procédé de Lembert que nous donnons la préférence. Le procédé de Gély est moins facile à appliquer dans ces cas de section totale de l'intestin ; il nous semble parfait pour les blessures peu étendues, les plaies longitudinales de l'intestin telles que celles qui peuvent résulter d'un accident dans le cours de l'opération ou de l'ablation d'un corps étranger.

Il y a là du reste une affaire, je ne dirai pas d'habitude, car peu de chirurgiens ont eu l'occasion fréquente de faire des sutures de l'intestin, mais une affaire d'impression personnelle. Les deux modes de suture sont bons ; celui de Lembert nous semble plus aisé à appliquer. Les antres procédés ne nous paraissent pas avoir des avantages suffisants pour entrer en balance avec ces deux méthodes.

Nous ne nous attarderons pas à les décrire à cette place ; on les trouvera discutés dans les traités de médecine opératoire. Les uns et les autres peuvent avoir leur bon côté ; il ne faut pas oublier par exemple que c'est avec la suture à surjet que Reybard a obtenu son succès. Mais ils nous semble que lorsqu'un procédé peut répondre à toutes les indications, lorsqu'il est bon, il est inutile de chercher des modifications plus ou moins compliquées. M. Trélat, dans son observation (Voy. page 17), a employé la suture de Gély, mais il emploiera, nous a-t-il dit, dorénavant, la suture de Lembert.

Une petite difficulté dans la suture, mais facile à sur-monter d'ordinaire, vient du rapetissement des deux bouts sous l'influence de la contraction de l'intestin. Un embarras plus grand résulterait de la nécessité où l'on pourrait se trouver d'anastomoser une portion large de l'intestin avec une portion étroite; Kocher est d'avis que, dans ce cas, on pourrait faire un pli longitudinal à la portion large, de manière à réduire son diamètre aux proportions de la seconde, après quoi la suture se ferait comme à l'ordinaire.

L'étranglement a été levé, l'intestin laissé en place ou remis en place après suture; on doit procéder alors à la toilette du péritoine et à la réduction de l'intestin main-tenu au dehors sous les compresses phéniquées. A l'aide d'éponges montées sur de grandes pinces, il faudra étan-cher avec soin le sang qui a pu s'écouler par rupture de brides, d'adhérences, ou quelquefois de la paroi elle-même, quand le péritoine est vascularisé. Presque toujours, du reste, il y a une certaine quantité de sérosité qu'il est bon d'enlever, toujours en agissant aussi rapi-dement que possible. Le nettoyage devra, cela va sans dire, être fait avec encore plus de soin et de minutie s'il s'était écoulé à l'ouverture du ventre un peu de pus ou si l'intestin perforé avait laissé échapper du liquide stercoral.

Dans ces cas, il sera bon de laisser dans le petit bassin un ou deux drains qui viendront sortir à l'extrémité inférieure de la plaie; un fil de soie fixé aux drains et maintenu à l'extérieur empêchera leur rentrée dans le ventre. Quelques chirurgiens allemands engagent même les drains jusque dans le haut de l'abdomen, en les couchant latéralement sur les flancs. Dans quelques cas, enfin, chez les femmes, on pourra songer au drainage par le vagin; mais ce moyen ne nous semble avoir que des indications fort restreintes.

La réduction de l'intestin est une des grosses difficultés de la laparotomie et des autres opérations dans l'obstruction intestinale. Le professeur Verneuil a vu, dans un cas d'entérotomie, sortir trois mètres d'intestin et il a mis un temps fort long à le rentrer. Lucas-Championnière est persuadé qu'en ouvrant largement le ventre, on n'aura pas des difficultés trop grandes pour cette réduction.

On a conseillé, dans ces cas, de recourir à une ponction de l'intestin; on a conseillé aussi d'y avoir recours au moment de l'ouverture du ventre pour diminuer le météorisme et permettre l'examen plus facile de la cavité abdominale. Cette ponction, que les uns ont faite avec un trocart fin, les autres avec les appareils aspirateurs, n'a pas toujours donné de grands résultats. Les gaz sortent lentement, en petite quantité. Pour en évacuer davantage, le P* Le Fort fut obligé de les faire voyager d'anse en anse pour les amener dans l'anse percée par le trocart. Il dut faire ainsi cinq ou six piqûres qui permirent enfin la réduction. Howse a vu, dans un cas, l'ouverture de la ponction rester béante et les matières qui en sortaient déterminèrent une péritonite qui emporta le malade. C'est le seul cas accompagné d'accidents que nous connaissions. Bien des fois cette ponction a été pratiquée, et si elle n'a pas toujours amené une évacuation notable, elle n'a pas eu d'effet fâcheux. C'est donc une manœuvre à essayer, quand la distension sera très intense ou que la réduction sera difficile.

Le professeur Guyon et quelques autres chirurgiens pensent que pour la rentrée des anses intestinales, il faut éviter de tordre le mésentère de gauche à droite, c'est-à-dire dans le sens que suit une vis que l'on enfonce devant soi. Ils donnent le conseil de tourner en sens inverse, de dévisser plutôt. De cette façon, l'intestin réintégrerait plus aisément dans la cavité abdominale.

L'intestin réduit, la plaie sera fermée par six, huit points de suture profonde, suivant la dimension de la plaie, comprenant le péritoine. On évitera plus facilement la possibilité d'une éventration consécutive en prenant successivement dans la suture la peau et le tissu cellulaire sous-cutané, le bord du muscle et enfin le péritoine pariétal. Ces sutures seront faites avec du fil d'argent assez fort, simplement entrecoupées si la paroi est mince, enchevillées si la paroi est épaisse. Quelques points de suture superficielle amèneront l'affrontement complet. Enfin, s'il y a eu nécessité de laisser un ou plusieurs drains dans le ventre, l'extrémité de ces drains sera ramenée dans le bas de la plaie, au moment où l'on fera le dernier point de suture profonde.

On nettoiera rapidement la surface extérieure de l'abdomen; la vessie sera vidée à nouveau et l'on procédera au pansement avant de reporter le malade dans son lit. Le pansement de Lister sera appliqué suivant les règles, en ayant soin que les feuilles de gaz phéniquées et le mackintosh descendent un peu au-dessous du pubis et très bas sur les flancs. On peut, par dessus ce pansement, appliquer de l'ouate. Le tout sera maintenu, au moyen d'une large ceinture de flanelle.

L'opéré sera alors placé sur le dos, dans un lit préalablement chauffé, les cuisses modérément fléchies; couvert de couvertures légères, mais chaudes; des boules d'eau seront mises aux pieds, autour des cuisses, du tronc, en prenant la précaution de vérifier leur température, afin d'éviter des brûlures beaucoup plus faciles et plus graves, étant donné l'état d'insensibilité relative, produit soit par le collapsus, soit par l'anesthésie.

Ohle recommande de le coucher sur le flanc; mais il ne faut pas oublier qu'il incise sur le côté de la ligne blanche.

On se contentera de donner dans la journée qui suit l'opération, un peu de champagne, des grogs légers, du thé, quelques fragments de glace si la soif était vive. Ohle, Hauff administrent de l'opium, comme après l'ovariotomie, quoique à moins fortes doses. L'opium sera indiqué, dans les cas de suture de l'intestin, pour assurer le repos absolu de ce viscère; dans ces cas, il sera bon de donner de très petites quantités de boisson.

Le malade doit être réchauffé par tous les moyens et maintenu dans un état de calme et de tranquillité absolue. On aura soin de veiller à ce que la vessie soit vidée, par le cathétérisme, trois ou quatre fois dans les vingt-quatre heures, s'il survenait, comme cela est fréquent, une rétention passagère d'urine.

Au point de vue des suites, il n'y a rien qui diffère de l'ovariotomie; nous renvoyons aux descriptions très complètes données par Spencer Wells, Kœberlé, Péan, etc.

Les premières garde-robes sont quelquefois difficiles et pénibles; on les facilitera par de petits lavements de guimauve ou de camomille, additionnés, si les matières étaient un peu fermes, d'une cuillerée d'huile ou de glycérine.

Les malades se plaignent fréquemment de douleurs très vives en dehors de la plaie, dans les flancs, à l'épigastre; ces douleurs ont vraisemblablement pour origine les tiraillements de l'épiploon. Si elles sont tenaces ou trop violentes, on fera bien d'avoir recours à une petite injection morphinée. Ces douleurs persistent quelquefois

assez longtemps; si elles s'accompagnent de fièvre, d'é-
lévation de la température, il faut songer à la possibilité
d'une péritonite.

La durée de l'opération que nous venons de décrire
peut varier de quelques minutes (Reali, 11 minutes,
Borelli, 20 minutes) à quelques heures; tout dépendra
des difficultés contre lesquelles le chirurgien aura à
lutter. En tout cas, il est indiqué d'aller rapidement;
M. Terrier insiste beaucoup là-dessus. Un point que je
considère comme important, dit-il, c'est d'opérer vite.
Spencer Wells s'attache, dans l'ovariotomie, à refermer
le ventre dans le plus bref délai possible. Le chirurgien
devra donc prendre, en face d'un obstacle imprévu, une
détermination immédiate et agir rapidement en conséquence.

Complications de l'opération :

Nous ne parlerons pas de la hernie de l'intestin, c'est
pour ainsi dire la règle dans la laparotomie. Il n'y aura
qu'une question de plus ou de moins; nous avons vu
plus haut comment on pouvait y remédier.

Les *vomissements* peuvent être provoqués par le chloroforme; s'ils surviennent avant l'ouverture de l'abdomen, il faut s'arrêter et attendre qu'une anesthésie plus
complète les ait fait cesser. Si le ventre est déjà ouvert,
les vomissements amènent la précipitation de l'intestin au
dehors et par les mouvements qu'ils déterminent, peuvent
causer la blessure de ce viscère. Les aides devront appliquer sur l'ouverture abdominale, des compresses phéniquées, maintenir avec des serviettes chaudes l'occlusion
temporaire. En un mot, l'opération doit être interrompue jusqu'à cessation du vomissement. La bonne direction de l'anesthésie permet d'éviter, dans une certaine
mesure, l'apparition de cette complication.

L'*hémorrhagie* est rare; on ne trouve pas, comme

dans les kystes de l'ovaire, des adhérences pariétales avec dilatations vasculaires considérables. Mais le sang peut s'écouler d'une bride, d'une portion de mésentère sectionnée, dans la rupture des adhérences. On devra, si la bride est épaisse, la sectionner entre deux ligatures de catgut.

La *blessure* de l'intestin est un accident qui a été observé un certain nombre de fois, soit qu'une anse dans un mouvement brusque soit venue se placer en quelque sorte sous le couteau, soit que, cachée par des adhérences, elle ait été atteinte dans une dissection. Il n'y a qu'un parti à prendre : la plaie est-elle partielle, latérale, pratiquer la suture de Gély. La section est-elle complète, comme dans le cas du professeur Trélat, employer le procédé de Lembert. Il va sans dire qu'on aura eu soin d'empêcher de suite l'écoulement des matières en pinçant l'intestin ou l'obturant avec une éponge.

La *rupture* de l'intestin peut se produire dans la manœuvre de dégagement de l'anse ou pendant qu'on l'attire au dehors pour en faire la suture ou la résection. C'est une complication des plus graves, car l'accumulation des matières peut amener en un instant un épanchement stercoral assez abondant. Fût-il même restreint, l'inflammation vive qui résulte de ce contact avec la séreuse enlève bien des chances de succès. Une pincé sera vivement posée au-dessus et au-dessous de la rupture, pendant que la main d'un aide ou mieux une grosse éponge glissée au-dessous empêchera la chute des matières ou du liquide dans le ventre. Si la rupture se produit au moment où l'anse est encore adhérente, non mobilisée, le cas devient assez complexe.

Il n'y aurait, selon nous, qu'à appliquer des pinces pour aplatir l'intestin au-dessus et au-dessous, s'efforcer d'enlever en masse, adhérences et intestin, pour les amener au dehors et pratiquer là, à ciel ouvert et hors de la cavité, le dégagement et la suture nécessaires.

Si le liquide stercoral s'est écoulé en assez grande quantité dans le ventre, il faudra procéder à une toilette minutieuse, à l'aide d'éponges. Nous ne saurions conseiller le lavage de la cavité avec une solution phéniquée même faible, craignant que quelques quantités de liquide infiltrées dans des replis du mésentère ne provoquent une irritation dangereuse.

— Si, malgré les recherches les plus attentives, on ne trouvait pas d'obstacle, si on ne reconnaissait aucune cause tangible de l'obstruction, que devrait-on faire? Manlove, dans un cas de ce genre, referma simplement le ventre; le malade guérit. S'agissait-il d'un de ces étranglements paralytiques de Henrot et le choc opératoire, l'ouverture du ventre, la laxité donnée momentanément à l'intestin auraient-elles suffi pour faire disparaître cet état, nous ne saurions le dire. En tout cas, la conduite est un peu aventureuse. Il vaut mieux selon nous, attirer une anse intestinale au dehors, en se guidant pour le choix de cette anse, sur le plus ou le moins de dilatation des anses voisines et pratiquer un, anus artificiel. Ainsi se comportèrent, dans des cas que nous avons déjà cités, Péan, le professeur Verneuil et plusieurs autres chirurgiens.

OBSERVATIONS

Nous n'insérons ici que des observations inédites ou empruntées à des travaux étrangers, et qui n'ont pas encore été publiées en France.

OBSERVATION I.

Hernie étranglée réduite en masse, et incision médiane de la paroi abdominale. — Mort. — Dr Annandale.

(EDINBURGH MÉD. JOURNAL, 1879, p. 679.)

Je fus appelé, le 3 juillet dernier, avec mon ami le docteur Mengies, près d'un homme de 65 ans, M... H..., qui depuis dix ans était porteur d'une hernie inguinale oblique droite, jusque là facilement réductible.

Lorsque le docteur Mengies vit le malade pour la première fois, la hernie était étranglée et le taxis fut pratiqué inutilement. Mais de nouvelles manœuvres consécutives à une application de glace eurent pour résultat la réduction complète de la tumeur.

Cependant, loin de s'amender, les phénomènes d'obstruction intestinale ne firent que s'aggraver et huit jours après, lorsque je vis le malade, je le trouvai dans un état vraiment alarmant. Un examen très attentif de l'anneau inguinal et des régions où les hernies peuvent s'observer, ne me démontra la présence d'aucune tumeur.

Pensant que nous étions en présence d'un cas de réduction en masse, je me décidai à intervenir chirurgicalement, et au lieu d'opérer au niveau du canal inguinal, je pratiquai à égale distance du pubis et de l'ombilic, sur la ligne médiane, une incision longue de 3 pouces environ.

Une anse d'intestin grêle vint immédiatement faire saillie

entre les lèvres de la plaie. J'introduisis mon doigt dans la cavité péritonéale vers la fosse iliaque droite, et je sentis rapidement une portion d'intestin fixée en ce point; je l'attirai au dehors, et constatai que cette anse intestinale était étranglée par le collet d'un sac herniaire. Le bout supérieur de l'intestin étant dilaté, l'inférieur, au contraire, était complètement vide et affaissé. Je pus, par de légères tractions, dégager l'anse hernière et l'attirer complètement hors du sac; je suturai alors les lèvres de la plaie abdominale et appliquai un pansement antiseptique.

Le malade, après son réveil, ne parut pas sensiblement soulagé par l'opération, et s'étant levé avec l'aide de ses parents, et malgré la défense qui lui en avait été faite, sa faiblesse augmenta et il mourut dix heures après l'opération. L'examen cadavérique nous permit de constater une inflammation légère du péritoine, dans la cavité duquel nous trouvâmes une anse d'intestin libre congestionnée et un sac herniaire vide. Les parois de ce sac paraissaient intactes; et l'examen du siège de la hernie, c'est-à-dire du canal inguinal, démontra qu'il ne s'était fait aucune adhérence entre les parois de ce conduit et le sac herniaire.

Réflexion. — Les cas de réduction « *en masse* » sont assez rares et il est bien plus ordinaire de trouver après réduction, l'anse intestinale saisie à travers une déchirure du sac ou du collet. L'auteur préfère l'incision médiane de l'abdomen dans tous les cas où une tumeur ne peut être trouvée dans la région primitivement affectée de hernie. Cette incision a pour avantage de faciliter la recherche de l'anse étranglée, et de reconnaître la cause de l'étranglement. Dans le cas qui fait l'objet de l'observation ci-dessus, la mort doit surtout être attribuée au retard de l'intervention chirurgicale et ne peut être imputée à l'incision médiane de la paroi abdominale, qui, pratiquée avec les précautions voulues, ne présente pas plus de dangers que l'incision au siège même de la hernie.

OBSERVATION II.

*Réduction en masse d'une hernie étranglée. — Opération. —
Guérison. — Par Owen.*

(EDINBURGH. MED. JOURNAL, 1879.)

Le 25 novembre dernier, une femme de 63 ans fut admise à
l'hôpital Sainte-Mary de Londres, pour une hernie inguinale
droite étranglée. Un taxis léger suffit pour réduire la tumeur,
néanmoins les symptômes d'obstruction intestinale ne cessèrent pas, bien que l'anneau inguinal fût complètement libre,
et que l'exploration des régions herniaires ne fit découvrir aucune tumeur.

A la suite d'une violente quinte de toux, une tumeur étant
apparue à l'orifice inguinal externe, je pratiquai en ce point
une incision qui mit à découvert deux sacs superposés : un
inférieur contenant de la sérosité et un autre plus volumineux
renfermant une anse intestinale étranglée par le collet du sac,
congestionnée et œdématiée. Le collet une fois divisé, il fut
facile d'attirer en dehors l'anse herniée et de réduire le sac
lui-même qui n'était fixé aux parois du canal inguinal par
aucune adhérence.

Le lendemain, la fièvre augmenta et des douleurs vives furent
ressenties par la malade dans l'aine droite, mais, peu à peu,
tout rentra dans l'ordre et la malade sortit guérie environ un
mois après l'opération.

RÉFLEXIONS : Owen pense que le péritoine se montre beaucoup plus tolérant qu'on ne le croit généralement et que l'intervention chirurgicale est toujours indiquée dans ces cas.
Il regrette seulement de n'avoir pas opéré plus promptement.

OBSERVATION III.

*Laparotomie pour un étranglement interne.—Réduction d'une hernie
obturatrice. — Dr Hermann Kraussold, Francfort-sur-Mein.*

CENTRAL BLATT DER CHIRURGIE, n° 44.

La malade est une femme de 38 ans. Antécédents phthisique;
sœur, père et mère morts d'affection pulmonaire. Elle a même

eu des hémoptysies depuis douze ans et offre tous les symptômes d'une phthisie à marche lente. Elle a eu six enfants dont trois vivants; péritonite à la suite d'une couche.

Il y avait dix ans que la malade avait une hernie crurale droite, et malgré son bandage l'on sentait toujours une petite tumeur que l'on reconnaissait facilement comme une partie de l'épiploon adhérent au sac herniaire.

Le 9 mai dernier, je fus appelé parce que la hernie était sortie de nouveau sous l'influence de la toux. Ce qu'il y avait de plus remarquable, c'est que la douleur n'était point bien forte du côté de la hernie, mais bien du côté opposé; la hernie était à droite et la douleur était très forte à gauche. Cette douleur augmentait par la pression. La malade n'avait pas été à la selle depuis deux jours et demi et la dernière selle avait été normale. Température : 38° 1. Pouls accéléré. Cataplasmes.

Le soir, la malade allait plus mal ; l'hypochondre gauche était distendu, douloureux à la pression, pas de tumeur. A la percussion, à quatre ou cinq travers de doigt au-dessus du ligament de Poupart, sur une étendue d'une demi-assiette, il y avait de la matité, le reste était tympanique.

Dans l'après-midi, elle avait vomi trois fois. Injection d'eau dans le rectum ; pilules de glace ; teinture d'opium. Température : 38° 4.

Le 10 *mai.* — Douleur croissante; distension très grande; pas de selles, souvent vomissements une demi-heure après l'ingestion de lait ou de vin. L'examen par le rectum et le vagin ne révèle rien. Injection d'eau et un lavement avec le bicarbonate de soude, sans résultat.

Le 11 *mai.* — Commencement du collapsus, vomissements fécaloïdes. Le soir, miserere complet; langue sèche; accès convulsifs toutes les cinq minutes. On voit du côté gauche une tumeur en forme de balle, d'une consistance dure, paraissant avoir une direction verticale de haut en bas. Injection sans résultat. Température : 38° 4. Pouls : 104.

Le 12 *mai.* — Même état; vomissement; du chloroforme est donné. Par le toucher et le palper combinés, on réussit à atteindre la tumeur (côté gauche) élastique, dirigée de haut en bas et facilement mobilisée de droite à gauche.

Le 14 *mai.* — Les accidents continuant, on décide la laparotomie. Toutes les précautions sont prises ; la méthode de Lister est exécutée dans toute sa rigueur, puis on incise du côté gauche à trois ou quatre travers de doigt au-dessus du ligament de Poupart sur une longueur de 12 centimètres. Une anse intestinale, très distendue, d'un rouge sombre, sortie de la plaie; les mains ne trouvent point d'adhérences; l'intestin grêle est très distendu et rouge.

Comme je ne trouve pas d'obstacle, je suis l'intestin grêle, comme l'on fait aux autopsies. Travail pénible ! Après une demi-heure, nous arrivâmes dans la partie gauche du bassin. Enfin, nous réussîmes à dégager la partie de l'intestin qui était la plus distendue et la plus congestionnée. Je crus avoir réduit une hernie obturatrice, et après avoir exploré toutes les parties accessibles, j'admis que l'obstacle devait avoir été levé. Un tube à drainage fut laissé dans la plaie qui fut fermée par quelques points de suture profonds. Le pansement antiseptique fut appliqué avec soin.

Après l'opération, la malade était très fatiguée, mais les vomissements fécaloïdes avaient cessé. Le soir, légère selle qui soulage beaucoup. Température à quatre heures : 36° 0. Le soir : 37° 2. Ventre moins distendu.

Le 15 mai. — Etat général meilleur. On enlève le drain et quelques sutures. Pas de péritonite. Température : 37°. Le soir : 38° 1.

Le 16 mai. — Selles jaunâtres. Pas de péritonite. Une hémoptysie se déclare et la malade est enlevée en trois jours et demi au milieu de tous les symptômes d'une tuberculose pulmonaire à marche aiguë.

Autopsie. — Ventre non distendu, mou. Plaie cicatrisée. Pas de péritonite. L'injection de l'intestin a complètement disparu. L'épiploon tiré vers la droite se trouve en partie engagé dans le sac herniaire crural droit. On poursuit l'intestin depuis le pylore jusqu'à sa terminaison. Chemin faisant, on trouve dans le petit bassin des adhérences légères et faciles à déchirer entre l'utérus, les ligaments larges et les parties environnantes. L'iléon se dirigeait à travers ces adhérences vers le trou obturateur gauche dans lequel se trouvait un petit sac herniaire. L'anse engagée à ce niveau est médiocrement injectée, et contient de petits bols de matière fécale. On ne peut affirmer que l'intestin se trouvât encore dans le trou obturateur. Il était facile à en retirer. Le trou formé par les adhérences et

dans lequel il s'engageait, avait une largeur de 2 1/2 à 3 centimètres. On ne trouvait pas de traces d'étranglements ni sur
cette fente, ni sur l'intestin. Le trou obturateur droit est sain
et normal.

Léger kyste séreux de l'ovaire gauche, de la grosseur d'une
noix. Foie gras.

OBSERVATION IV.

*Cas rare d'obstruction intestinale due à l'invagination d'une portion
de l'intestin grêle. — Gastrotomie. — Succès* (Bellamy).

(BRITISH MED. JOURNAL, 1879, t. I, p. 83.)

Une femme, âgée de 34 ans, est admise à Charing-Cross Hospital, le 15 février 1879. Elle présente tous les symptômes de
l'occlusion intestinale. M. Bellamy dans le service de qui elle
est placée se décide à l'opérer après avoir épuisé les moyens
médicaux.

Le 19 février, il pratique, au niveau de l'anneau externe du
côté droit, une incision dans la pensée qu'il pouvait exister
quelque obstacle à ce niveau. On ne trouve rien. Alors l'incision est agrandie et on découvre qu'une portion de l'intestin
grêle est invaginée.

M. Bellamy put amener cette partie invaginée sous ses yeux,
rompre les adhérences et détruire l'invagination. Quelques
moments après, des vents furent rendus par la malade, puis
une copieuse évacuation eut lieu. — Morphine, chloral; —
Pansement de Lister.

Le jeudi 26. — Quelques phénomènes de péritonite légère. —
Guérison.

OBSERVATION V.

Gastrotomie pour double invagination. — Mort.

Dr Herbert Page.

(THE LANCET, 1878, t. I, p. 831.)

Un garçon de 5 ans est admis, le 31 décembre 1877, à Saint-
Mary's Hospital. Il a maigri et a été très malade depuis six se-

maines; douleurs vives dans l'abdomen, variant de fréquence et s'accompagnant d'un peu de diarrhée. Dans les premiers jours de son entrée à l'hôpital, légère amélioration; mais le 14 janvier, la douleur reparaît et l'on observe de la matité dans le flanc gauche.

Les phénomènes deviennent plus aigus; et le 20 janvier l'on trouve une tumeur dure, très nette dans la fosse iliaque gauche. On lui fait alors l'insufflation forcée par l'anus. Elle est suivie d'une rémission très rapide des symptômes graves.

Cet état se prolonge sans incident sérieux jusqu'au 4 février.

A ce moment, la tumeur reparaît une seconde fois, et disparaît de nouveau par l'insufflation.

Le 11 *février*, pour la troisième fois, l'insufflation réussit encore. Ses parents l'emmènent alors de l'hôpital, avertis que l'accident se reproduirait presque certainement.

Le 4 mars, ils le ramènent dans un état alarmant. Tous les symptômes avaient reparu depuis deux jours. La tumeur, cette fois, est volumineuse et s'étend de la région iliaque à l'ombilic, et l'insufflation au lieu de la faire disparaître ne la fait que changer de position.

L'enfant continue à souffrir beaucoup, et le soir on lui fait une insufflation nouvelle avec injection d'eau tiède.

Le lendemain, l'état est plus grave et à cinq heures du soir, il est sans parole, dans le collapsus, quand M. Herbert Page vient le voir.

Aussitôt ce chirurgien lui fait la laparotomie. La tumeur était si volumineuse qu'il fallut prolonger l'incision jusqu'à l'ombilic et retirer l'intestin grêle de la cavité abdominale.

La traction sur l'extrémité supérieure de l'intussusception ne réussit qu'à extraire deux pouces d'iléon; il essaya en vain de tirer en bas, à l'extrémité inférieure, la partie engaînante, parce qu'il découvrit une seconde invagination plus inférieure du côlon, dans laquelle l'ordre des parties était renversé; ici, en effet la partie inférieure était invaginée dans la partie supérieure qui était engaînante.

Les deux volvulus étaient unis l'un à l'autre par une extrémité, et il devenait nécessaire de réduire l'invagination qui s'était faite en sens inverse avant de réduire l'autre. A cause de la grande distension de l'intestin et des adhérences produites à la partie la plus inférieure de l'invagination, l'opération fut difficile et exigea une force considérable. L'invagination supérieure fut réduite facilement en tirant doucement l'extrémité inférieure du volvulus. On vit alors une congestion assez manifeste autour du cæcum, mais pas de péritonite généralisée ni d'adhérences.

L'opération dura une heure et quart. L'enfant parut revivre après l'opération, mais le lendemain, vers les neuf heures et demie, il mourut d'épuisement.

A l'autopsie, on trouva : 1º Les lèvres de la plaie adhérentes ; 2º un commencement de péritonite de l'intestin grêle, rien au gros intestin ; 3º au point correspondant à la partie supérieure du volvulus la muqueuse était boursouflée, congestionnée, de même que l'appendice vermiforme ; 4º le méso-côlon était assez lâche pour permettre à cet organe d'aller jusque dans la fosse iliaque gauche.

———

OBSERVATION VI.

Cas d'invagination avec polype. — Laparotomie. — Mort.

Dr Cowpland et Dr Hulke.

(Medic. Times and Gazette, 1879, vol. I, p. 632,
Clinical Society of London).

Les docteurs Cowpland et Hulke communiquent une observation d'intussusception avec polype. La laparotomie a été pratiquée le cinquième jour avec bon résultat immédiat. Mais la mort survint le septième jour.

La malade a 16 ans. Hystérique, symptômes d'obstruction intestinale. Tumeur cylindrique à la partie supérieure de la région iliaque droite. Matité au-dessous, pas de distension abdominale. Les moyens médicaux échouent. Le cinquième jour, laparotomie : En explorant le ventre, on trouve l'intussusception de l'iléon dans le cæcum. Réduction de l'invagination impossible ; on ouvre l'iléon. Grand soulagement. Les vomissements cessent ; mais, au bout de trente-six heures, mort par péritonite qui existait avant l'opération.

Autopsie. — Intussusception de trois pieds complets d'iléon à travers les six pouces inférieurs de l'iléon. L'invagination s'étend à douze pouces dans le côlon. Les lèvres de la surface invaginée sont ulcérées. Beaucoup de lymphe est épanchée entre les séreuses. Le tube central de l'intestin est rempli par un caillot sanguin. La partie supérieure de ce tube est remplie par un polype dur, gros comme le petit doigt. Péritonite généralisée. Autres organes sains.

Remarques. — Dans cette observation, il y avait un certain nombre de signes négatifs; tels que, absence de mélæna, de vomissements stercoraux, ce qui en faisait une intussusception de variété rare.

On fait ressortir l'importance de ce polype sans oser dire qu'il fut cause immédiate de l'obstruction.

A la suite de cette observation eut lieu une discussion qui peut se résumer :

1° A trouver toujours l'intervention chirurgicale trop tardive;

2° Bryant cite, à ce sujet, un cas de Saint George's Hospital, dans le service de M. Pollock, dont on conserve la pièce au musée dudit hôpital;

3° Le docteur Hulke ajoute que l'hémorrhagie n'est pas un symptôme constant de l'intussusception bien qu'elle se produise le plus souvent;

4° Le docteur Cowpland fait remarquer que dans les invaginations de l'iléon à travers la valvule-iléo-cæcale, le cæcum glisse ordinairement dans le côlon et entraîne à sa suite l'iléon. Les invaginations simples de l'iléon à travers le cæcum sont très rares.

OBSERVATION VII.

Extrait de la Gazette clinique de Palerme.

H. ALBANÈSE, 1879. — (Berlin Klin. Wochens.)

Occlusion intestinale à la suite d'entéro-péritonite traumatique. — Laparotomie. — Guérison.

Le malade, âgé de 76 ans, voulant sauter sur une voiture tomba et fut contusionné par le timon. Il s'ensuivit une douleur très violente dans l'abdomen, surtout à droite.

Au bout de quatre jours, il vint à la clinique. Il n'avait pas

eu de selles depuis l'accident : Les vomissements étaient fréquents. En même temps, on constatait une tumeur à trois
travers de doigt de la crête iliaque. A cet endroit était le point
le plus douloureux : il y avait aussi de la submatité. Pouls, 88.
Température 37.

Le 5 juin, pas encore de selles; — les vomissements continuent. Prescription : 30 gr. de mercure; deux lavements.

Le 7 juin, pas de selle; pouls filiforme; extrémités froides.
L'opération est résolue. Après l'anesthésie par l'éther, le chirurgien fait une incision de 15 centimètres de longueur le long
du ligament de Poupart, comme pour la ligature de l'artère
iliaque. — Il sort d'abord près de 80 grammes de pus. Une anse
intestinale se présente très distendue : elle est vidée par trois
ponctions successives faites avec un trocart fin. On découvre
alors une anse très adhérente au cæcum. On enlève ces adhérences et on aperçoit l'intestin très comprimé sur une longueur
de 6 centimètres.

On dégage ces parties, et Albanèse regarde ce rétrécissement
comme la cause unique de l'obstruction.

Le pansement de Lister a été employé. L'opération a duré
20 minutes.

Le lendemain, amélioration sensible. — Les selles sont
revenues, ainsi que l'appétit.

Au bout de quinze jours, il n'y a plus aucun symptôme alarmant. La guérison est assurée.

OBSERVATION VIII.

Étranglement intestinal par torsion de l'S iliaque. — Mort.

W. Spencer (du Great Northern Hospital).

(MEDIC. TIMES AND GAZETTE. 1879, t. II. p. 31).

W... S... âgé de 65 ans, horloger, admis au Great Northern
Hospital à 9 heures du soir, le 16 janvier 1879. Les seuls renseignements qu'on peut obtenir sur sa maladie sont les suivants : sujet à des constipations opiniâtres, il était dans
l'obligation de se droguer afin d'arriver à faire agir les intes-

tins. Il y a une semaine environ (15 janvier), il fut pris subitement de douleurs localisées surtout à la région ombilicale. Ces douleurs qui ne l'ont jamais abandonné sont parfois très fortes. Vomissements très fréquents depuis. Il n'a pas été à la garde-robe depuis huit ou neuf jours.

État du malade au jour de l'admission : abattement général, pouls très faible et irrégulier (112); double hernie, scrotale à gauche, inguinale à droite. La hernie gauche daterait de 12 ans, celle de droite aurait 20 ans d'existence ; aucune n'a été réduite depuis 2 ou 3 ans.

Une tuméfaction de la dimension d'une grosse orange assez bien limitée, mate à la percussion, traversait obliquement la région lombaire droite et les régions inguinales. Elle est très sensible à la pression.

Un lavement d'huile d'olive fut donné, mais toujours rejeté aussitôt que huit ou dix onces avaient été injectées. On provoqua ainsi le rejet de quelques petites scybales.

Une incision exploratrice fut faite dans le sac de la hernie inguinale gauche. L'ouverture fut ensuite prolongée en haut, à travers l'anneau inguinal interne. Le doigt fut ensuite passé profondément dans la cavité abdominale. Pendant ce temps, l'intestin grêle fut tiré au dehors et bientôt près de trois mètres d'intestin reposèrent au dehors de l'abdomen. L'état du malade était si inquiétant que je me vis obligé de discontinuer mes efforts. Ayant avec difficulté rentré dans l'abdomen les intestins sortis, je suturai la plaie. Le malade mourut le lendemain.

Autopsie. — La tumeur qui pendant la vie avait été sentie au flanc droit et à la région hypogastrique était constituée par l'S iliaque tordue sur elle-même et ainsi étranglée. Par suite du voisinage de la hernie scrotale, on crut au plissement du péritoine, qui étendu du pubis au sac herniaire aurait contribué à l'étranglement.

OBSERVATION IX.

*Obstruction intestinale occasionnée par la présence d'un néoplasme.
— Gastrotomie.* — Dr Stamer O'Grady (Mercer's Hospital,
Dublin).

(1878, BRITISH MEDIC. JOURNAL, t. Ier, p. 525.)

Âgée de 28 ans, la malade paraît plus âgée. La constipation durait depuis cinq jours. Le ventre était gros. Tympa-
nisme. Les symptômes suraigus se développèrent très rapidement, ainsi que les vomissements stercoraux. Un tube à lavement pénétrant à 22 pouces dans l'intestin ne laissait pas
entrevoir l'existence d'une obstruction; mais, par l'examen
digital, on constatait l'existence, autour de l'utérus, d'une
tumeur d'un volume très considérable. Le lendemain de l'arrivée, anesthésie par le chloroforme et large ouverture de l'abdomen.

Après quelques recherches, on trouva une portion du petit
intestin, derrière le pubis, adhérente à une masse morbide
contigue à l'utérus. Cette masse était évidemment celle qu'on
avait sentie pendant l'examen du vagin et du rectum. Cette
portion de l'intestin fut libérée avec quelque difficulté; des
gaz purent la traverser. La distension du petit intestin néces-
sita la ponction à l'aide d'un petit trocart. Par précaution, on
plaça autour de l'orifice une ligature avec du Catgut. La plaie
fut refermée et couverte d'un pansement phéniqué. La malade
était très faible avant l'opération et très bien après. Quelques
heures plus tard, elle se ranima petit à petit, et les symptômes
s'amendèrent. Les vomissements cessèrent, et la malade disait
qu'elle se sentait mieux. Ce mieux ne dura que peu, et la malade tomba dans le collapsus.

A l'autopsie, on s'aperçut que l'obstruction avait complètement disparu, et qu'il n'y avait pas d'autre striction de l'intestin. Un petit kyste de l'ovaire reposait sur le néoplasme,
dont le tube intestinal avait été détaché pendant l'opération. Il
y avait là un abcès gangréneux dont le contenu s'était versé dans
le péritoine. L'adhérence de l'anse intestinale était très légère,
et, sans les autres complications, la malade aurait pu échapper
à la mort.

OBSERVATION X.

Obstruction intestinale guérie par la laparotomie, dans un cas de rétrécissement de l'S iliaque.

LANCET, 1879, t. Ier, p. 303.

A la séance du 1er mars 1879, M. le Dr Howard Marsh communique une observation intéressante sur la laparotomie pratiquée avec succès. Voici le cas :

C'était une femme de 40 ans, d'une bonne santé habituelle. A son entrée à l'hôpital (St Bartholomew's Hospital), dans le service de M. le Dr Church, elle présentait tous les phénomènes de l'obstruction intestinale aiguë : constipation opiniâtre, douleur lombaire très grande, vomissements stercoraux. Néanmoins, l'on n'arrivait à découvrir aucune cause d'obstruction, ni hernie, ni intussusception, ni obstacle.

Le côlon était tellement distendu, qu'il se dessinait le long de la région ombilicale et de la région lombaire gauche. L'épuisement était complet : le pouls à 120. — Dans une consultation avec ses collègues, quelques-uns disaient qu'il fallait faire la calotomie parce que le côlon était aussi distendu. — Les autres pensaient que la rapidité avec laquelle les symptômes d'obstruction s'étaient montrés chez une personne bien portante indiquait un étranglement interne, et ajoutaient que cet étranglement produirait rapidement la gangrène de l'intestin; qu'il fallait donc ouvrir et explorer la cavité abdominale. C'est à cette dernière opération qu'on s'arrêta.

Une incision fut pratiquée sur la ligne blanche, au-dessous de l'ombilic, et l'intestin qui arrivait par la plaie fut tourné vers la fosse iliaque gauche, chaque pièce étant remise dans sa position normale., dès qu'on l'avait examinée. Pendant ce temps, nous découvrîmes un rétrécissement de mauvaise nature (*a malignant stricture*) au milieu de l'S iliaque. Nous fixâmes l'intestin juste au-dessous du rétrécissement par de nombreux points de suture au-dessus de la plaie sur la ligne blanche, et nous pratiquâmes un anus contre nature en cet endroit. L'opération se fit facilement, et la malade, sérieusement rétablie, put quitter l'hôpital quelque temps après.

OBSERVATION XI.

Cas d'obstruction intestinale. — Laparotomie. — Mort — Dr Pichles.

(British medical Journal, 1879. t. I, p. 811.)

A... R..., 8 ans. Douleurs d'intestin le 19 janvier 1879, autour de l'ombilic, constipation avec température élevée.

24 *janvier*. — Lavement à l'huile de ricin, un peu de soulagement.

26 *janvier*. — Symptômes d'obstruction. Glace contre les vomissements.

27 *janvier*. — Un peu de sang et de pus par le rectum.

29 *janvier*. — La langue devient plus sèche : avec M. Jessop, nous décidons la laparotomie. Pansement de Lister dans toute sa rigueur avec pulvérisation. A l'examen de l'intestin, on trouve une partie invaginée tout près de la terminaison de l'iléon. Un peu plus loin, on découvre plusieurs parties du péritoine fortement enflammées et couvertes de lymphe grise collant les anses intestinales l'une à l'autre. En déplaçant les intestins pour un examen plus attentif, il se produisit un épanchement de liquide fécaloïde. Le cæcum parut enflammé. Le péritoine commençait à se gangrener le long des parois pelviennes. On réunit en place les intestins avec un petit trocart n° 1 pour laisser échapper le gaz.

30 *janvier*. — Après une bonne nuit, le malade va à la selle. Vomissements. Mort le soir à neuf heures. Pas d'autopsie.

OBSERVATION XII.

Obstruction intestinale. — Gastrotomie. — Mort. — Dr Lediard
(Central London sick asylum).

(3 août 1878. Lancet, t. II, p. 153).

D... C... 20 ans, cultivateur, admis le 27 mars 1878. — Bonne santé antérieure, attaque soudaine au cabaret, selle après cette attaque. Le même soir, vomissement chaque fois qu'il prend quelque chose. Rien ne passe plus à travers les intestins, douleur très grande.

A son entrée, ventre gonflé, dur et tympanique, distension

uniforme, douleur généralisée. Pouls, 112, régulier et un peu bondissant. Opium et lavements.

Le 31 mars.—La dimension du corps à la taille est de 33 pouces et demi. Langue rouge et humide. Vomissements incessants. Pouls, 96.

Le 1er avril. — Vomissements stercoraux. Maximum de la douleur au-dessous des côtes (côté droit) et au pourtour de l'ombilic.

Le soir, accroissement des symptômes. Devant MM. Lyell et Ridley Webster, le docteur Lediard ouvre l'abdomen sur la ligne médiane entre l'ombilic et le pubis, et fait apparaître quelques anses intestinales distendues et très enflammées. En passant le doigt dans la cavité abdominale, on sent de nombreuses adhérences entre le péritoine et l'intestin. L'incision est prolongée jusqu'un peu au-dessus de l'ombilic et le doigt passe au milieu des anses de l'intestin grêle où elle rencontre comme un lien qui entortille de haut en bas et qui cause évidemment la constriction de l'intestin en ce point. Cette bride n'est pas très tendue et quand on l'amène à la surface, on trouve qu'elle consiste dans une partie du grand épiploon, enroulée comme une corde. On applique alors une double ligature et la bride est coupée en deux par des ciseaux pour délivrer l'anse intestinale. Les intestins étaient si enflammés que le doigt déchira le péritoine pendant qu'on essayait d'abaisser un peu le tube intestinal. On réunit les bords de cette déchirure avec le catgut et la plaie abdominale fut fermée par une suture superficielle et une suture profonde, avec une certaine difficulté à cause de l'état d'inflammation de l'intestin.

On continua l'administration de l'opium. Le malade passe une bonne nuit.

Le lendemain, l'abdomen est distendu; faciès anxieux. Température, 96° 6; pouls, 96; 20 respirations. — A six heures du soir, nouveaux vomissements, mais sans odeur fécale. — A huit heures du soir, le malade se sent mieux. Aucune selle depuis l'opération.

Le 3 avril. — Mort, trente-quatre heures après l'opération.

A l'autopsie. — Inflammation de l'intestin grêle; lymphe récente et adhérences; pas de rupture d'intestin; jejunum et iléon fort enflés, contenant une matière qui ressemble à une soupe de pois. La partie supérieure de la bride était en continuation avec le grand épiploon qui était enroulé le long de la partie supérieure de l'abdomen où manquait toute trace de péritonite. En examinant le bassin, une anse de 5 pouces de l'iléon près de sa fin, fut trouvée gisant le long du côté droit du promontoire sacré. Cette anse était sphacélée. Elle était enroulée par une membrane qui la serrait contre la paroi du bassin. En cet endroit, il y avait une péritonite intense. Les côlons ascendant et descendant étaient vides. Nous n'avons pas vu le côlon transverse. *La bride, divisée par dissection, fut trouvée composée uniquement par de l'épiploon,* qui s'était condensé jusqu'à formation de vraie corde. Les vaisseaux étaient remplis de caillots et il y avait aussi extravasion sanguine. La longueur de cette bride était de 5 pouces, la partie causant la constriction était seulement la portion terminale. La ligature de catgut était là où nous l'avions posée (*in situ*).

OBSERVATION XIII.

Dr LAWSON. — SOCIÉTÉ CLINIQUE DE LONDRES.

(British med. Journ., 1879, t. Ier, p. 83).

Cas d'obstruction intestinale avec gastro-entérotomie.

H... C... âgé de 23 ans, compositeur. Entrée à l'hôpital le 3 juin 1878. Coliques intenses. Le 29 mai, l'accès avait été subit ; douleur atroce, vomissements fécaloïdes. On donne du sulfate de magnésie. Rien ne sort par l'anus ; pas d'albumine dans l'urine.

Opération le 6 juin. — Incision à la ligne médiane, audessous de l'ombilic. Les anses intestinales très distendues sont très rouges et brillantes, mais sans aucun dépôt de lymphe. — Avec la main, M. Lawson sentit une portion distendue de façon à présenter un volume supérieur à celui de l'estomac chez l'adulte et s'étendant sous le foie, du côté droit jusqu'à la fosse iliaque droite. D'après sa fixité, il conclut qn'il avait affaire au cæcum. Il ne put trouver ni bride, ni partie vide et flasque de l'intestin.

Il essaya alors de dérouler l'intestin grêle en l'attirant au dehors et en le faisant rentrer par la plaie anse par anse, mais il ne put y réussir, à cause de la distension de l'intestin. Trouvant enfin une anse extrêmement distendue il la ponctionna et en retira un large pot de chambre de fèces liquides. Il introduisit ensuite un tube en caoutchouc et fit une seule suture à l'un des bouts de l'intestin ouvert.

Les intestins furent remis en leur place et dans les efforts faits pour cela, vu la distension, la tunique péritonéale se déchira en deux endroits sur 1/4 de pouce; les plaies péritonéales furent réunies par sutures de soie fine en ayant soin que l'aiguille ne blessât pas la tunique musculaire de l'intestin. Le péritoine fut seul compris dans la suture; la plaie abdominale fut fermée avec des sutures comme à l'ordinaire.

Le pansement fut antiseptique, les sutures faites avec de la soie très fine.

Cinq jours après l'opération, les selles passent à travers le tube. — Le ventre est ballonné. — Des gaz sortent par l'anus. Le malade quitte l'hôpital dans la deuxième semaine d'octobre. — Au bout d'une quinzaine, il est revenu à l'hôpital avec une obstruction qu'un purgatif soulage.

Rechutes successives. — Si l'obstruction complète arrive, la colotomie lombaire droite semble devoir être la seule chance de succès.

OBSERVATION XIV.

Étranglement interne. — Laparotomie. — Mort.
Professeur Verneuil (observation inédite).

Le dimanche 30 mai 1880, on vint chercher le professeur Verneuil pour opérer une femme atteinte d'étranglement interne.

Cette femme, maraîchère, âgée de trente et quelques années, d'une bonne constitution fut prise, le jeudi 27 mai, sans cause connue, d'une douleur abdominale très vive siégeant à gauche de la région ombilicale, douleur qui la força à se mettre au lit.

Un médecin, consulté le vendredi 28, conseilla de larges cataplasmes sur l'abdomen, et, la malade se plaignant de ne pas aller à la selle, il ordonna un purgatif qui fut vomi presque aussitôt. Dans la journée, légère élévation de la température.

Le samedi matin, 29 mai, symptômes plus alarmants. La malade n'est pas allée à la garde-robe et n'a rendu aucun gaz. La douleur ombilicale devient intolérable, des vomissements apparaissent et ont lieu sans interruption. Le samedi soir vomissements fécaloïdes, le ventre se ballonne, une grande agitation se manifeste.

Le dimanche 30 mai au matin, l'anxiété augmente, le ventre se ballonne de plus en plus, la douleur à gauche de l'ombilic s'accentue (un fait à noter c'est que sur les côtés, c'est-à-dire dans la région du gros intestin, la palpation ne fait accuser aucune souffrance). Les vomissements fécaloïdes persistent; ni selles ni gaz. La face est vultueuse. Le pouls est petit, plus de fièvre, mais par contre, léger refroidissement des extrémités principalement.

M. le professeur Verneuil, en présence d'un début aussi soudain de l'intensité des phénomènes, de l'anxiété extraordinaire de la patiente, des vomissements fécaloïdes apparaissant quarante-huit heures après le début de la maladie, de la constipation opiniâtre manifestée dès le premier jour, ayant enfin appris que dix ans auparavant la malade avait contracté une péritonite généralisée; (il y a dix mois cependant la patiente accoucha et l'accouchement n'eut aucune suite fâcheuse); en présence, dis-je, de tous ces symptômes, M. Verneuil diagnostiqua un étranglement interne par une bande épiploïque, écartant l'idée soit d'un engorgement stercoral, soit d'une invagination, ces maladies ne s'annonçant jamais par un cortège de symptômes aussi soudains.

Deux procédés pouvaient être mis ici en usage : 1° l'entérotomie; 2° la laparotomie.

En raison de la douleur fixe qui siégeait, comme nous l'avons dit, à gauche de l'ombilic et qui semblait indiquer le siège de l'obstacle, M. Verneuil se décide pour la laparotomie.

Avec l'aide de M. Levrat et d'un autre médecin, la malade étant chloroformée, M. Verneuil fait, sous la vapeur phéniquée, une incision sur la ligne blanche allant de l'ombilic au pubis. Arrivé à l'épiploon qui fait saillie à travers la solution de continuité, M. Verneuil l'écarte et plonge la main dans l'abdomen. A gauche aucune bride n'est sentie. Par contre, à droite, la main rencontre une bride épiploïque, s'étendant de l'ombilic au pli de l'aine. Il fut impossible à M. Verneuil de sentir si cette bride étranglait la masse intestinale. On déchire la bride, on tire au dehors l'épiploon, qui semble malaxé et saigne assez abondamment. Puis, saisissant une anse intestinale, on la suture par le procédé de Nélaton à la paroi abdominale et on établit de cette façon un anus contre nature. A l'ouverture de l'anse intestinale, issue d'une grande quantité de matières fécales. Pansement antiseptique rigoureux.

La malade une fois réveillée se plaint d'un refroidissement assez grand. Les extrémités étaient en effet cyanosées. M. Verneuil ordonne de grands cataplasmes sur le ventre, des boules d'eau chaude aux pieds, sur la face interne des cuisses, etc.., A l'intérieur grogs chauds, etc.

L'agitation est toujours aussi forte ; de plus, la malade se plaint d'une douleur atroce au creux de l'estomac, douleur que M. Verneuil rapporte au tiraillement de l'épiploon resté au dehors.

En somme, l'opération n'avait procuré à la malade aucun soulagement ; seuls les vomissements avaient disparu.

Finalement, la malade succomba dans la nuit du 30 au 31 mai.

Un fait à noter encore, c'est qu'à l'ouverture de l'abdomen, M. Verneuil constata que l'épiploon et les intestins étaient très finement vascularisés et qu'un peu de liquide clair s'est échappé.

Y avait-il de la péritonite ? Ai-je bien fait, ai-je mal fait ? dit M. le professeur Verneuil. Devais-je opérer ? Devais-je m'abstenir ? Quel diagnostic avais-je à poser ? Quel pronostic ? A toutes ces questions je ne puis répondre, l'autopsie n'ayant pas été faite.

OBSERVATION XV.

Occlusion intestinale par une bride épiploïque. — Gastrotomie. — Guérison au bout de 9 jours. — Par le Dr J. Bæckel (de Strasbourg).

Georges S... cultivateur, âgé de 37 ans, domicilié à Weitbruch (Alsace). C'est un homme de taille moyenne, de bonne constitution, qui a toujours joui d'une excellente santé.

Le 2 février 1880, il contracta une périityphlite, suivie bientôt de péritonite généralisée et présentant les symptômes habituels de cette affection : hoquet, vomissements porracés, constipation, etc... Le docteur Vosselman (de Brunnath) prescrivit des sangsues sur le ventre puis de la glace *intus* et *extra*. Champagne, potion opiacée. Au bout de trois semaines, tout danger était conjuré. Vers la cinquième semaine, le malade reprenait ses occupations habituelles.

Le 13 *avril* 1880, après avoir travaillé aux champs une bonne partie de la journée, il ressentit soudain des coliques très vives. Le docteur Lentz, qui faisait par intérim le service du docteur Vosselmann, croyant avoir affaire à une indigestion, prescrivit une potion de manne et rhubarbe qui resta sans effet.

. *Le* 14 *avril*, la constipation persiste. Vers le soir, vomissements bilieux, purgatif sans plus de résultats que la veille.

Le 15, l'état a empiré. La constipation et les vomissements persistent. Léger balonnement du ventre au pourtour de l'ombilic. Faciès altéré. On prescrit : champagne frappé : application de glace sur le ventre. Potion avec opium : 0 gr. 10 centigrammes.

Le 16, même état. Vomissements fécaloïdes. Mon confrère soupçonnant un étranglement interne me pria de visiter avec lui son client. Je m'y rendis le soir même accompagné de mes confrères Lentz, Ruhlmann et Kuhn de Nancy. Nous trouvons le malade dans l'état suivant :

Faciès grippé. Apyrexie complète. Pouls à 120, relativement plein. Les douleurs sont supportables grâce à la morphine. L'abdomen est météorisé. L'hypogastre se trouve dans un état de relâchement qui contraste avec le ballonnement des régions épigastriques et péri-ombilicales. Les bosselures de l'intestin ne sont pas apparentes. Le toucher rectal ne fournit aucune indication capable d'éclairer le diagnostic ; on ne constate pas de tumeur. L'absence de fièvre et de douleurs, permet d'exclure la péritonite. Les antécédents morbides (périityphlite avec péritonite généralisée) nous font immédiatement songer à l'existence probable d'une bride, tout en faisant nos réserves quant à la possibilité d'un volvulus, d'une invagination ou d'une hernie pariétale. En ce qui concerne le siège de l'étranglement, la forme du ballonnement nous incline à penser qu'il réside sur l'intestin grêle.

Traitement, — Lavements forcés qui sont presque immédiatement rendus. Glace *intus* et *extra*; champagne frappé. Potion opiacée 0 gr. 75 centigrammes. Nous engageons la famille à faire transporter le malade à la maison de santé des Dames Diaconesses de Strasbourg, afin de l'observer et d'intervenir chirurgicalement, le cas échéant.

La nuit est relativement calme. Vomissements fécaloïdes

Le lendemain 17 *avril*, les douleurs et le ballonnement du ventre ont augmenté. Eructations fréquentes. Plusieurs vomissements fécaloïdes. Le transport à Strasbourg s'effectue dans la matinée. Le soir, le malade vomit 450 grammes d'un liquide brun foncé répandant une odeur de matières fécales. Température 38° 5, pouls 132 tendant à devenir filiforme. On expose la gravité de la situation aux parents du malade et on leur offre de pratiquer l'ouverture du ventre comme dernière ressource. L'opération est acceptée et fixée au lendemain matin.

Le 18 *avril*, à dix heures du matin, gastrotomie avec l'aide du docteur Müller de Nancy, de M. Kaltenthaler pour la chloroformisation et du personnel du service. Précaution antiseptique. Spray à vapeur. Incision de 6 centimètres sur la ligne blanche à égale distance de l'ombilic et du pubis. Quatre pinces à forcipressure sont nécessaires. Incision du péritoine sur toute la longueur de l'incision tégumentaire. Les intestins météorisés, fortement congestionnés apparaissent et tendent à faire hernie à travers l'ouverture de l'abdomen. J'essaie d'introduire l'index dans la cavité abdominale pour rechercher l'obstacle. N'y arrivant qu'avec la plus grande difficulté, je me décide à attirer les intestins au dehors et les recouvre aussitôt d'une compresse trempée dans la solution faible. Un volumineux paquet d'anses intestinales maintenu par mon aide est ainsi déplacé. Pénétrant facilement dans l'abdomen, je dirige mes recherches du côté droit. Mon doigt tombe presque immédiatement sur une sorte de bride résistante, fortement tendue, située à une profondeur de 8 centimètres. Je crois avoir découvert l'agent de l'étranglement. Pour me donner du jour, j'agrandis la plaie de 14 centimètres. Elle s'étend de l'ombilic à un travers de doigt du pubis, j'attire encore quelques anses intestinales au dehors et ne tarde pas à apercevoir la bride en question et à sa gauche une longue partie d'intestin aplatie. La bride a une direction verticale; elle est longue d'environ 10 centimètres, et formée aux dépens du grand épiploon, qui se

trouvé profondément situé du côté droit de la ligne blanche. A
son extrémité inférieure, elle adhère au mésentère. Sa consistance est ferme, rénitente. Elle mesure de 6 à 8 millimètres
d'épaisseur. Elle n'est pas adhérente à la portion d'intestin
qu'elle a étranglé, ce qui permet de l'explorer avec la plus
grande aisance. La saisissant entre deux doigts, je l'attire légèrement en avant et la sectionne entre deux ligatures de catgut
(n° 1) dont les bouts sont coupés ras et abandonnés dans le
ventre. Cela fait, on constate que la demi-circonférence seule
de l'intestin est étranglée. Elle est d'une coloration pâle qui
tranche sur les parties voisines. Il ne semble pas toutefois
qu'il y ait imminence de gangrène ; l'aspect n'est pas celui
qu'offre parfois l'intestin dans la hernie étranglée, alors qu'une
construction serrée et de longue durée en a amené la mortifi-
cation. A gauche de l'étranglement, le calibre du canal alimen-
taire est réduit à l'épaisseur de 1 centimètre et demi sur une
étendue considérable. A droite, par contre, il est augmenté de
volume et a la forme d'une ampoule dilatée qui se continue
avec les anses fortement météorisées. Le siège de l'étranglement me paraît être la première portion de l'iléon. Le
cæcum est aplati. La réduction du paquet intestinal s'effectue
aisément malgré son volume considérable et l'énorme distension des anses. Ici je m'empresse de rendre justice à l'habileté
de mon aide qui maintenant toujours les intestins à l'aide
d'une compresse phéniquée les fit rentrer doucement, méthodiquement par des pressions lentes, tandis que j'écartais les
lèvres de la plaie pour faciliter cette manœuvre. L'opération
qui jusque-là avait duré une demi-heure est terminée par la
réunion de la plaie au moyen : 1° de trois sutures métalliques ne
comprenant que les parties fibreuses profondes, y compris le
péritoine ; 2° de trois sutures métalliques profondes comprenant
toute l'épaisseur de la paroi abdominale ; 3° d'une quinzaine de
sutures métalliques superficielles.

Pansement de Lister et ouate salycylique. Glace à l'intérieur.
Champagne frappé. Injections sous-cutanées de morphine
toutes les six heures.

A deux heures de l'après-midi, le malade se sent soulagé ; il
n'a plus de vomissements. Cathétérisme de la vessie. A six
heures, il urine seul. Il n'a pas vomi. Borborygmes ; température
le soir, 38° 4. Pouls 120.

Le 19 *avril.* — Nuit calme. Les vomissements ont entièrement cessé depuis l'opération. Le faciès est meilleur. Le malade qui urine seul n'accuse plus de douleurs. A minuit, des gaz sont rendus par l'anus. Traitement *ut suprà.*

T. matin 38°. P. 120. T. soir 38° 6. P. 132.

Le 20, état général satisfaisant. Rend des gaz par l'anus en grande quantité. Le ventre est moins ballonné.

Bouillon froid. T. M. 38.4 P. 134. T. S. 38.4 P. 108.
Le 21. — T. M. 38.1 P. 96. T. S. 38.2 P. 92.
Le 22. — T. M. 38.4 P. 92. T. S. 38.4 P. 92.
Le 23. — T. M. 38.3 P. 82. T. S. 38. P. 82.

État de plus en plus satisfaisant. Beafsteak. Lait. Bouillon. Champagne et glace supprimés.

Le 24. — T. M. 38.3 P. 82. T. S. 37.1 P. 72.

Première selle copieuse à midi après une dose de 15 grammes d'huile de ricin. On facilite son évacuation à l'aide d'un grand lavement d'eau. Le ventre est souple, l'état général excellent.

Le 25. — T. M. 37.6 P. 72.

Le 27 (9e jour). On défait pour la première fois le pansement. Enlèvement des sutures superficielles et profondes. Les sutures des parties fibreuses tiennent encore. Réunion parfaite, pas une goutte de pus. Le malade peut être considéré comme guéri. Pansement de précaution avec ouate maintenu par une large bande de sparadrap faisant deux fois le tour du ventre.

Le 28. Selle abondante après une nouvelle dose d'huile de ricin. (15 grammes).

Le 1er *mai*, enlèvement d'une des sutures des parties fibreuses profondes. Les deux autres tiennent solidement. Pour faciliter leur enlèvement, j'exerce sur chacune d'elles une traction continue à l'aide d'un poids de 100 grammes. La réunion s'est bien maintenue. La cicatrice est solide. Pas trace de pus le long du trajet des fils. Pas d'éventration de la ligne blanche.

Le 6 *mai* (18e jour). Les fils tombent. Réunion parfaite. État général des plus satisfaisants.

Le 7 *mai* (19e jour). Le malade se lève.

Le 13 *mai*. Je présente mon opéré à la Société de Médecine de Strasbourg.

Exeat le 15, muni d'une ceinture abdominale.

Comme conclusion je dirai : 1º que la gastrotomie me paraît être l'unique planche de salut dans l'occlusion intestinale aiguë, lorsque les moyens ordinaires ont échoué ; 2º qu'elle permet d'obtenir en peu de jours la guérison d'une affection réputée mortelle, grâce à la méthode antiseptique qui réduit ses dangers au minimum.

Je ne fais donc que partager, en cela, l'opinion exprimée par la plupart des membres de la société de chirurgie à propos d'une récente communication de M. Terrier sur un faitqui offre avec le mien la plus grande analogie.

DEUXIÈME PARTIE

DE L'INTERVENTION CHIRURGICALE DANS LES OBSTRUCTIONS
DONT LA CAUSE SIÈGE A LA RÉGION ANO-RECTALE.

On peut négliger les corps étrangers, les masses
fécales, les polypes de la région rectale, qui, à la rigueur,
sont susceptibles de donner lieu à des obstructions.

Les rétrécissements de nature organique, qu'ils soient
cancéreux ou simples, provoquent, lorsqu'ils siègent à
la partie inférieure du rectum, des troubles variés.
Leurs premiers symptômes sont ceux d'une obstruction incomplète, caractérisée par des constipations tenaces alternant avec des débâcles soudaines, par des coliques, des borborygmes, du ballonnement du ventre, des
selles en rapport avec l'étroitesse du passage (rubanées,
ovillées, etc.). Après des mois d'un état semblable, la rétention des matières fécales peut un jour devenir absolue. Les phénomènes de l'obstruction aiguë se montrent,
et le malade meurt dans le collapsus après des vomissements répétés, lorsqu'il n'est pas emporté par une
péritonite consécutive à la rupture de l'intestin au-dessus
de l'obstacle.

Cette marche appartient aussi bien aux rétrécissements
cancéreux qu'aux rétrécissements simples. Les premiers
sont pourtant moins sujets, peut-être, à l'obstruction
complète. Après des rétentions de matières fécales qui ont

duré dix, quinze, vingt jours quelquefois, des débâcles se produisent presque toujours, et lorsque le malade succombe, c'est le plus souvent après une de ces grandes évacuations qui toujours s'accompagnent de vives douleurs, d'efforts violents, d'anxiété respiratoire, et qui laissent, dans tous les cas, le malade épuisé et sans force pour quelques jours. Il peut arriver qu'après une période d'obstruction plus ou moins considérable, on en voie survenir une autre dans laquelle l'écoulement des matières se fera aisément ou même se fera d'une façon involontaire. Passage facile et incontinence tiennent, dans ce cas, à l'élimination d'une portion de la tumeur qui obstrue le tube intestinal. Mais les causes de l'obstruction n'en persistent pas moins dans un canal devenu rigide par l'envahisssement de ses parois; la maladie est toujours près de reparaître.

L'obstruction est donc ici tout à fait semblable dans ses caractères essentiels à celle qui peut s'observer sur un point quelconque du tube intestinal. Son traitement présente plus d'un point de ressemblance avec celui que l'on emploie dans cette dernière. Seulement, la position superficielle de l'obstacle permet de faire intervenir des méthodes qui ne peuvent être employées pour des parties plus profondément placées.

Une méthode que nous avons vue rarement employée dans le cas de tumeur péritonéale, c'est l'excision de la portion malade de l'intestin. La gravité d'une opération compliquée qu'il faut pratiquer dans la cavité péritonéale a presque toujours empêché les chirurgiens d'y recourir. Cette méthode, au contraire, devient tout à fait de mise dès qu'il s'agit de l'extrémité inférieure du rectum dont une bonne portion est placée, comme on le sait, tout à fait en dehors de la cavité péritonéale. L'opération qui, pour les tumeurs de l'intestin en général, n'a été employée qu'à l'état d'exception a pu être donnée comme le mode de traitement pour ainsi dire obligatoire des tumeurs de l'extrémité inférieure du rectum.

L'établissement d'un anus artificiel est souvent nécessaire dans les obstructions proprement dites de l'intestin. Il peut devenir tout aussi indispensable dans celles de l'extrémité inférieure du rectum. Cette indication rarement saisie chez nous, jusqu'à ce dernier temps, a été beaucoup mieux suivie en Angleterre et en Amérique. C'est là que nous trouverons recueillies les observations les plus nombreuses.

A côté de ces deux grandes méthodes communes, nous le répétons, aux rétrécissements de l'intestin profond et à ceux de la partie inférieure superficielle et accessible, se rencontrent d'autres modes de traitement dont la raison d'être tient précisément à ce que cette dernière partie du tube intestinal se prête par sa position à toutes les tentatives directes. Je veux parler des dilatations, des cautérisations, des sections diverses pratiquées au niveau du rétrécissement.

Passons rapidement en revue ces divers moyens.

La dilatation progressive des rétrécissements simples du rectum se fait par divers procédés que l'on trouvera décrits dans les travaux spéciaux. Faite avec suite et moyennant quelques précautions, elle peut souvent permettre au malade d'éviter pour un temps plus ou moins long la venue ou l'aggravation des phénomènes de l'obstruction.

Ce mode de traitement ne peut convenir aux cancers. Le plus souvent, dans ces derniers, le passage des sondes en particulier provoque de vives douleurs, et l'on a remarqué qu'il en résulte une irritation dont l'influence sur la marche de la maladie se fait sentir d'une façon fâcheuse. Curling, Heath, Allingham témoignent une répugnance absolue pour les traitements dans lesquels la tumeur est exposée à une action directe quelconque ; ils préfèrent beaucoup combattre les accidents qu'elle occasionne en agissant sur une portion de l'intestin encore respectée par le néoplasme.

Ces considérations prennent encore plus de valeur dès qu'il s'agit de la *dilatation forcée* des rétrécissements. Dangereuse dans les rétrécissements simples, cette méthode est absolument inexécutable dans le cas de cancer et nous n'avons pas à nous y arrêter.

La cautérisation est abandonnée dans les rétrécissements simples ; mais elle peut être d'une certaine utilité dans les rétrécissements cancéreux. Elle permet d'évider en quelque sorte la masse du néoplasme et de créer au travers une route malheureusement rigide, étroite et sujette à se combler. Telle qu'elle est pourtant, elle peut procurer pour un temps quelque soulagement au malade ; elle diminue notamment la septicémie lente qui l'envahit lorsqu'un obstacle oppose une barrière à peu près complète à l'écoulement des matières fécales et des produits de secrétion (Verneuil). Les caustiques chimiques sont ici préférables à tous les autres. Allingham préconise l'arsénite de cuivre.

L'électrolyse entre les mains du professeur Le Fort a fourni un beau succès dans un rétrécissement simple (Soc. de Chirurgie, 19 février 1873).

Le traitement héroïque des rétrécissements simples, se trouve dans les incisions pratiquées à leur niveau, *dans les rectotomies.* Toute incision procure un passage plus facile aux matières fécales et met fin pour un temps aux phénomènes de l'obstruction. Mais les effets sont variables suivant les méthodes opératoires.

Ces méthodes sont au nombre de deux : la rectotomie interne et la rectotomie externe. La rectotomie interne est peu efficace contre les grands rétrécissements et son emploi est plein de danger. Elle ne convient guère que pour ces rétrécissements partiels du rectum que Tillaux a signalés à plusieurs reprises dans ces dernières années et sur lesquels son élève Garsaux a publié, en 1877, un travail intéressant (Thèse de Paris, n° 360).

En dehors de ce cas, la rectotomie externe est unaniment préférée. Elle comprend deux procédés : 1° celui du professeur Panas, dans lequel une incision est pratiquée avec le bistouri sur la ligne médiane, dans toute la hauteur du rectum jusqu'au rétrécissement et y compris celui-ci ; 2° celui du professeur Verneuil qui s'exécute soit avec l'écraseur de Chassaignac, soit avec le thermo ou le galvano-cautère. Nous renvoyons pour l'appréciation de ces méthodes à l'excellente thèse de Pinguet et à celle plus récente de Tison (Paris, 1877, n° 359). La supériorité du procédé imaginé dès 1863 par le professeur Verneuil, ressort de la façon la plus nette de l'examen des faits. Il a procuré dans un bon nombre de cas, la guérison complète. Tison, analysant vingt et une observations de rectotomie linéaire pratiquées en dehors du cancer du rectum, trouve que l'on a obtenu 12 guérisons complètes et 5 améliorations suivies de récidives. Deux fois la mort se produisit par le fait de cette complication si commune ici : la tuberculisation pulmonaire, et deux fois encore elle survint au bout d'un temps assez court par érysipèle dans un cas, par épuisement dans un autre, où le malade se trouvait au moment de l'opération dans un état déplorable.

Une opération par laquelle plus de la moitié des malades guérissent, et qui laisse le plus grand nombre des autres dans un état au moins aussi bon qu'elle les avait trouvés, doit évidemment être toujours tentée ici. C'est en dernier ressort seulement, après une récidive bien constatée, et en présence de dangers imminents, que l'on pourrait songer à un autre mode d'intervention.

La thèse de Cérou (Th. de Paris, 1875, n° 390) contiennent six observations de rétrécissements cancéreux du rectum traités par M. Verneuil, avec un certain succès, au moyen de la rectotomie linéaire. Trois de ces observations avaient été communiquées à la Société de chirurgie en 1872. Cinq opérés furent améliorés; un seul mourut d'une péritonite à la suite de l'opération. Dans un de ces faits, l'opérateur ne s'est pas contenté de pratiquer une incision longitudinale sur la ligne médiane; il a enlevé une bande de 2 centimètres 1/2 de large sur la paroi rectale, au moyen de deux incisions parallèles.

Le nombre des faits que nous rapportons ici est trop considérable pour permettre de juger cette méthode. Nous devons avouer que nous la considérons, *à priori,* comme inférieure à celle que suivent depuis longtemps, en pareil cas, les chirurgiens anglais. Placés en face d'une tumeur de l'extrémité inférieure du rectum, qui réclame une opération palliative, ils sont arrivés, comme nous le disions tout à l'heure, à considérer que le résultat à obtenir était non seulement de donner une libre issue aux matières fécales, mais encore de détourner ces dernières de l'anus, où elles constituent pour la tumeur une cause d'irritation perpétuelle.

Si l'on jette un coup d'œil sur les tableaux de colotomie dans le cancer du rectum, que nous avons annexés à ce travail, on pourra voir que quelques malades affectés de cancer rectal ont pu vivre, après l'opération, deux ans, deux ans et demi, et quelquefois plus. L'un d'eux a survécu plus de quatre ans. Il est douteux qu'un résultat pareil eût pu s'obtenir par la simple incision linéaire du rétrécissement.

Dans toutes les méthodes de traitement que nous venons de rappeler, l'intervention porte, comme on le voit, sur le rétrécissement lui-même ; et le but de cette intervention peut se définir : élargir la voie que doivent suivre les matières fécales. Cet élargissement peut devenir définitif pour certains rétrécissements simples ; mais il n'est jamais que temporaire dans les rétrécissements cancéreux.

Il nous reste à dire quelques mots de ces deux grands moyens communs, nous le répétons, au rétrécissement du rectum et à un rétrécissement intestinal quelconque : l'ablation directe de l'obstacle ou l'établissement d'un anus contre nature.

L'ablation de l'extrémité inférieure du rectum est réservée, d'une manière absolue, aux rétrécissements cancéreux. Lorsqu'on l'a pratiquée pour des rétrécissements simples, c'était généralement à la suite de quelque erreur de diagnostic.

Dans le cancer, elle permet de supprimer complètement l'obstacle au cours des matières, et dans un certain nombre de cas, la guérison paraît être définitive. Marchand cite dans sa thèse (p. 79) un certain nombre de succès de ce genre ; le plus souvent, la récidive survient, mais elle se fait attendre quelquefois assez longtemps. Malheureusement, les récidives rapides sont encore les plus communes de beaucoup. L. Labbé dans un mémoire récemment publié dans la *Gazette hebdomadaire*, rapporte huit opérations faites par lui dans ces dernières années ; il ne perdit qu'un seul de ses malades ; mais, la récidive chez ses opérés, ne se fit jamais attendre plus de dix mois. Il est vrai que deux de ses malades purent être opérés avantageusement une seconde fois. Chez un malade de Marjolin, dans un cas de cancer du rectum récidivé, M. Richet eut le bonheur de voir son opéré survivre quatre ans à la seconde tentative opératoire.

La rapidité de la récidive est à craindre, mais elle n'est pas forcée, telle est l'impression que laisse en définitive l'examen des faits ; le chirurgien ne peut donc pas être retenu par cette considération. Une objection plus sérieuse a été adressée quelquefois à l'extirpation de l'extrémité inférieure du rectum : celle de présenter une extrême gravité.

Nous avons en main des pièces suffisantes pour juger la valeur de cette assertion. En compulsant tous les mémoires parus en France sur le sujet qui nous occupe, M. L. H. Petit a pu réunir cinquante-deux observations qui ont donné 17 morts et 35 guérisons, soit une proportion de 67 p. 100 de succès.

Marchand estimait que l'extirpation du rectum donne trois succès sur quatre. Cette proportion était évidemment trop favorable à l'opération, puisqu'en prenant les cas français que l'on pouvait être sûr de recueillir plus intégralement, on arrive seulement à deux succès sur trois. On ne peut pas se dissimuler qu'il y ait là une mortalité vraiment considérable et qui donne un peu à réfléchir. Cependant, si l'on considère que les opérés sont des cancéreux et que ces cancéreux [depuis longtemps se trouvaient dans les plus mauvaises conditions de nutrition, on s'explique facilement le nombre des insuccès. Les causes de la mort, dans les 17 cas indiqués par nous, ont été la phlébite, l'infection purulente, le phlegmon, l'érysipèle, l'hémorrhagie, accidents qu'une opération méthodiquement faite et des traitements antiseptiques soigneusement faits, autant du moins que la région le comporte, semblent, pour l'avenir devoir conjurer, dans une certaine mesure.

Chez tous les malades qui ont guéri, la cessation rapide

des accidents et la cicatrisation régulière de la plaie sont des plus remarquables.

Les résultats de l'opération au point de vue de la défécation sont assez variables ; chez quelques malades, les matières fécales, même lorsqu'elles sont liquides, et les gaz peuvent être retenus ; le fait est si net quelquefois, que Chassaignac avait cru devoir admettre une véritable régénération du sphincter. Mais pour quelques opérés ainsi favorisés, le plus grand nombre est plus ou moins frappé d'incontinence. Chez quelques-uns, c'est une impuissance absolue de retenir les matières fécales, quelles qu'elles soient. Chez d'autres, les matières solides seraient encore conservées, mais les matières liquides s'échappent sans cesse. Ce sont en définitive les conditions de l'anus contre nature, et le malade se trouve dans l'obligation de se servir d'un moyen de protection analogue à ceux qui sont de mise dans tout anus artificiel.

Le rétrécissement inodulaire de l'orifice se présente quelquefois, mais il est relativement rare et ne mérite pas de nous arrêter.

L'ablation du cancer du rectum a sa principale et presque son unique contre-indication dans le développement que la tumeur a pu prendre. A ce point de vue, les opinions des chirurgiens sont un peu différentes ; tandis que quelques-uns ne veulent opérer que les tumeurs limitées et mobiles sur toutes les parties voisines, tandis que le professeur Verneuil consent seulement à attaquer celles qui ont pu entamer la cloison recto-vaginale, d'autres, parmi lesquels Nussbaum et Simon (de Rostock), n'hésitent pas à entamer les voies urinaires et à créer un vaste cloaque au niveau du périnée.

Des opérations comme celles-ci, sont forcément très graves. Dans les cas où la guérison s'obtient, le malade reste exposé à une récidive rapide ; le peu de vie qui lui reste est empoisonné par l'infirmité dégoûtante que l'opération a dû créer. On ne peut raisonnablement conseiller ici qu'une opération palliative, comme l'établissement d'un anus contre nature.

La règle de ne pas remonter dans l'extirpation du rectum au-delà du cul-de-sac du péritoine, paraissait jusqu'ici bien établie et bien nécessaire. Voici cependant que quelques chirurgiens allemands doutent maintenant de sa valeur.

Volkmann divise les tumeurs du rectum en trois classes.

1re *forme,* circonscrite : on n'excise qu'une partie du rectum.

2e *forme,* où le rectum est pris dans toute sa circonférence en même temps que l'anus : elle demande l'extirpation du sphincter et du rectum.

3e *forme,* le rectum pris dans toute sa circonférence, mais à distance de l'anus.

Nous retombons par cette dernière forme dans la véritable résection de l'intestin. Volkmann, et avec lui Bardenheuer, indiquent d'inciser le rectum au-dessous de la tumeur, puis au-dessus et de suturer les deux bouts de l'intestin, préalablement abaissé; on se fait du jour par une incision postérieure et par la résection du coccyx. On comprend que, dans une opération de ce genre, le péritoine court le plus grand risque; pour mieux dire, sa blessure est inévitable; cela n'embarrasse point les opérateurs dont nous parlons. La plaie profonde péritonéale sera simplement recousue avec la précaution de laisser dans la cavité du péritoine deux tubes à drainage qui sortiront, l'un au-devant de l'anus et l'autre en arrière et par lesquels on fera toutes les quatre heures une irrigation à l'acide salycilique. Volkmann a même fait de l'irrigation continue; mais Bardenheuer craint que celle-ci ne soit dangereuse; elle pourrait chasser dans le péritoine des matières septiques prises au niveau de la plaie.

Il faut avouer que les chirurgiens de notre pays sont encore loin de cette pratique. Nous n'avons pas le droit cependant de mettre en doute l'exactitude des faits avancés par Bardenheuer, même lorsqu'il vient nous raconter qu'il a pu, par le procédé dont nous parlons, enlever, sans laparotomie, une tumeur de l'S iliaque située à 30 centimètres de l'anus, de telle sorte qu'à la fin de l'opération, la partie inférieure du côlon s'est trouvée suturée au rectum. Le lecteur pourra consulter la brochure de Bardenheuer parue en 1880, à Stuttgart, sous ce titre : « *Zur Frage der Drainirung der Peritonealhöhle.* »

Nous renvoyons pour le manuel opératoire de l'extirpation du rectum à nos livres classiques et à la thèse de Marchand.

L'ouverture d'un anus artificiel est, on peut le dire, la seule opération que les chirurgiens anglais pratiquent maintenant pour le cancer du rectum. Ils ont eu, de tout temps, la plus grande répugnance pour l'extirpation. Curling *(Diseases of the Rectum,* London, 1855, p. 105) la rejette à cause de la certitude des récidives et de l'imperfection du résultat qui expose à l'incontinence d'une part, et au rétrécissement de l'orifice anal de l'autre. Smith la qualifie de barbare et anti-scientifique ; Allingham la réserve pour l'épithélioma pris à son début. La faveur dont la colotomie jouit, au contraire, de l'autre côté de la Manche, la fait employer dans des cas où jusqu'ici elle semble bien peu indiquée, dans les rétrécissements inflammatoires du rectum, par exemple. Quand il existe de vives douleurs à la défécation, que l'on se trouve en présence de fistules rebelles, on recourt volontiers à cette opération. « Mon opinion personnelle,

« dit Allingham, est que cette opération peut être con-
« sidérée, non pas seulement comme palliative, mais
«. comme curative ; avec le temps, j'en suis convaincu
« d'après les cas que j'ai suivis, le rectum revient presque
« entièrement à son état normal. Pendant que les
« matières ne le traversent pas, l'ulcération se cicatrise
« et le rétrécissement peut être dilaté ; les fistules se
« ferment aussi spontanément dans quelques cas. »
Nous laisserons de côté cette indication peu acceptable
pour des chirurgiens français familiarisés avec la pratique de la rectotomie linéaire, mais nous accorderons
la plus grande attention à l'établissement de l'anus
artificiel dans le cancer du rectum.

On peut ouvrir cet anus artificiel soit au niveau de
l'S iliaque, soit au niveau du côlon descendant. La règle
générale étant de rapprocher autant que possible l'orifice
anormal du siège de l'obstacle, il n'y a pas, on le conçoit,
à prendre une autre portion du gros intestin ni surtout
l'intestin grêle. Dans cet ordre d'idées, l'anus ouvert
à l'S iliaque devrait être préféré même à celui du côlon
descendant ; mais on sait que la colotomie a pour elle la
position extra-péritonéale du côlon. En fait, c'est la
colotomie lombaire qui a été pratiquée le plus souvent,
Voyons d'abord les résultats qu'elle fournit.

Nous devons encore à l'obligeante amitié du
Dr L. H. Petit la communication d'un tableau de 107 cas
de colotomie lombaire dans le cancer du rectum. Nos
recherches personnelles nous ont permis de porter ce
nombre à 126. Tous ces cas constituent le tableau
annexé à cette partie de notre travail.

Sur ces 126 cas, nous enregistrons :

Guérisons, 89 ;

Morts, 37.

Dans plusieurs cas, nous ne savons quelle a été la durée de la survie, et nous considérons, pour établir les cas qui se sont terminés par la mort, qu'une période de vingt-cinq jours environ est nécessaire à la réparation, à la cicatrisation de la plaie. C'est assurément un délai trop éloigné; mais nos conclusions n'y perdront rien.

37 opérés sont donc morts avant le vingt-cinquième jour, mais on verra, en parcourant ces statistiques, que plupart du temps ils ont succombé avant le dixième ou le quinzième jour.

Quelles ont été les causes de la mort?

La péritonite compte 8 cas.

L'infection purulente, un seul. Encore est-il attribué à un cathétérisme pratiqué sur l'extrémité inférieure du rectum.

La généralisation cancéreuse et la cachexie ont emporté 3 malades.

14 sont tombés immédiatement après l'opération, ou quelque temps plus tard, dans le collapsus et l'épuisement.

Divers accidents viscéraux : pneumonie, bronchite, ou autres ont fait succomber 5 opérés. Enfin, dans un certain nombre de cas, les causes de la mort n'ont pas été notées.

Il est sans doute regrettable que les détails nous manquent pour bien juger de la valeur d'une opération presque toujours dirigée contre une situation désespérée. Il serait intéressant de savoir, en particulier, si, au moment de l'intervention, il y avait obstruction complète ou seulement des douleurs vives et un épuisement de forces. Mais on verra par les chiffres que nous venons de donner combien peu de malades sont morts des suites immédiates de l'opération. La péritonite se présente assez souvent, mais dans deux cas l'intestin s'est rompu de lui-même, preuve évidente qu'il était profondément altéré;

dans un autre, il y avait déjà de l'inflammation de la séreuse avant l'intervention chirurgicale, et, dans tous les autres cas, les lésions cancéreuses étaient très avancées.

Mettra-t-on sur le compte de la colotomie les morts par affaiblissement progressif et collapsus? Cela ne se peut pas, car bien souvent ce n'est qu'après un temps assez long que la mort est survenue et ce mot d'affaiblissement progressif, indiqué dans les observations, témoigne bien plus des progrès du mal et de la dépression qui en a été la conséquence que de l'ébranlement produit tout à coup sur un organisme déjà bien épuisé.

Nos observations nous montrent, au contraire, que le soulagement a toujours été très grand après la colotomie; à un état d'obstruction caractérisé par les douleurs les plus vives et par les signes généraux les plus graves dans bien des cas, a succédé le repos, le retour de la plupart des fonctions; l'appétit est revenu et plusieurs malades ont atteint une période de survie de deux mois, de six mois, d'un an, de deux ans et même de quatre ans dans un cas exceptionnel.

Il est fort douteux que, par des soins hygiéniques ou des opérations palliatives, on eût pu prolonger aussi longtemps la vie des patients.

Nous ne pouvons mettre en présence des chiffres qui appartiennent à la colotomie lombaire un nombre suffisant d'anus artificiels ouverts sur l'S iliaque. Nous ne possédons en tout que douze observations d'entérotomies pratiquées dans le cancer du rectum, soit par la méthode de Littre, soit par celle de Nélaton. L'ensemble de ces faits donne huit guérisons et quatre morts, ce qui est un résultat sensiblement voisin de celui que fournit la colotomie lombaire. Il est bien probable que si toutes les opérations avaient porté sur l'S iliaque le résultat eut été sensiblement meilleur. La lecture des opérations pratiquées par le professeur Richet et publiées dans la thèse de Richard (Paris, 1875, *Sur l'opportunité d'établir un anus artificiel dans les cancers du rectum*) est bien faite pour confirmer cette idée. Modifiée comme elle l'a été par le professeur Richet, l'opération de Littre mériterait probablement d'être préférée à la colotomie lombaire. Nous avons vu, en étudiant ailleurs des chiffres plus considérables d'entérotomie, que la péritonite dans ces dernières n'est pas aussi commune qu'on pourrait le craindre, et qu'à ce point de vue la colotomie lombaire présente peut-être tout autant de dangers que l'entérotomie intra-péritonéale. Avec la précaution prise par le professeur Richet d'ouvrir l'intestin quelques heures seulement après l'avoir suturé au niveau de la plaie, on est d'ailleurs à peu près sûr d'obtenir entre le péritoine pariétal et le péritoine viscéral des adhérences qui s'opposeraient absolument, en cas de besoin, à l'introduction des matières étrangères dans la cavité de l'abdomen.

On a fait valoir en faveur de la colotomie lombaire que l'anus placé en arrière est moins gênant que s'il était en avant, ce qui est loin d'être certain. Les soins de propreté, continuellement exigés en pareil cas, deviennent bien difficiles dans cette situation, et nous croyons volontiers que la proposition inverse pourrait être soutenue. L'opération de Littre est plus facile à exécuter que celle d'Amussat.

Nous ne pousserons pas plus loin un parallèle dans lequel l'entérotomie, au niveau de l'S iliaque, ne semble pas avoir grand'chose à perdre. En considérant ensemble toutes les entérotomies extra ou intra-péritonéales employées contre le cancer du rectum, dont le nombre total d'après nos tableaux est de 138, nous trouvons en somme que les malades survivent au-delà de vingt-cinq jours, dans la proportion de 70 pour 100.

Les conditions dans lesquelles ils se trouvent sont les plus acceptables que puisse donner un anus contre nature. Les matières dures fournies par le gros intestin sont souvent expulsées à des heures régulières, et dans tous les cas un appareil très simple permet de les recevoir.

Du côté du rectum, le soulagement est souvent complet. Les observations dans lesquelles ce résultat est obtenu sont de beaucoup les plus nombreuses ; cependant il arrive quelquefois qu'après la colotomie lombaire, le passage des matières continue à se faire, en partie du moins, par le rectum et entraîne la persistance des douleurs qui, souvent plus que l'obstruction, avaient indiqué l'opération. Laffan a proposé même, pour se mettre à l'abri de cet accident, de suturer, après la colotomie, les deux parois muqueuses du bout inférieur, préalablement avivées. Nous ne saurions juger un procédé qui ne paraît pas avoir été mis en pratique ; nous ne savons pas même dans quelle proportion les douleurs dont nous avons parlé peuvent persister après l'opération. Dussent-elles se rencontrer assez souvent, ce ne serait pas, malgré tout, une raison pour ne point opérer ; car outre les douleurs, nous avons à combattre ici l'obstruction chronique et ce résultat du moins est toujours atteint.

Il est difficile d'établir un parallèle entre l'extirpation de l'extrémité inférieure du rectum et l'opération palliative. Nos relevés nous ont montré que le nombre des guérisons dans les deux cas est à peu près le même, 67 à 70 pour 100. Mais il est certain que, si l'opération palliative n'avait été appliquée qu'à des cas analogues à ceux qui ont été traités par l'extirpation, elle eût donné plus de succès. Les cancers extirpés étaient nécessairement moins étendus que les autres. L'extirpation est une opération plus grave que la colotomie. Mais l'extirpation a pour elle l'espoir d'une guérison définitive, espoir presque toujours trompé, mais toujours caressé. Si cette poursuite d'un succès complet n'existait point, il serait probablement plus sage de pratiquer un anus artificiel. Cette opération peut se soutenir d'autant mieux que souvent après l'extirpation du rectum, les opérés ne sont pas mieux partagés au point de vue de la défécation, que s'ils avaient subi l'entérotomie.

Colotomie lombaire (Amussat)

N° D'ORDRE	INDICATION BIBLIOGRAPHIQUE	SEXE et AGE	DURÉE du MAL	OBSTRUCTION	ACCIDENTS après L'OPÉRATION
1	**Amussat.** — 1839. 1er mémoire, p. 34, et 2e mémoire, p. 39.	Femme, 48 ans.		26 jours.	
2	**Amussat.** — 1841. 1er mémoire, p. 52, et 2e mémoire, p. 41.	Homme, 62 ans.		8 jours.	
3	**Thierry.** *L'Expérience*, 6 oct. 1842, p. 179.	Femme, 56 ans.	?		
4	**Ashmead.** *Transactions of the College of Physician of Philadelphia*, 1842, t. I, p. 99.	Femme, 38 ans.	?		État satisfaisant pendant 10 ou 12 j. puis diarrhée.
5	**Jukes.** *Oppenheim's Zeitschrift*, t. XXII, p. 552.	Femme, 30 ans.	8 mois.	3 semaines.	Péritonite.
6	**Malgaigne.** *Journ. de chirurgie*, 1844, t. II, p. 252.	Homme, 57 ans.	2 ou 3 ans.	?	Pas.
7	**Didot.** — 1847. *Bulletin Acad. méd. de Belgique*, 1847. — *Gaz. méd. de Paris*, 1848, p. 235.	Homme, 65 ans.	4 ans.		Un peu d'inflammation du voisinage.
8	**Maisonneuve.** *Gaz. des Hôpitaux*, 1849, p. 92.	Homme, 33 ans.			
9	**Paget.** — 1851. *Med. chir. Transaction*, t. XXXV, p. 103.	Femme, 67 ans.			Péritonite.

pour Cancer du Rectum.

SURVIE	CAUSE DE LA MORT	AUTOPSIE	REMARQUES
5 mois.	Péritonite par propagation du cancer.	Nombreux noyaux cancéreux disséminés dans le péritoine.	
2 ans 1/2.			
16 heures.	Péritonite.		La péritonite existait avant l'opération.
16 jours.	Épuisement.		
15 jours.	Accidents après l'opération.	Péritonite diffuse; carcinome recto-vaginal ulcéré et ramolli.	
9 jours.	?	Ulcération cancéreuse ouverte dans la fosse ischio-rectale. Phlegmon péri-vésical et fessier. Rien autour de la plaie. — Rien dans les viscères.	Œdème des membres inférieurs et de la paroi abdominale avant l'opération. Diminution considérable après.
Plus de 2 mois.			A quitté l'hôpital et a été perdu de vue.
2 mois.	Phthisie.	Pas d'examen des viscères.	
36 heures.		Péritonite légère surtout près de la plaie.	

Nº D'ORDRE	INDICATION BIBLIOGRAPHIQUE	SEXE et AGE	DURÉE du MAL	OBSTRUCTION	ACCIDENTS après L'OPÉRATION
10	**Clément.** — 1851. *Med. chir. Transaction,* t. XXXV, p. 218.	Homme, 43 ans.	?		Vomissements. — Grandes douleurs abdominales.
11	**Adams.** — 1851. *Med. chir. Transactious,* t. XXXV, p. 57.	Femme, 35 ans.	Plusieurs années.		
12	**Holthouse.** — 1852. *Trans. path. Society,* t, III, p. 371.	Femme, 53 ans.	2 ans.		
13	**Hilton.** — 1852. *Guy's Hosp. Rep.,* t. VIII, p. 175.	Homme, 23 ans.	6 mois.		Affaiblissement progressif.
14	**Erichsen.** — 1856. *Med. Tim. and Gaz.,* t. II, p. 619.	Homme, 45 ans.	2 ans.	?	Collapsus.
15	**Curling.** — 1856. *Med. Tim. and Gaz.,* t. II, p. 619.	Femme, 40 ans.	Plusieurs années.	30 jours.	Pas.
16	**Partridge.** — 1857. *Med. Tim. and Gaz.,* t. II, p. 453.	Homme, 46 ans.	6 mois.		Épuisement.
17	**Erichsen.** — 1857. *The Lancet,* t. I, p. 56.	Homme, 45 ans.	4 ans.	?	
18	**Ward.** — 1861. *London. Hosp. Rep.,* t. II, p. 11.	Homme, 45 ans.	?		
19	**Adams.** — 1861. *London. Hosp. Rep.,* t. II, p. 11.	Homme, 60 ans.	?	18 jours.	Sphacèle local 3 ou 4 jours après l'opération.
20	**Solly.** — 1864. *Med. Tim. and Gaz.,* t. I, p. 461.	Homme, ?	18 mois.	?	Pas.

SURVIE	CAUSE DE LA MORT	AUTOPSIE	REMARQUES
5 semaines.	Généralisation.	Pas.	Signes de généralisation très rapide.
Un an,	Progrès du mal.	Cancer du rectum, de l'ovaire du foie.	
10 jours.	Cachexie.	Cancer utéro-rectal avec adhérence au côlon.	
18 jours.	Épuisement.	Noyaux cancéreux dans les deux poumons, dans le foie, dans toutes les régions du péritoine. Pas de péritonite.	Pas d'amélioration de l'état général après l'opération.
36 heures.		Péritonite commençante. — Foie et reins dans un état de stéatose très avancée.	
54 jours.	Épuisement.	Pas.	
Deuxième jour.	Épuisement.	Pas de péritonite. — Pas de détails sur les viscères.	
3 jours.	Épuisement.	Dégénérescence granuleuse avancée des reins. Noyaux cancéreux dans le foie. — Cœur gras.	Opération pour douleurs rectales considérables.
8 mois.	Épuisement.		
2 ans 1/2.	Extension du mal et épuisement.		Voir *Med. Tim. and Gaz.*, 1862, t. I, p. 374, et 1864, t. I, p. 614.
6 semaines.	Collapsus subit dû en partie à des causes morales.	Refusée.	

N° D'ORDRE	INDICATION BIBLIOGRAPHIQUE	SEXE et AGE	DURÉE du MAL	OBSTRUCTION	ACCIDENTS après L'OPÉRATION
21	**Pemberton.** — 1865. *Med. Times and Gaz*, t. II, p. 35.	Homme, 42 ans.	6 mois.	8 à 9 jours.	Péritonite.
22	**?** — 1865. *St George's Hosp. Rep.*, t. I, p. 422, n° 17.	Femme, 54 ans.	?	?	Péritonite.
23	**Curling.** — 1865. *London Hosp. Rep.*, t. II, p. 8.	Homme, 53 ans.	1 an.		Phlegmon du voisinage.
24	**Curling.** — 1865. *Lancet*, I, p. 4.	Femme, 36 ans.			Six semaines après, fistule recto-vaginale.
25	**Allingham.** — 1865. *St Thomas Hosp. Reports*, t. I, p. 288.	Homme, 46 ans,	5 ou 6 mois.	20 jours.	
26	**Curling.** — 1865. *Lancet*, I, p. 13.	Homme, 29 ans.	16 mois.		Pas.
27	**Holmes.** — 1866. *St George's Hosp. Reports*, t. II, p. 440.	Femme, 38 ans.	7 ans?	8 mois	Péritonite.
28	**Swain.** — 1866. *Lancet*, t. II, p. 724.	Homme?	6 ou 7 mois.	8 jours.	Pyohémie.
29	**Carter.** — 1866. *Lond. Hosp. Rep.*, t. IV, p. 286.	Homme, 34 ans.	2 ans.		
30	**Blackman.** — 1866. *Med. Press. and Cir.*, t. I, p. 311.	Homme, 35 ans.			
31	**Heath.** — 1867. *British Med. Journ.*, t. II, p. 567.	Femme, 42 ans.	7 mois.		

SURVIE	CAUSE DE LA MORT	AUTOPSIE	REMARQUES
1 jour.	Péritonite subaiguë.	Dégénérescence cancéreuse des ganglions lymphatiques de l'abdomen.	Cancer rectal remontant très haut.
3 jours.	Péritonite.	Pas.	Blessure du péritoine pendant l'opération.
37 jours.	Accélération du mal.	Pas de détails.	D'abord soulagement; puis œdème des membres inférieurs; escharre au sacrum.
3 mois.	Affaiblissement progressif.		Cancer recto–vaginal avec fistule.
4 ans 1/2.			
Plus de 5 mois.			Sorti de l'hôpital; — trois semaines après, rétrécissement de l'anus artificiel; — perdu de vue.
3 jours.	Affaiblissement progressif.	Pas.	
3 jours.	Pyohémie attribuée au cathétérisme.	Pleurésie double; abcès dans les poumons et le foie.	Syncopes avant l'opération.
4 mois.	Épuisement.		
Plus de 2 mois 1/2.			Sorti de l'hôpital en bonne santé; perdu de vue.
10 jours.	Cachexie.		

N° D'ORDRE	INDICATION BIBLIOGRAPHIQUE	SEXE et AGE	DURÉE du MAL	OBSTRUCTION	ACCIDENTS après L'OPÉRATION
32	**Maunder.** — 1867. *Lond. Hosp. Reports*, t. IV, p. 225 et 513.	Homme, 52 ans.	Plusieurs années.		
33	**Curling.** — 1867. *Lond. Hosp. Rep.*, t. IV, p. 1.	Homme, 20 ans.	1 an.		
34	**Bryant.** — 1868. *Guy's Hosp. Rep.*, t. XIV, p. 304, obs. 17.	Femme, 48 ans.	?	?	?
35	**C. Forster.** — 1869. *Guy's Hosp. Rep.*, t. XIV, p. 383.	Homme, 22 ans.	11 semaines.		Vomissements constants, puis fièvre. Affaiblissement progressif. Ascite.
36	**Prescott Hewett.** — 1869. *Lancet*, t. I.	Femme, 64 ans.	?		
37	**H.....** *St George's Hosp. Rep.*, t. V, p. 282 et 304, n° 16.	Femme, 47 ans.			
38	**Allingham.** — 1870. *St Thomas Hosp Reports*, p. 301.	Homme, 64 ans.	2 ans.		Erysipèle au 6ᵉ jour.
39	**Allingham.** *Id.*, p. 293.	Homme, 54 ans.	6 mois.		Marche rapide du mal, suppuration abondante.
40	**Allingham.** *Id.*, p. 290.	Femme, 41 ans.	12 ou 13 mois.		Progrès rapide du mal.
41	**Allingham.** *Id.*, p. 298.	Femme, 46 ans.	9 mois.	35 jours.	Id,
42	**Curling.** — 1870. *Lancet*, t. I, p. 3.	Homme, 48 ans.	3 ou 4 ans	12 jonrs.	

SURVIE	CAUSE DE LA MORT	AUTOPSIE	REMARQUES
16 jours.	Épuisement.	Pas de détails.	Fistule recto-vésicale depuis douze mois.
10 mois.	Progrès du mal.	Pas d'autopsie.	Plusieurs opérations antérieures.
14 jours.	Épuisement et choc traumatique.		
22 jours.	Épuisement.	Ascite considérable. — Tumeur dans la paroi de l'S iliaque. — Petits tubercules épars dans le péritoine. Hypertrophie du foie sans cancer.	
Plus de 15 jours.			Sortie de l'hôpital en bon état de santé; perdue de vue.
3 mois 1/2.			Hernie de l'intestin par la plaie.
12 jours.		Pas.	Abcès ischio-rectal.
10 semaines.	Épuisement.	Vessie envahie; pas de détails sur les autres organes.	Avant l'opération, deux fistules périnéales. Vives douleurs.
3 mois 1/2.	Épuisement.	Pas.	Cancer recto-vaginal avec fistule.
5 mois.	Épuisement.	Pas.	Idem.
17 mois.	Hémorrhagie rectale considérable.	Le cancer avait envahi la paroi postérieure du bassin et le plexus sacré. — Noyau cancéreux dans la partie supérieure du radius.	Un an en bonne santé, puis affaiblissement progressif.

N° D'ORDRE	INDICATION BIBLIOGRAPHIQUE	SEXE et AGE	DURÉE du MAL	OBSTRUCTION	ACCIDENTS après L'OPÉRATION
43	**Allingham.** — 1870. *St Thomas's Hosp. Rep.,* p. 291.	Femme, 43 ans.	3 ans.		Cicatrisation lente. Ulcération des points de suture
44	**Bott.** — 1870. *British. Med. J.,* t. II, p. 551, et 1873, II, 568.	Homme, 28 ans.	18 mois.		Rétention d'urine, fièvre, hémorrhagie.
45	**Allingham.** — 1870. *St Thomas's Hosp. Rep.,* p. 306.	Femme, 41 ans.	.		
46	**Callender.** — 1870. *Clin. Society,* t. III, p. 36.	Homme, 34 ans.	7 semaines.		
47	**Paget.** — 1870. *Lancet,* t. I, p. 835.	Homme, ?			
48	**Allingham.** — 1870. *St Thomas Hosp. Rep.,* p. 294.	Homme, 33 ans.	7 ans?		Phlegmon et abcès au 6e jour; sphacèle de l'S iliaque au 21e jour.
49	**Bell** (Royes). — 1871. In Smith, *Surgery of the Rectum,* 3e édit., p. 72.	Homme ?			
50	**Lee.** — 1871. *St George's Hospital Rep,,* t. VI, p. 341 et 391, n° 2.	Homme, 37 ans.		7 jours.	
51	**Maunder.** — 1871. *Med. Tim. and Gaz.,* t. I, p. 713.	Homme ?			
52	**Maunder.** — 1872. *Med. Tim. and Gaz.,* t. I, p. 223.	Homme, 41 ans.	9 mois.		Epuisement.
53	**Hulke.** — 1872. *Lancet,* t. II, p. 152.	Homme ?			Pas.

SURVIE	CAUSE DE LA MORT	AUTOPSIE	REMARQUES
19 mois.	Cachexie.	Petit bassin rempli par le cancer. — Noyaux dans le foie. — Ovaire droit kystique.	Fistule recto-vaginale. Ascite dans les six derniers mois.
2 ans 8 mois.	Progrès du mal. Ictère.	Foie infiltré de cancer.	Chute sur l'anus avant apparition du mal.
Plus de 1 mois.			Sorti en bonne santé de l'hôpital. Perdu de vue.
Plus de 2 mois.			Perdu de vue.
Plus d'un an.			
Plus de 3 ans.			
Quelques jours.			
2 mois.		Cancer du foie. Pas d'autopsie complète.	Rétrécissement de la fistule, qu'on est obligé d'agrandir.
17 mois.	Symptômes urémiques.	Compression de l'urèthre par le cancer. Cancer dans le foie et l'épipl. Pas de généralisation.	
43 heures.	Cachexie.	Pas?	Guérison de la plaie. Malade perdu de vue.
Plus de 20 jours.			

N° D'ORDRE	INDICATION BIBLIOGRAPHIQUE	SEXE et AGE	DURÉE du MAL	OBSTRUCTION	ACCIDENTS après L'OPÉRATION
54	**Bryant.** — 1872. *Med. Tim. and Gaz.*, t. I, p. 677.	Homme, 38 ans.	18 mois.		
55	**Laffan.** — 1872. *Dublin Journ.*, t. 54, p. 270.	Homme, 25 ans.	Plusieurs années.		Pas.
56	**Howse.** — 1872. *Med. Times and Gaz.*, t. II, p. 460.	Homme, 47 ans.			
57	**Curling.** — 1873. *Malad. du Rectum*, p. 179.	Femme. 56 ans.	?		
58	**E. Mason.** — 1873. *Amer. Journ.*, t. LXVI, p. 360.	Femme, 42 ans.	2 ans.		Perforation du péritoine pendant l'opération.
59	**Heath.** — 1873. *Brit. Med. Journ.*, t. II, p. 567.	Femme, 64 ans,	2 ans 1/2.		Péritonite.
60	**E. Mason.** — 1873. *Amer. Journ.*, t. LXVI, p. 356.	Femme, 37 ans.	8 mois.		Erysipèle.
61	**Critchett.** — 1873. In Curling. *Diseases of the Rectum*, 3ᵉ édit., p. 171.	Femme, 52 ans.	?		
62	**Heath.** — 1873. *Brit. Med. Journ.*, t. II, 567.	Femme, 51 ans.	Quelques mois.		
63	**Curling.** — 1873. *Diseases of the Rectum*, 3ᵉ édit., p. 151.	Homme, 40 ans.	1 an.		Vomissements opiniâtres, hémorrhagie au 8ᵉ jour.
64	**R.....** — 1873. *Sᵗ George's Hosp. Rep.*, t. VII, p. 355, n° 1.	Femme, 55 ans.	?		

SURVIE	CAUSE DE LA MORT	AUTOPSIE	REMARQUES
Plus de 4 mois 1/2.			
Plus de 4 mois 1/2.			Avant l'opération, engorgement ganglionnaire inguin.; après, l'état général ne s'améliore pas. — Malade perdu de vue.
Plus de 11 mois.			Revient à la santé. Perdu de vue.
16 heures.	Péritonite.		La péritonite existait avant l'opération.
2 jours.	Péritonite et pneumonie.	Pas.	
3 jours.	?	?	
5 jours.	Erysipèle et péritonite.	Pér. limitée ; envahissem. de tous les org. du petit bassin par le cancer. — Reins très congestionn.	
14 jours.	Epuisement.		
14 jours.	Epuisement et chocs traumatiq.		
15 jours.	Epuisement.	Pas de cicatrisation de la plaie ; pas d'autres détails.	Vomissements attribués au chloroforme. Anorexie jusqu'à la mort.
27 jours.		Péritoine farci de noyaux cancéreux.	

N° D'ORDRE	INDICATION BIBLIOGRAPHIQUE	SEXE et AGE	DURÉE du MAL	OBSTRUCTION	ACCIDENTS après L'OPÉRATION
65	**E. Mason.** — 1873. *American Journ.*, t. LXVI, p. 356.	Femme, 64 ans.	5 ans.		
66	**Curling.** — 1873. *Diseases of the Rectum*, 3e édit., p. 153-173.	Homme, 28 ans.	2 ans.	?	
67	**Heath.** — 1873. *British. Med. Journ.*, t. II. p. 567.	Femme, 49 ans,	6 mois.		
68	**Sands.** — 1873. *Amer. Journ.*, t. LXVI, p. 88, n° 69.	Femme, 32 ans.			
69	**Curling.** — 1873. *Diseases of the Rectum*, 3e édit., p. 153-173.	Homme, 45 ans.	Long-temps.		
70	**Heath.** — 1873. *Brit. Med. Journ.*, t. II, p. 568.	?	?		
71	**Heath.** *Id.*	Femme, 49 ans.	1 an.		
72	**E. Mason.** — 1873. *Amer. Journ.*, t. LXVI, p. 358.	Homme, 26 ans.	2 ans.		
73	**Pooley (J.-H.).** — 1874. *New-York Med. Journ.*, t. I, p. 43.	Femme, 52 ans.	3 ans.		
74	**R.....** — 1874. *St George's Hosp. Rep.*, t. VIII, p. 453, n° 1.	Femme, 67 ans.	?		Péritonite.

SURVIE	CAUSE DE LA MORT	AUTOPSIE	REMARQUES
3 mois.	Epuisement.	Envahissement de tous les organes du petit bassin par le cancer.	
5 mois.	Epuisement.	Fistule recto-vésicale.	
6 mois.	Progrès du mal.		
Id.			
8 mois.	Progrès du mal. Epuisement.	Envahissement des organes internes.	
			Cité à la fin d'un travail.
Plus de 10 mois.			Le malade est perdu de vue; l'opération n'a pas arrêté le progrès du mal. En même temps ablation du mal au galvano-cautère.
Plus d'un an.			Au moment où le malade quitte l'hôp., il y a eu engorgem. gangl. ing. et lomb. Perdu de vue.
48 heures.	Affaiblissement progressif.	Pas.	
4 jours.	Péritonite par rupture de l'intestin.		Malade très épuisé à l'entrée.

N° D'ORDRE	INDICATION BIBLIOGRAPHIQUE	SEXE et AGE	DURÉE du MAL	OBSTRUCTION	ACCIDENTS après L'OPÉRATION
75	**Holmes.** — 1874. *St George's Hosp. Rep.*, t. VIII, p. 454, n° 7.	Homme, 54 ans.	?		
76	**Kidd.** — 1874. *Brit. Med. Journ.*, t. I, p. 56.	Femme, 44 ans.			
77	**H.....** — 1875. *St George's Hosp. Rep.*, t. VIII. p. 510, n° 4.	? 34 ans.			
78	**Bryant.** — 1875. *Lancet*, t. II, p. 450.	Homme, 56 ans.		?	Pas.
79	**Bryant.** — 1875. *Trans. path. Soc.*, p. 99.	Femme, 18 ans.	10 mois. ?		
80	**Arnott.** — 1875. *Id.*, p. 120.	Femme, 27 ans.	2 ou 3 ans.		Phlegmon du voisinage de la plaie.
81	**Bryant.** — 1875. *Lancet*, t. II, p. 418.	Femme, 36 ans.	9 mois.		
82	**Nankivell.** — 1876. *Brit. Med. Journ.*, t. I, p. 770.	Femme, 29 ans.		17 jours.	
83	**Heath.** — 1876. *Trans. Soc. path.*, p. 145.	Femme, ?	1 an.		
84	**Lautour.** — 1876. *Lancet*, t. II, p. 249.	Homme, 37 ans.	2 ans.		Pas.
85	**Heath.** — 1876. *Brit. Med. J.*, t. I, p. 349.	Homme, 45 ans.	2 ans.		

SURVIE	CAUSE DE LA MORT	AUTOPSIE	REMARQUES
32 jours.	Pleuropneumonie		
2 mois.	Epuisement.	Cancer recto-utérin.	
110 jours.			
9 mois.	Cachexie.	Bronchite. Foie et reins gras. Pas de généralisation.	Ablation du mal en octobre 1872. Colotomie en avril 1873.
Id.		Cancer du péritoine	
2 ans.	Cachexie.	Pas de généralisation.	
Plus de 10 mois.			Perdue de vue. L'opération n'a pas arrêté le progrès du mal.
3 mois.	Progrès du mal.	Pas.	
	Id.	Envahissement du vagin. Cancer du foie.	
Plus de 15 jours.			
Plus de 4 mois.			

N° D'ORDRE	INDICATION BIBLIOGRAPHIQUE	SEXE et AGE	DURÉE du MAL	OBSTRUCTION	ACCIDENTS après L'OPÉRATION
86	**Pick.** — 1876. *St George's Hosp. Rep.*, t. VIII, p. 569. n° 7.	Femme, 35 ans.			
87	**Morton.** — 1877. *Philadelphia Med. Times*, Janv., p. 173.	?	?		?
88	**Guyot.** — 1877. *Lyon médic.*, n° 15, p. 524. **Fochier**, opérateur.	Femme, 36 ans.	2 ans.	50 jours.	Vomissements. Météorisme. Syncope. Mort.
89	**Heath.** — 1877. *Brit. Med. J.*, t. II, p. 751.	Femme, ?	?		Sympt. de péritonite le lendemain.
90	**Marshall.** — 1877. *Med. Tim. and Gaz.*, t. I, p. 257.	Homme, 27 ans.	4 mois.		Pas.
91	**Marshall.** *Ibid.*	Homme, 49 ans.	5 mois.		Abcès de voisinage
92	**Maunder.** — 1877. *Id.*, p. 113.	Femme, 53 ans.	4 ans.		
93	**Heath.** — 1877. *Brit. Med. Journ.*, t. II, p. 751.	Homme, 58 ans.			
94	**Maunder.** — 1877. *Med. Tim and. Gaz.*, t. I, p. 114.	Femme, 30 ans.	Plusieurs années.		
95	**Maunder.** *Ibid.*	Homme, 51 ans.	3 ans.		Pas.
96	**Lawson.** — 1877. *Brit. Med. Journ.*, t. I. p. 710.	Femme, âgée.			Erysipèle du 3e au 5e jour.
97	**Tiffany.** — 1877. *Amer. Journ.*, t. LXXIV, p. 415.	Femme. 25 ans.	6 mois?		

SURVIE	CAUSE DE LA MORT	AUTOPSIE	REMARQUES
Plus de 5 mois.			Santé générale très améliorée après l'opération.
Quelques jours.	Epuisement.	Kyste du sein.	
8 jours.		Pas.	
8 jours.		Pas d'autopsie.	
8 semaines.	Péritonite cancéreuse.	Noyaux cancéreux dans le péritoine, la plèvre, le foie, la capsule surrénale droite.	
9 semaines.	Cachexie rapide.	Dégénérescence des ganglions lombaires et pelviens.	
10 semaines.	Cachexie.	Pas.	
2 mois 1/2.		Pas.	Cancer du rectum. Ouverture dans la vessie.
9 mois.	Récidive dans les poumons (?)	Pas d'autopsie.	
10 mois.	?	Id.	
Plus de 2 mois.			Plaie belle. Malade épuisée. Maladie avancée. Perdue de vue.
Plus de 2 mois 1/2.			La rectotomie linéaire avait été pratiquée six semaines auparavant. Malade perdue de vue.

N° D'ORDRE	INDICATION BIBLIOGRAPHIQUE	SEXE et AGE	DURÉE du MAL	OBSTRUCTION	ACCIDENTS après L'OPÉRATION
98	**Lawson.** — 1877. *Brit. Med. J.*, t. I, p. 710.	Homme, âgé.			
99	**Reeves.** — 1877. *Ibid.*, p. 678.	Femme, ?			
100	**Reeves.** — 1878. *Med. Tim. and Gaz.*, t. I, p. 223.	Femme, 58 ans.	18 mois.		Péritonite.
101	**Bryant.** — 1878. *Ibid.*, p. 277.	Homme, 54 ans.	2 ans.		Inflammation du voisinage.
102	**Bryant.** *Ibid.*	Femme, 37 ans.	6 mois.		
103	**Hulke.** — 1878. *British. Med. Journ.*, t. I, p. 158.	Femme, ?	Plusieurs années.		
104	**Reeves.** 1878. *Med. Tim. and Gazet.*, t. I, p. 224.	Femme, 47 ans.	14 mois.		Abcès ischio-rectal au 27e jour, puis un autre.
105	**Salisbury.** — 1879. *Chicago Med. Journ.*, p. 270.	Homme, 35 ans.	2 ans.	9 jours.	Dans le dernier mois, douleur, dysurie, œdème de la jambe gauche. Hémorrhagies rectales.
106	**Barwell.** — 1879. *Lancet*, t. I, p. 337.	Femme, 52 ans.			Accroissem. du mal. Envahissem. des organes pelviens.
107	**Manson.** — 1879. *Glasgow Med. Journ.*, p. 226.	Homme, 50 ans.			

SURVIE	CAUSE DE LA MORT	AUTOPSIE	REMARQUES
Plus de 3 mois.			La plaie était belle et l'état général amélioré quand le malade a été perdu de vue.
Plus de 2 ans.			L'état général était bon avant l'opération, mais il y avait des abcès péri-rectaux et fièvre hectique. Les fistules se sont cicatrisées après l'opération. Malade perdue de vue.
8 jours.	Péritonite.	Perforation de l'intestin au-dessus du rétrécisse-ment.	
12 jours.		Rupture de la rate de cause inconnue.	
25 jours.	Bronchite.	Cancer des reins. Foie gras.	
18 mois.	?	Pas de généralisation.	
Plus de 2 mois.			Va mieux malgré une fistule recto-vaginale. Perdue de vue.
4 mois.	Epuisement.	Péritoine farci de noyaux cancéreux. — Masses cancéreuses dans le petit bassin. — Uretères et bassinets distendus. — Ulcération d'une des branches de l'iliaque ext.	
5 mois.	Progrès du mal.		Issue de fèces par l'anus, le lendemain de l'opération.
Plus de 4 mois.			Santé améliorée. Le foie est hypertrophié et induré. Perdu de vue.

N° D'ORDRE	INDICATION BIBLIOGRAPHIQUE	SEXE et AGE	DURÉE du MAL	OBSTRUCTION	ACCIDENTS après L'OPÉRATION
108	**Maunder.** — 1879. *Brit. Med. Journ.*, t. I, p. 386.	Homme, 72 ans.	2 ans.		Pas.
109	**Holmes.** — 1879. Vu par Terrier, Périer et Nicaise.	Homme, 50 ans.	?	?	
110	**Fine.** *Recueil périod. de la Soc. de médecine de Paris*, 1797, III, p. 46.	Femme.		13 jours.	
111	**Amussat.** *Gaz. Med.*, 18 août 1844.	Femme, 53 ans.		18 jours.	
112	**Clarkson.** — 1846. *Medic. Chirurg. Transact.*, t. XXXIII, p. 57.	Femme, 20 ans.			
113	**Baker.** — 1850. *Medic. Chirurg. Transact.*, t. XXXV, p. 227.	Femme, 61 ans.			Le premier jour, légère inflammation autour de la plaie.
114	**Curling.** — 1865. *Transact. of Lond. path. Society*, XVIII, 1870.	Femme, 68 ans.			
115	**W. Allingham.** — 1868. *St Thomas Hosp. Reports*, N. S., I, p. 285, 1870.	Femme, 61 ans.			
116	**Maunder.** *Med. Times and Gaz.*, févr. 1869.	Femme, 68 ans.		10 ou 12 jours.	
117	**Maunder.** — 1869. *Brit. Med. Journ.*	Femme, 50 ans.			
118	**Maunder.** — 1871. *Medic. Times and Gazett.*, t. I, p. 713.	Femme,			

SURVIE	CAUSE DE LA MORT	AUTOPSIE	REMARQUES
Plus de 5 mois.			Le malade se rétablit et continue d'aller bien huit mois après
Plus d'un mois.			Se portait bien. Perdu de vue.
3 mois 1/2.	Hydropisie.		
6 mois.			
14 mois.			L'anus artificiel se rétré—cit, on fut obligé de l'agrandir.
25 mois.	Extension du cancer et péritonite.	Péritonite; cancer de l'o-vaire du mésentère et du foie.	
6 jours.			Par suite d'inclinaison vicieuse de la colonne vertébrale, le manuel opérat. dut être modifié.
Guérison.			A la sortie de l'hôpital, l'état général de la malade est des plus satisfaisants.
15 mois.			
Quelques mois.			
Quelques mois.			Hémorrhagie abondante avant l'opération.

N° D'ORDRE	INDICATION BIBLIOGRAPHIQUE	SEXE et AGE	DURÉE du MAL	OBSTRUCTION	ACCIDENTS après L'OPÉRATION
119	**R. Barwell.** — 1879. *Brit. Med. Journal*, I, p. 83.	? 22 ans.		8 jours.	
120	**Howe.** — 1879. *New-York Med. Journal.*	Femme, 55 ans.	Cachectique.		
121	**Lawson.** *Med. Times and. Gaz.*, t. II, p. 155, 1879.	Femme, 37 ans.	1 an.	très lente.	
122	**Lane Tiffany.** *Americ. Journal of Med. Sciences*, 1877.	Femme, 35 ans.	7 ans.		Erysipèle au pourtour de la plaie du 3e au 5e jour après l'opération.
123	**Harrisson.** *Lancet*, I, p. 645, 1878.	Homme, 53 ans.	10 mois.		
124	**H. Thompson.** *Medic. Times and Gaz.*, 1868, t. II, p. 4.	Homme, 23 ans.		14 jours.	
125	**Janny.** Soc. méd. de Budapesth. Séance du 24 janvier 1880. In *Wiener medizinische Presse*, 1880.	Homme, 45 ans.	2 ans.	3 semaines.	
126	**J.-J. Peyrot.** Inédite.	Homme, 38 ans,	18 mois.		Epanchement séreux dans le péritoine.

SURVIE	CAUSE DE LA MORT	AUTOPSIE	REMARQUES
Longue.			Cancer du rectum à trois pouces de l'anus. Amélioration rapide.
Guérison.			Cancer du rectum avec fistules recto-vaginales. Guérison rapide en 13 jours.
			Complication de fistule recto-vaginale. Guérison momentanée.
6 semaines.	Progrès du cancer	Cancer du rectum et de la vessie; rien dans les autres viscères.	Lors de l'entrée à l'hôpital, état général très mauvais. Fistule recto-vésicale. L'opération soulagea momentanément le malade.
			Ablation d'une portion de la tumeur avec l'écraseur dix mois auparavant. Amélioration sensible par la colotomie. Le malade vit encore et a été perdu de vue.
Plus d'un mois et demi.			L'opération a été d'un bon effet pour le cancer.
13 jours.	Généralisation du cancer.	L'intestin et le péritoine sont envahis par le cancer. Epanchement séro-sanguinolent. Cancer du rectum de 8 à 10 centimètres de hauteur, siégeant à 5 ou 6 centimètres de l'anus. Noyaux cancéreux dans les poumons et le foie.	

Entérotomie pour Cancer du Rectum.

N° D'ORDRE	INDICATION BIBLIOGRAPHIQUE	SEXE et AGE	DURÉE du MAL	OBSTRUCTION	ACCIDENTS après L'OPÉRATION	SURVIE	CAUSE DE LA MORT	AUTOPSIE	REMARQUES
1	Velpeau. — 1839. *Gaz. médicale de Paris,* p. 638.	Femme âgée.	?	?		2 jours.	Péritonite.		Péritonite avant l'opération.
2	Finé. — 1839. In Amussat, 1er mémoire, p. 109.	Femme, 63 ans.	15 mois.	?		3 mois 1/2.	Cachexie, Anasarque.	Foie volumineux et induré sans noyau cancéreux.	
3	Pagenstecher. — 1862. *Archives de Langenbeck,* t. II, p. 321.	Femme, 50 ans.	?			Plus de 15 mois.			Guérison constatée 15 mois après. — Peu de changement dans la tumeur.
4	Glaser. — 1868. *Archives de Langenbeck,* t. IX, p. 509.	Femme, 28 ans.			19 jours après, phlegmon au voisinage de la plaie.	?			Indiquée comme guérie.
5	Lannelongue. — 1870. In thèse de Charpentier, n° 72.	Homme, 59 ans.				Quelques heures.			
6	Richet. — 1875. Thèse de Richard.	Homme, 61 ans.			Erysipèle.	?			
7	Busch. — 1875. Cité par Erckelens Bonn.	Femme, 46 ans.	10 mois.		Abcès de la paroi abdominale au quatrième jour	7 mois.	Épuisement.	Cancer du rectum et des deux ovaires, du foie, du poumon, des ganglions du mésentère et du médiastin.	Accroissement rapide du cancer.
8	Richet. — 1875. Thèse de Richard, p. 39.	Femme, 27 ans.				1 an.			
9	Richet. — 1875. Thèse de Richard, p. 42.	Homme, 65 ans.				Plus de 2 mois.			Perdu de vue.
10	Busch. — 1875. Cité par Erckelens.	Homme, 34 ans.	2 ans.			2 ans et 5 mois.	Cachexie.		Dans les derniers temps, hydropisie.
11	Richet. — 1875. Thèse de Richard, p. 44.	Homme, 34 ans.	16 mois.	4 semaines.		?			Indiqué comme guéri.
12	Gunther. — ?. T. IV, XV; p. 15. Obs. 4.	Homme, 30 ans.			Péritonite généralisée.	Quelques heures.	Accident.		

INDEX BIBLIOGRAPHIQUE

Voir, pour tout autre renseignement, les indications bibliographiques
contenues dans les tableaux d'observations.

Albert (EDOUARD). — Lehrbuch der Chirurgie und operationslehre.
In-8°, Wien., 1879, Band III.

Allingham. — *St Thomas's Hospital Reports,* 1870, p. 285.

Amussat. — Mémoire sur la possibilité d'établir un anus dans la
région lombaire sans ouvrir le péritoine. Lu à l'Académie de
médecine le 1ᵉʳ octobre 1839. — Deuxième Mémoire, 7 sept. 1841.
— Troisième Mémoire, sur le même sujet, 1842.

Anger (B.). — De l'étranglement intestinal. Thèse de Paris, 1865.

Annandale. — Voir dans les tableaux.

Ashurst (JOHN). — De la laparotomie dans l'occlusion intestinale.
In *The American Journal of med. Sciences,* 1874, t. II, [p. 48. et
Archiv. gén. de méd., p. 38, 1875.

Adelmann. — Pathologie et thérapeutique chirurgicale des organes
digestifs, in *Pragvierteljarschrift,* 1863.

Bainbrige. — Observation d'étranglement interne causé par la présence d'une rate supplémentaire dans le grand épiploon. *Arch. gén.
de méd.,* 4ᵉ série, t. XVI, Paris, 1848, p. 505.

Barbette. — *Opera chirurg. anat.,* Lyon, 1672. *De abdom. partibus
internis,* lib. X, cap. II.

Barduzzi. — Diagnostic et traitement des occlusions intestinales
internes. *Lo Sperimentale,* août 1870.

Barlow. — *Vierteljahrschrift f. d. pr. Heilk.,* Prag., 1846, Band III.

Batteson. *The Lancet,* avril 1872, et *Union médicale,* 1872, t. XIV,
p. 355.

Bayon. — De l'étranglement interne au point de vue du diagnostic et
du traitement. Thèse, Paris, 1858, n° 28.

Bellon. — Thèse, Paris, 1878, Des symptômes de l'étranglement
interne dans leurs rapports avec le siège de la lésion.

Berger (C.). — Mémoire sur les accidents nerveux dans les étranglements herniaires. *Bull. Soc. Chir.,* 1876.

Besnier. — Étude sur le diagnostic et le traitement de l'occlusion de
l'intestin. Thèse, Paris, 1857.

— Mémoire sur les étranglements internes de l'intestin. Paris, 1860,

Bitot. — Etranglement interne nécessitant la gastrotomie. *Journ. de méd. de Bordeaux,* 1850.

Boinet. — De la gastrotomie dans les lésions de l'estomac et de l'intestin. *Gaz. méd. de Paris,* 1874.

Bonet (TH.). — Sepulchretum anatomicum. Genève, 1679, p. 912,

Bonnet. — Étranglement de l'intestin dans la cavité abdominale. Thèse, Paris, 1830.

Bordenave. — Hist. de l'Acad. roy. des sciences pour 1779. Paris, 1782, in-4°, p. 314.

Bottges. — H; t. VI; 699 *Memoralislien,* 1874.

Bouttet-Durivaux. — De l'occlusion des intestins dans la cavité abdominale. Thèse, Paris. 1857.

Bradley, (*Brit. med. Journ.,* 1879, t. I, p. 808), n'admet pas les incisions exploratrices.

Brinton (WILLIAM). — *On intestinal obstruction,* London, 1867.

Bryant (TH.). — De la colotomie. *The Lancet,* 9 janvier 1875.

— On the surgical treatment of intestinal obstruction. *The Lancet,* 1878, mai-juin.

Buchanan. — Sur la gastrotomie. *Lancet,* vol. I, 20 juin 1871.

Bucquoy. — Considérations pratiques sur le traitement de l'invagination intestinale à l'occasion de trois cas guéris par l'électrisation. *Journ. de thérapeut.,* 1878.

— Recherches sur les invaginations morbides de l'intestin grêle et sur les caractères qui les distinguent de celles du gros intestin. *Soc. méd. d'obs. de Paris,* 1857, p. 181.

Bulteau. — De l'occlusion intestinale. Diagnostic et traitement. Thèse de Paris, 1878.

Callisen. — *Syst. chirurg. hodiernæ,* Hafniæ, 1798, t. II.

Castelain. — De la réduction en masse des hernies. *Bull. méd. du Nord,* 1872.

Castiaux. — Documents pour servir à l'étude de la méthode aspiratrice. Paris, 1873, in-8°, p. 141.

Caytau. — Mémoire sur l'iléus ou le volvulus. *Revue médic. chirurg. de Paris,* t. III, p. 200, 1848.

Cazin. — Étude anatomique et pathologique sur les diverticules de l'intestin. Thèse de Paris, 1862.

— De la gastrotomie dans l'occlusion intestinale. *Bull. Acad. méd. de Paris,* 2° série, t. VI, 1877.

Charpentier. — De l'intervention chirurgicale dans les étranglements internes. Thèse de Paris. 1870.

Cœlius Aurelianus. — De Morbis acutis et chronicis. Libri VIII, Amsterdam, 1722, in-4°.

Chassaignac. — Etranglement interne datant de deux mois et demi. Gastrotomie par la méthode de Littre. Mort. *Gaz. des hôpit.,* n° 59, 1855,

Cossy. — Mémoire sur une cause encore peu connue d'engouement interne de l'intestin. *Soc. méd. d'obs. de Paris,* 1856, p. 50.

Coupland and **H. Morris**. — Des rétrécissements de l'intestin et de la statistique prise comme guide du traitement et du diagnostic. *Brit. med. Journ.,* p. 122, 1878, et *Arch. méd.,* septembre 1878.

Cousins. — *British Med. Journal,* 1863, t. I, p. 23 (?).

Crisp. — De la gastrotomie dans l'obstruction intestinale. *The Lancet,* mai 1847; *Archiv. gén. de méd.,* 1848, 4ᵉ sér., t. XVI, p. 101.

Cuignet. — Des ponctions capillaires de l'intestin. *Bull. méd. du Nord,* mai 1875.

Curling. — *Diseases of the rectum,* 4ᵉ édit., London, 1877.

Dance. — Mémoire sur les invaginations morbides des intestins. *Répertoire gén. d'anat. et de phys. pathol. de Breschet,* Paris, 1826.

Delaporte. — De la gastrotomie dans les étranglements internes. Thèse de Paris, 1872.

Denarié. — Considérations sur la paralysie intestinale. Thèse de Paris, 1869.

Deswatines. — Quelques remarques à propos de certaines occlusions intestinales. Thèse de Paris, 1857.

Dieffenbach. — *Operative chirurgie,* vol. I, Leipzig, 1848.

Doliger. — De l'intervention chirurgicale dans les occlusions intestinales. Thèse de Paris, 1872.

Douglas Morton. — A good way to distend the lower bowel in intussusception. *The Practitionner,* juillet 1875.

Druitt. — Voir nos tableaux.

Ducros. — *Archives générales de médecine,* 1833, 3ᵉ sér., t. II, p. 455.

Duplay. — Quelques faits de péritonite simulant l'étranglement interne. *Arch. gén. de méd.,* 1876.

— Du traitement chirurgical de l'occlusion intestinale. *Rev. clin.,* *Arch. gén. de méd.,* 1879, t. I, p. 709.

Duchaussoy. — Mémoire sur les étranglements internes. *Mém. de l'Acad. méd. Paris,* t. XXIV, 1860.

— Sur les relations des hernies avec les étranglements internes. *Arch. gén. de médec.,* 1860, vol. I, 5ᵉ série.

Dupuytren. — Leçons orales de clinique chirurgicale. In-8°, 2ᵉ édit., t. III, p. 627, Paris, 1839.

Durand. — De l'étranglement interne. La gastrotomie peut-elle être employée pour sa guérison? Thèse de Paris, 1835.

Ducros. — Observations d'iléus et de gastrotomie, suivies de considérations sur l'opération dans cette maladie. *Arch. gén. de méd.,* 3ᵉ série, t. II, p. 455, 1838.

Erichsen. — Leçons cliniques sur l'opération d'Amussat. *The Lancet,* 17 janvier 1857.

Erckelens. — Ueber colotomie, *Arch. f. Klin. Chirurg.*, Bd. 23, p. 41, 1878.

Fagès. — Observations sur une espèce particulière de hernie interne, avec remarques sur la gastrotomie. *Recueil période. de la Soc. de méd. de Paris*, An VIII, t. VII.

Fagge (HILTON). — On intestinal obstruction. *Guy's hospital Reports*, 1869.

Fagge (HILTON) et **Howse**. — Mémoire sur l'invagination intestinale. *Médic. chirurg. transact.*, 1876, vol. LIX, p. 79.

Faucou (d'Amiens). — Sur l'étranglement interne ayant pour cause la compression de l'intestin par les tumeurs fibreuses utérines. *Bull. Soc. chir.*, 1873. — Rapport de M. Guéniot sur ce fait, 22 octobre, p. 705.

— Sur une variété d'étranglement interne reconnaissant pour cause les hernies internes ou intra-abdominales. *Arch. méd.*, 1873.

Fournier et Ollivier. — Note sur un cas d'étranglement interne qui fut pris pour un cas de choléra épidémique. *Mém. de la Soc. de Biologie*, Paris. 1867.

Friedberg. — Remarques cliniques et critiques sur l'anus artificiel. *Arch. génér.*, mai-juin, 1857.

Gay (JOHN). — On intestinal obstruction by invagination. *Transact. of med. Sciences*, London, 1862.

Gilée (de Nantes). — *Gazette des Hôpitaux*, 19 août 1875.

Gorham (JOHN). — De l'invagination intestinale chez les enfants. *Guy's hospit. report.*, 1838, 1re série, vol. III, p. 337.

Goyrand (D'AIX). — Quelques mots sur l'entérotomie lombaire et iliaque. *Bull. de thérap.*, 30 août 1856.

Hauff. — Deux cas de laparotomie. *Medic. Annalen*, 8e vol. Heidelberg, 1842, p. 428.

Hégar. — *Berliner Klinische Wochenschrift*, 1874, n° 67, et H. IV, 442.

Heslop. — *The Lancet*, 1872, t. I, p. 646.

Hévin. — Recherches historiques sur la gastrotomie. *Mém. de l'Acad. de Chirurgie*, 1768, t. IV, p. 201.

— Deuxième mémoire posthume, publié par Dézeiméris, *Journal des Connaiss. médic. chirurg.*, 1836.

Heath. — Plusieurs cas de colotomie. *Brit. Med. Journ.*, 1874.

— Leçons cliniques sur la colotomie, *Brit. Med Journ.*, déc. 1877.

Henrot (H.). — Des pseudo-étranglements qu'on peut rapporter à la paralysie de l'intestin. *Th.*, Paris, 1865.

— Entérotomie rectale, *Union Médicale du Nord-Est.*, 1877.

Holmer. — Om Laparotomi eller enterotomi i Tilfælde of. ileus. *Nord. med. Arkiv.*, t. VI. n° 29, 1875.

Houel. — De l'étranglement interne. Paris, 1860.

Hutchinson (JONATHAN). — De la gastrotomie dans l'invagination intestinale. *Medic. chirurg. transact.*, t. LVII, p. 31. London, 1874.
— Note on a second case of abd. section for intussusception into the colon. *Med. chir. transac.*, t. LX, p. 99, 1875.
— Notes on intestinal obstruction, its diagnosis and treatment. *British Med. Journal*, 31 août 1878.

Kild. — De la colotomie lombaire. *Irish Hosp. Gaz.*, p. 5, 1874.

Labric. — De la ponction de l'intestin. Thèse de Paris, 1852.

Laffan. — Indications de l'anus artificiel. *The Dublin Journ. of med. Sciences*, octobre 1872,

Lallier. — Invagination intestinale prise pour une dysenterie. Péritonites eonsécutives à une perforation de l'intestin. *Bull. Soc. anat. de Paris*, 1846, p. 115.

Larguier des Bancels. — Essai sur le diagnostic et le traitement chirurgical des étranglements internes. Thèse de Paris, 1870.

Langin. — Étude critique sur quelques opérations applicables aux occlusions de l'intestin. Thèse de Paris, 1860.

Laugier. — Du diagnostic du siège dans l'étranglement herniaire. *Bulletin chirurgical*, t. I, p. 245.

Le Dentu. — Des conditions de succès de l'intervention chirurgicale dans l'occlusion intestinale. *Journ. de Thérapeut.*, 1876.

Le Fort. — De l'opium substitué aux purgatifs après l'opération de la hernie étranglée. *Gaz. Hebd.*, 1865. — Discussion à la Société de Chirurgie, t. V, 1879.

Leichtenstern. — Pragvierteljahrschrift der prakt. Heilk. vol. 118 et 119. 1873-1874.

Leopold (E.). — Ueber die Massen-Reduction der hernien, u. d. Bauchschnitt. Tubing., 1858, In-8°.

Lobstein. — *Traité d'anatomie pathologique*, Strasbourg 1829-1833. — Vol. I, p. 149.

Lobstein (J. R.). — Meyer. De strangulationibus intestinorum in cavo abdominis. *Argent.*, 1776.

Luton. — De l'occlusion intestinale. *Dict. Jaccoud*, 1874.

Lyon. — Cases of intestinal obstruction with remarks on operative interference. *Glasgow Med. Journal*, t. V, n° 1, 1872, et *Revue Hayem*, 1873.

Mackenzie. — Remarques sur l'étranglement interne des intestins et sur son traitement. *London Med. Gaz.*, 1848, et *Arch. de med.*, 4ᵉ sér., t. XVIII, p. 476, 1848.

Macleod (H.-B.). — Remarques sur l'occlusion intestinale. *Brit. Med. Journal*, Décembre 1876.

Maisonneuve. — *Arch. gén. de méd.*, 4ᵉ série, t. VII, p. 448, 1845.

Mason — (ERSKINE). Mém. sur la colotomie lombaire avec six observations. *Americ. Journal of Med. sciences*, oct. 1873, p. 354-392.

Masson. — De l'occlusion intestinale et de son traitement par la glace. Thèse de Paris, 1857.

Maunder. — De l'opération de l'anus artificiel lombaire, *Med. Times and Gaz.*, t. II, p. 413.

— Entérotomie-colotomie, six observations. *Med. Times and Gaz.*, t. I, p. 113, 1877.

— Obstruction intestinale. Valeur de la marche de l'affection pour le diagnostic du siège. *The Lancet,* t. II, p. 601, 1877.

Maunoury. — Etranglement interne du canal intestinal. Thèse de Paris, 1819.

Ménard. — Etude pour servir à l'histoire de l'invagination intestinale. Thèse de Paris, 1873.

Monfalcon. — Ileus. *Dict. des sciences méd.,* Paris, 1818. t. XXIII.

Mony. — Considérations sur l'étranglement de l'intestin par des brides péritonéales. Thèse de Paris, 1860.

Monro (A.). — The morbid anatomy of the human gullet, stomach and intestines. Edinb., 1811.

Moulinié. — Etranglement chronique de l'iléon, soigné pendant dix mois pour un ramollissement de l'estomac. *Gaz. méd. de Paris,* 2ᵉ série, t. V, 1837.

Muller (Max). — Voir les tableaux.

Nélaton. — Éléments de patholog. chirurg., t. IV. Paris, 1857.

Neusgen. — Symptômes et diagnostics de l'occlusion intestinale. *Deutsche Medic. Wochenschrift,* 8 décembre 1877.

Nouet. — De l'occlusion intestinale dans ses rapports avec les inflammations péri-utérines chroniques. Thèse de Paris, 1874.

Parise. — Sur le mécanisme de l'étranglement intestinal par nœud diverticulaire. Rapport de Malgaigne. *Revue méd. chirurg.,* t. X, p. 300, 1851.

— Mémoire sur les étranglements par nœud diverticulaire. *Bull. Acad. méd. de Paris,* t. XVI, 1850-1851, p. 373 et t. XVII, p. 28.

Peacock (Th.-B.). — Sur la hernie mésocolique comme cause de l'étranglement intestinal. *Arch. gén. de Méd.,* 4ᵉ série, t. XXII, p. 210. Paris, 1850.

Patoir. — Etude sur le traitement chirurgical de l'occlusion intestinale interne. Thèse de Paris, 1869.

Petit (L.-H.). — Des opérations palliatives chez les cancéreux. *Bull. gén. thérap.,* 15 octobre 1878.

Pfeiffer. — De Laparotomia in valvulo necessariâ. Dissertatio inauguralis. 8 mars 1843. Marbugi.

Péter. — De l'étranglement interne. *France médicale,* 1875, p. 417.

Phillips (Benjamin). — Obstruction intestinale pour cause interne et sur les moyens de la combattre. *London Med. chirurg. transact.* t. XXXI, 1848, et *Arch. gén. méd.,* t. XIX, p. 474, 1849.

Pinguet. — Du traitement des rétrécissements du rectum. Thèse de Paris, 1873.

Planque. — Sur l'étranglement interne. Thèse de Paris, 1860.

Prudhomme. — De l'occlusion intestinale incomplète. *Gaz. des Hôpit.*, 1870.

Rafinesque. — Étude sur les invaginations intestinales chroniques. Thèse de Paris, 1878.

Rayer. — Cas mortel d'entérite et de péritonite, déterminé par un diverticule de l'iléon. *Archiv. gén. de Méd.*, 2ᵉ série, t. V, 1824.

Réfrégé. — Etranglement intestinal à symptômes cholériformes. Thèse de Paris, 1867.

Rembold. — Ein Fall von Achsendrehung des duodenum. *Œsterr. Zeitschrift für prakt. Heilk.*, 11ᵉ année, nº 6. Vienne, 1865.

Rieux. — Considérations sur l'étranglement de l'intestin dans la cavité abdominale et sur un mode d'étranglement non décrit. Thèse de Paris, 1853.

Richard. — De l'opportunité de l'anus artificiel dans les tumeurs du rectum. Thèse de Paris, 1875.

Rilliet. — Mémoire sur les invaginations intestinales chez les enfants. *Gaz. des Hôpit.*, 1852.

Rokitanski. — Sur les étranglements internes des intestins. *Med. Jahrbücher*, 1836. — *Arch. gén. méd.*, 2ᵉ série, t. IV, p. 202, 1837. — Sur les étranglements intestinaux. *Œster. med. Jahrbüch.*, Bd X et *Arch. gén. méd.*, 3ᵉ série, t. V, p. 348, 1839.

Rose. — Remarques sur la colotomie. *Berlin. Klinische Wochenschrift*, nº 13, 1869.

Ryan — (RICHARD). *Dublin Med. Journ.*, 1876.

Sands. — On the treatment of intussusception, gastrotomy. *New-York med. Journ.*, juin 1877.

Saucerotte. — *Mélange de chirurgie.* Paris, 1801, in-8º, p. 380.

Sauzède. — Sur l'étranglement interne consécutif à une perforation de l'appendice cæcal. Thèse de Paris, 1871.

Savopoulo. — Étranglement interne et ses traitements. Thèse de Paris, 1854.

Seckendorff (J.-E. DE). — Cité par Uhde, in Pitha et Billroth.

Servier. — De l'occlusion intestinale. Mémoire couronné en 1870 par la Société médico-chirurgicale de Liége.

Simon (G.). — Ueber die Künstl. Erweiterg. d. anus. Rectum. Compte rendu de la réunion des chirurgiens allemands. Berlin, 1872, p. 163.

Smith. — Chirurgie du rectum. 4ᵉ édit., Londres, 1877.

Streubel. — Contribution au diagnostic et au traitement des étranglements internes de l'intestin. *Pragvierteljahrschrift*, 1858 et *Gaz. hebdom.*, 1859.

Studsgaart. — Corps étranger introduit dans l'S iliaque, gastrotomie, guérison. *Bull. Soc. de Chirurg.*, 1878.

Svitzer (E.). — Annotationes in colotomiam. Hafniæ, 1826.

Teale (PRIDGIN). — De la possibilité d'intervenir chirurgicalement *in extremis*, dans des cas d'occlusion intestinale. *The Lancet*, 2 mai 1874.

— De l'exploration de la cavité abdominale dans les cas désespérés de l'obstruction intestinale, lorsque le siège de l'obstacle est inconnu. *The Lancet*, 13 mars 1875, p. 369.

Terrillon. — Note sur l'algidité et les symptômes cholériformes accompagnant les étranglements intestinaux. *Gaz. méd.*, p. 29, 1875.

Tempesti. — Trois faits d'occlusion intestinale et considération sur la gastrotomie dans les étranglements internes. Florence, 1872.

Terrier. — Gastrotomie pour une hernie ventrale étranglée, guérison. *Bull. Soc. chirurg.*, 1878. — 2ᵉ observation de laparotomie. *Bull. de la Soc. de chir.*, t. V, n° 7, p. 564, 1789.

Testu. — Occlusion des intestins par cause interne. Thèse Paris, 1830.

Thomas. — Occlusion datant de 33 jours, entérotomie, guérison. *Gazette des Hôpitaux*, 1869.

Tillaux. — Traitement des étranglements internes. *Bull. génér. de thérapeut.*, Paris, 1870.

Trastour (de Nantes). — Deux observations in *Journ. de Méd. do l'Ouest*, 2ᵉ trim., 1873, p. 145, et *Union médicale*. t. XVIII, 7 sept. 1874, n° 134, p. 704.

Treitz (W.). — Hernia retroperitonealis. Prag. 1857, in-8°.

Tripier. — Des indications thérapeutiques dans l'obstruction ou l'étranglement intestinal. *Gaz. des Hôpit.*, 1863.

Trousseau. — Clinique de l'Hôtel-Dieu de Paris. De l'occlusion intestinale, t. III, édit. 1873.

Tüngel (C.). — Deux cas d'entérotomie. *Archives de Langenbeck*, vol. I, p. 334. Berlin, 1861.

Uhde.—Chirurg. Aehandlung innerer Einklemmung in Handbuch der algem. und spec. chirurgie. Pittha und Billroth, 1877, Bd III, ab theil. II, Liefer. IV.

Ulmer (W.). — Ueber inner. Darmeinkl. und, ihre Behandlung. Zeitsch. f. Wandarzte u. Geburtsh. 3. Band Stuttgart, 1851, p. 165.

Vassor. — Etranglement interne et des opérations qui lui sont applicables. Thèse de Paris, 1852.

Velpeau. — Nouveaux éléments de médecine opératoire. Paris, 1839, t. IV, p. 119.

Wachsmuth.— Ileus und entér. *Virchow's Arch.*, vol. XXIII, p. 78. Berlin, 1862.

Wagstaffe. — Intestinal obstruction, its causes and treatment. *British med. Journ.*, 1874 (avait paru en 1873 dans les *Reports de St Bartholomew's*.

Whittall (SAMUEL). — De la gastrotomie dans l'occlusion intestinale. *New-York med. Journ.*, août 1873.

Wolkmann. — Cancer et extirpation du rectum. *Sammel Klinische Vortræge*, 1879, n° 131.

TABLE DES MATIÈRES

DEUXIÈME PARTIE

DE L'INTERVENTION CHIRURGICALE DANS LES OBSTRUCTIONS DONT LA CAUSE SIÈGE A LA RÉGION ANO-RECTALE :

3581. Paris. — Imp. Félix Malteste et Cie, rue des Deux-Portes-Saint-Sauveur, 22.

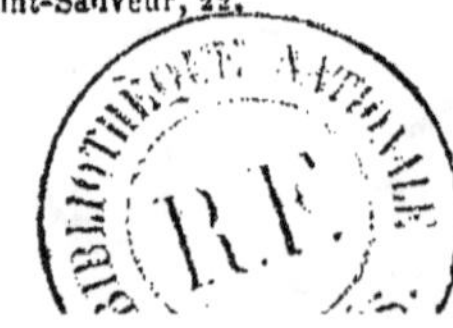